우리 아이
약 잘 먹이는 방법
소아 복약지도

우리 아이 약 잘 먹이는 방법
소아 복약지도

초판 1쇄 인쇄 2019년 11월 25일
초판 1쇄 발행 2019년 12월 2일

지은이 마츠모토 야스히로
발행인 정동명
발행처 도서출판 정다와

번역 김철용
감수 최병철
책임편집 김연순
본문 디자인 이미연
인쇄소 (주)재능인쇄

도서출판 정다와
주소 서울시 서초구 동광로 10길 2 덕원빌딩 3층
전화 02) 3481-6801
팩스 02) 6499-2082
홈페이지 https://jungdawabook.wixsite.com/dmbook

출판신고번호 2008-000161
ISBN 978-89-6991-028-8 93510
정가는 뒤표지에 있습니다.

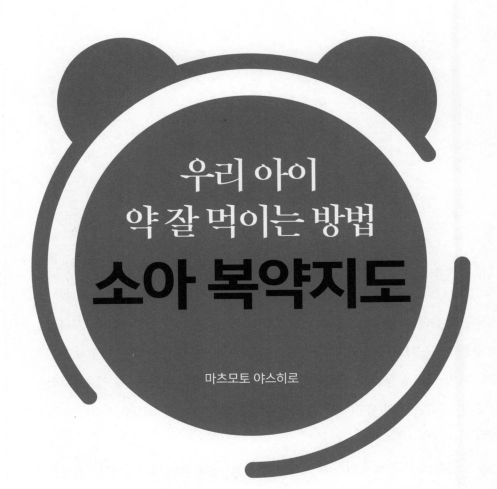

우리 아이
약 잘 먹이는 방법

소아 복약지도

마츠모토 야스히로

정다와

들어가며

처음 뵙겠습니다. 마츠모토 야스히로라고 합니다. 저는 현재 오이타 현 나카츠 시의 약국에서 근무하고 있습니다. 나카츠 시는 오이타 현 북부에 있는 인구 8만 4천 명 정도의 지방 도시로 쿠로다 칸베에가 축성한 나카츠 성이 있으며, 그 외에도 『학문의 권장』의 저자 후쿠자와 유키치, 『해체신서』로 유명한 마에노 료타쿠를 배출한 곳으로 알려져 있습니다.

제가 약사로 약국에서 일하기 시작한 것은 45세가 되고 나서입니다. 그 때까지는 제약회사 연구소에서 20년 가까이 약의 기초연구를 했습니다. 연구 주제는 심장질환, 고혈압, 뇌경색, 당뇨병, 고지혈증 등으로, 어느 것도 소아와는 관계없는 분야입니다.

약국으로 직장을 옮기고 최초로 근무한 약국에서 처음 소아과 처방전을 경험했습니다. '소아 조제는 이렇게나 시간이 많이 걸리는구나'라고 놀랐던 기억이 있습니다. 그 이후 16년간 주로 소아과 처방전을 취급하는 약국에서 매일 가루약·물약과 씨름해 왔습니다.

그러던 어느 날 닛케이 드럭 인포메이션 담당자로부터 "선생님의 소아 복약지도 노하우를 책으로 내보지 않으시겠습니까?"라는 타진을 받았습니다. 얼떨결에 "제가 해도 괜찮을까요?"라고 말해버렸지만, 이제까지의 경험을 살려서 앞으로 소아 조제에 관여하실 분께 무언가 도움을 드릴 수 있으면 좋겠다고 생각하여 집필을 수락했습니다.

이 책은 소아 조제의 특징, 가장 까다로운 소아약 용량, 보호자를 힘들게 하는 유유아 약 먹이는 법, 다양한 제형과 약제별 복약지도 포인트를 정리했습니다. 그리고 보호자가 걱정하는 소아의 부작용, 임신·수유 중 약 상담 대응에 대해서도 소개하고 있습니다.

또한 이 책을 발행하면서 꼭 소개하고 싶은 것이 7장에서 소개한 '약 수첩'에 붙여서 사용할 수 있는 환자 지도 용지입니다. 저녁 퇴근길에 아이를 병원에 데려갔다 약국을 방문하는 보호자 중 많은 분은 약사의 복약지도를 느긋하게 들을 여유가 없습니다. 저희 약국에서는 다양한 주제의 환자 지도 용지를 준비하여 복약지도 보조 수단으로 활용하고 있습니다. 독자 분들도 꼭 활용해 주셨으면 합니다.

이 책이 소아 조제에 관여하고 있는 분들에게 도움이 될 수 있으면 정말 좋겠습니다.

2018년 2월

와타나베 약국 카미미야나가 점

마츠모토 야스히로

이 책을 감수하면서…

마츠모토 야스히로의 『우리 아이 약 잘 먹이는 방법 소아 복약지도』는 그동안 닛케이 드럭 인포메이션 온라인의 칼럼을 정리하여 제작한 책입니다. 이 책은 저자가 직접 운영하는 약국에서 일어나는 일들을 바탕으로 알기 쉽고 리얼하게 구성되어 있습니다. 즉 일본의 소아전문 약사의 소아 복약지도 일기장이라고 할 수 있습니다.

아시다시피, 소아는 성인과 달리 복약지도가 복잡합니다. 특히 약제에 대한 소아 환자의 반응과 복약 능력이 나이가 들어감에 따라 달라지기 때문에 신중하여야 하고, 또한 소아 환자보다 보호자에 대한 복약지도가 더 필요하기 때문에 설득력이 필요합니다.

그동안 국내에는 소아 복약지도에 대한 정보가 많이 소개되고 있지 않아 약사 선생님 등 소아 관련 전문가들이 리얼하고 자세한 정보를 얻기에는 한계가 있었습니다. 하지만 이 책이 소개되면 소아 복약지도가 필요한 분들에게 많은 궁금증을 해결해 주는 매우 유익한 실무지침서가 될 것으로 생각합니다. 이는 저자가 이론보다는 실제 소아 환자를 접하면서 느낀 일들을 자세하게 기술했기 때문입니다.

이 책은 먼저 소아 복약지도의 기초 지식으로부터 시작하여 연령별, 제형별 그리고 약제별로 복약지도 방법을 소개하고 있고, 다음으로 약국에서 경험하는 소아의 부작용, 임부·수유부의 대응 및 도움이 되는 복약지도 요령으로 구분하여 짜임새 있게 구성되어 있습니다. 마지막으로 약제별 복약지도는 Q&A를 통해 실제 발생할 수 있는 상황을 자세히 설명하고 있습니다.

저는 이 책을 감수하면서 소아 환자 및 환자 보호자에 대한 복약지도의 중요성을 새삼 느꼈으며 많은 전문가들께 이 책을 필독할 것을 추천합니다. 아울러 이 책에서 언급되는 약제들은 일본에서 주로 사용하는 경우이므로, 국내에 없는 약제는 색인 부분에 표시하였음을 알려 드립니다.

감사합니다.

2019년 11월

신약평론가

약학박사 최병철

차례

1장 ● 소아 복약지도의 기초 지식

2장 ● 연령에 맞는 약 먹이는 방법

7장 ● 도움 되는 환자 지도 용지

7장의 환자 지도 용지는 웹사이트에서 PDF로 다운로드할 수 있습니다. http: nkbp.jp.DIDLkodomo에 액세스하여 환자 지도 용지를 다운할 때 아래의 이용자명과 비밀번호를 입력해 주십시오.

이용자명: kodomo   비밀번호: di0505

1장

소아 복약지도의 기초 지식

소아 조제 및 복약지도에는 연령과 체중에 따라 복약량을 조정하고,
약물 동태가 성인과 다르며, 기호(嗜好)와 연하(嚥下) 기능에 따라
못 먹는 약과 제형이 있다는 등의 특징이 있다.
소아 복약지도 기초 지식을 파악해 두자.

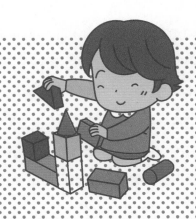

제1화　소아 복약지도의 특징

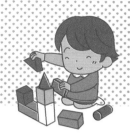

> ❗ **여기가 포인트**
>
> 소아 복약지도에는 성인과 다른 특징이 있다. 환자에게 적합한 복약량, 제형, 약 먹이는 방법을 이해하여 보호자를 서포트 하자.

　조제 업무를 생각할 때 '소아'는 하나의 독립된 분야가 됩니다. 소아 조제 및 복약지도는 어른의 경우와 어떻게 다를까요? 생각나는 대로 열거해 보면 ① 연령과 체중에 따라 약의 양을 조정할 필요가 있다, ② 약물 동태가 다르다, ③ 생활 리듬이 다르다, ④ 약 사용 경험이 적다, ⑤ 기호(嗜好)와 연하(嚥下) 기능에 따라 못 먹는 제형과 약이 있다, ⑥ 환아 자신이 의사 표시나 판단을 할 수 없는 경우, 보호자에게 복약지도를 할 필요가 있다 - 등을 들 수 있습니다(**표 1**).

　소아와 성인의 경우 가장 다른 것은 신체의 크기, 즉 체중입니다. 성인에 비해 체중의 변화가 크고, 특히 생후 6개월까지는 체중이 급격히 증가합니다.

　또한, 특히 유유아(乳幼兒)의 경우에는 신장 기능과 간 기능이 미숙하기 때문에 약물 동태도 성인과는 다릅니다. 그렇기 때문에 소아에게는 체중과 연령 등에 따른 '소아 약 용량'이 있습니다. 하나하나의 약에서 용량이 다르기 때문에 어려워하는 약사가 적지 않습니다.

　생활 리듬은 아이의 연령과 가정에 따라 다양합니다. 유유아는 낮잠도 잡니다. 또한, 거의 모든 아이는 학교나 유치원·보육원에 다니고 있으므로, 경우에 따라서는 아이의 생활 리듬에 맞추어 복용 횟수와 복용 시점을 조정할 수 없는지 처방의사에게 상담할

표 1 • 복약지도와 관련된 소아와 성인의 차이(필자 작성)

1	체중	성인에 비해 체중 변화가 크다
2	약물 동태	유유아의 경우에는 신장 기능·간 기능이 미숙
3	생활 리듬	식사, 수면 등의 패턴이 성인과 다르다
4	약 사용 경험	처음 복용하는 아이도 있다
5	약 종류, 제형	기호와 연하 기능에 따라 못 먹는 것도 있다
6	보호자를 통한 간접적 복약지도	환아는 자기 판단을 할 수 없어 보호자를 통한 복약지도가 필요한 경우가 많다

1장 소아 복약지도의 기초 지식

2장 연령에 맞는 약 먹이는 방법

3장 제형별 사용법 지도

4장 Q&A로 보는 약제별 복약 지도

5장 약국에서 경험하는 소아의 부작용

6장 입부·수유부의 상담 대응

7장 도움 되는 환자 지도 요령

필요가 있습니다.

소아는 약을 처음 복용하는 경우나 약 사용 경험이 적은 경우가 있다는 것도 특징의 하나입니다. 또한, 성장에 따라 약의 복용 능력이 발달하므로 성장에 맞추어 투여하는 약의 종류와 제형이 변합니다. 또한, 약에 대한 반응도 발육에 동반하여 변화합니다.

소아 복약지도에서 가장 어려운 것은 환자인 아이와 직접 커뮤니케이션하기 힘들다는 것입니다. 투약 카운터에서 마주하는 것은 많은 경우가 어머니를 중심으로 한 보호자입니다. 따라서 증상을 묻는 것도, 복약 상황을 묻는 것도, 그리고 복약지도를 하는 것도 보호자를 통해서 간접적으로 할 경우가 많습니다.

보호자 중에는 퇴근하면서 약국에 들렀다가 빨리 귀가해서 집안일을 해야 하기 때문에 조급해 하는 사람도 있어 증상 청취와 설명에 충분한 시간을 갖지 못하는 경우가 있습니다. 또한, 육아가 처음인 보호자나 사정을 잘 모르는 조부모가 부모 대신 오는 경우도 적지 않습니다. 이러한 보호자에 대해서 시간을 들여 복약지도를 해도 전부 이해시키는 것은 어려운 경우가 있습니다. 소아에게 투약하는 경우에는 각각의 소아와 보호자의 상황에 맞는 복약지도가 요구됩니다.

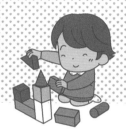

제 2 화 복약지도에서 수집해야 할 정보

> **❗ 여기가 포인트**
>
> 알레르기 정보를 첫 방문 시 문진표 작성으로 수집한다. 체중과 먹을 수 있는 제형, 유아 (乳兒)의 경우는 영양 섭취 방법 정보도 모으자.

소아 조제에서 반드시 확인해야 할 사항은 무엇일까요? **그림 1**은 저희 약국에 처음 온 환아의 보호자에게 기입하도록 하고 있는 첫 방문 시 문진표입니다. ① 알레르기 유무·종류, ② OTC약과 건강식품을 포함하여 현재 복용하고 있는 약, ③ 약제 알레르기 경험 유무, ④ 약 사용 경험과 먹을 수 있는 제형, ⑤ 유유아의 영양 섭취 방법(모유인지 분유인지, 아니면 혼합 영양인지), ⑥ 환아의 체중 - 에 관하여 파악하고 있습니다.

18페이지의 **표 2**에 식품 알레르기 환자가 주의할 필요가 있는 식물항원을 포함하는 의약품을 표시하였습니다[1]. 계란 알레르기가 있는 소아의 경우에는 염화리소짐을 포함하는 약제에 주의가 필요합니다. 이 약은 의료용 소염효소 점안약(상품명 뮤코좀)과 피부궤양 치료약(상품명 리플랩) 외에도 OTC약인 감기약, 진해거담약, 비염용 내복약, 트로키제 등에 포함되어 있습니다. 우유 알레르기의 경우에는 탄닌산 알부민, 유산균 제제, 카제인, 유당 등 유(乳)성분이 포함된 약제에 주의가 필요합니다. 이러한 성분들은 지사제, 정장제, 흡입제 등만이 아니라 시판되는 구강 케어 용품 등에도 포함되어 있습니다.

유아(乳兒)의 경우에는 먹이기 쉬운 것이 드라이시럽인지 아니면 시럽제인지 물어봅니다. 또한, 소아의 경우에는 정제를 먹을 수 있는지 등을 확인합니다.

형제가 있는지를 파악하는 것도 중요합니다. 특히, 환아가 첫째 아이인 경우에는 보호자가 심하게 불안해하는 경향이 있기 때문에 더 정성껏 복약지도를 할 필요가 있습니다. 한편, 형제가 있는 경우에는 동시에 약국에 왔을 때 약이 바뀌지 않도록 주의할 필요가 있습니다.

그림 1 • 와타나베 약국 카미미야나가 점(오이타 현 나카츠 시)의 첫 회 방문 문진표

약을 유효하고 안전하게 사용하실 수 있도록 앙케트 조사에 협력해 주십시오.

자녀의 이름: _____   유치원/보육원
                                  초등학교 이름: _____
주소: _____   전화번호: _____

1. **자녀의 체질에 해당하는 것이 있습니까?**
   · 딱히 없다   · 천식   · 설사를 자주 한다 · 변비가 자주 생긴다
   · 위가 약하다   · 꽃가루 알레르기 · 비염   · 아토피
   · 기타 [   ]

2. **음식에 대한 알레르기가 있습니까?**
   · 없음   · 있음   · 우유   · 달걀   · 밀가루   · 땅콩
                                    · 돼지고기 · 고등어   · 메밀   기타 [   ]

3. **약에 의한 부작용 경험은?**
   · 없음   · 있음   약 이름 [   ]
                                    그 때의 증상은? [   ]

4. **현재, 다른 병원에 다니고 있습니까? 또한, 일반약이나 건강식품을 이용하고 있습니까?**
   · 없음   · 있음
   병원명 [   ]
   약 이름 [   ]
   일반약 · 건강식품 [   ]

5. **약은 잘 먹습니까? 먹을 수 있는 약에 ○해 주세요.**

· 가루약	· 물약(시럽)	· 쓴 약
· 정제	· 캡슐	

   · 약을 먹인 적이 없다

6. **체중은 몇 Kg입니까?**   [Kg]

7. **유유아의 경우만 대답해 주세요: 모유입니까? 분유입니까?**
   · 모유   · 분유   · 혼합(모유와 분유)

   협력해 주셔서 감사합니다. 약에 관해서 부담 없이 상담해 주십시오.
                                              와타나베 약국 카미미야나가 점

1장 소아 복약지도의 기초 지식

2장 연령에 맞는 약 먹이는 방법

3장 제형별 사용법 지도

4장 Q&A로 보는 약제별 복약 지도

5장 약국에서 경험하는 소아의 부작용

6장 외부 · 소아의 상담 대응

7장 도움 되는 환자 지도 요령

표 2 ● 식품 알레르기 환자가 주의해야 할 식물항원을 함유하는 의약품

【투여 금기 전문의약품】

함유 성분		주요 상품명	약효 성분
계란	염화리소짐(내복약은 2016년 3월 판매 중지)	뮤코좀, 리플랩	소염효소 점안약, 피부궤양 치료약
우유	탄닌산 알부민	탄날빈 외	지사제, 정장제
	유산균제제	엔테로논-R, 콜레폴리-R, 락크비-R	장내세균총 개선약
	카제인	밀마그정	제산제, 완하제
		아미노레반EN, 에네보, 엔슈어H, 엔슈어 리퀴드, 라콜NF	경장 또는 경구 영양제
	유당	플루타이드 디스커스, 어도에어 디스커스, 심비코트 터부헬러, 아스마넥스트위스트헤일러, 렐바 엘립타, 솔루메드롤 정주용 제제	흡입약, 정주용 제제 등
젤라틴		에스크레 좌제	진정 · 최면제

【투여 금기 일반의약품 등】

함유 성분		주요 상품명/품목수	약효 성분
계란	염화리소짐	191품목(2014년 9월 현재)	감기약, 진해거담약, 비염용 내복약, 구강인두약(트로키제), 치질약, 치통 · 치조농루약, 일반 점안약, 한방제제 등
우유	탄닌산 알부민	구아베린정, 스토제 지사약, 비오페르민 지사약, 비스톱프, 벨란제트S, 신 탄토제A, 타이쇼 지사제(소아용)	지사약
	유산균 제제	이스트론U 정장정, 파스콘 정장정 플러스, 락티브 플러스NA, 아페테이트 정장약NA	정장약
	첨가물에 유(乳)성분	부인화N, 신 프레콜트로키	구강인두약
		GC MI 페이스트	구강 케어용 도포약
	CPP-ACP (리카르덴트)	리카르덴트 껌 등	특정 보건용 식품

(일본소아알레르기학회 《식품 알레르기 진료 가이드라인 2016》(쿄와기획)에서 인용, 일부 수정)

● 참고문헌

1) 일본소아알레르기학회 《식품 알레르기 진료 가이드라인 2016》(쿄와기획)

제 3 화 | 소아에게 자주 나타나는 질환

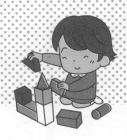

> **❗ 여기가 포인트**
>
> 소아의 경우 감염증으로 진찰 받는 일이 많다. 감염증에는 계절 유행 패턴이 있다. 만성질환의 경우에는 기관지 천식과 아토피성 피부염 등 알레르기 질환이 많다.

표 3 • 소아에게 보이는 질환(필자 작성)

호흡기 질환	감기증후군 급성 기관지염, 폐렴 등
소화기 질환	위식도역류증(GERD), 바이러스성 장염(로타바이러스, 노로바이러스), 세균성 위장염, 유당불내증, 장중적증, 유문협착증, 자가중독증(아세톤혈성 구토증), 급성 중추염 등
피부 질환	전염성 농가진, 유아 습진 · 유아 지루성 습진, 땀띠(한진), 벌레 물림, 칸디다 피부염, 물사마귀(전염성 연속종), 두드러기 등
감염증	인플루엔자, 마진(홍역), 풍진, 수포창(수두), 볼거리(유행성 이하선염), 백일해, 용련균 감염증, RS바이러스, 헤르판지나, 수족구병, 사과병, 돌발성 발진, 소아결핵 등
눈 질환	결막염, 사시, 근시 등
이비인후과	급성 중이염, 삼출성 중이염, 난청, 편도염, 인두염, 부비강염 등
알레르기	기관지 천식, 알레르기성 비염, 식품 알레르기, 아토피성 피부염 등
신장 · 비뇨기	요로감염증, IgA신증, 신증후근, 급성사구체신염, 포경, 귀두포피염, 외음부 질염, 항문주위농양, 야뇨증, 서경헤르니아, 정류정소(정류고환) 등
뇌 · 신경	열성 경련, 간질, 수막염, 급성 뇌염 등
정형외과	선천성 고관절 탈구, 탈구 등
순환기 · 심장병	가와사키병, 선천성 심질환, 심실 중격 결손증 등

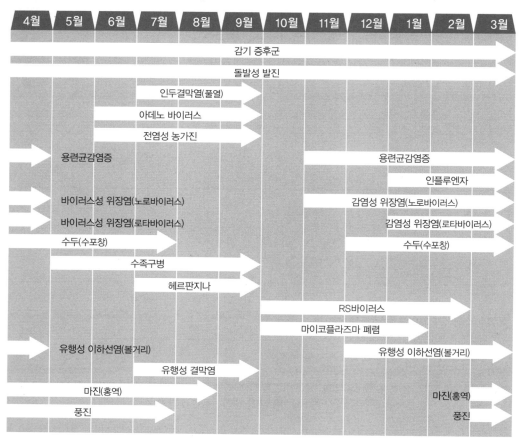

그림 2 ● 소아에게 보이는 질환(필자 작성)

소아는 어떤 질환으로 진찰을 받을까요? **표 3**에 소아 진료 교과서와 육아서 등에서 자주 소개되고 있는 소아에게 자주 나타나는 질환을 열거해 보았습니다. 감염증과 선천성 질환이 많은 것이 특징입니다.

소아의 경우에는 어느 정도 연령에 도달하지 않으면 자신의 증상을 적절히 얘기하지 못합니다. 그렇기 때문에 보호자는 '열이 났다', '기침과 콧물이 나온다' 같은 제3자라도 아는 증상으로 진찰 받을 필요성을 판단하는 경우가 많아집니다. 2014년 후생노동성의 '환자조사'에 따르면 상병(傷病)별 분류에서 0~14세의 경우 호흡기계 질환이 가장 많으며, 특히 1~4세의 경우에는 48.0%로 전체의 약 반수를 점하고 있습니다. 즉, 기침·콧물을 주요 증상으로 하는, 소위 말하는 '감기'가 가장 많다고 생각됩니다.

감염성 병원체에는 발생하기 쉬운 시즌이 정해져 있는 것이 있습니다. **그림 2**는 흔한

1장 소아 복약지도의 기초 지식

2장 염증에 맞는 약 먹이는 방법

3장 제형별 사용법 지도

4장 Q&A로 보는 약제별 복약 지도

5장 약국에서 경험하는 소아의 부작용

6장 입무 · 소아기의 상담 대응

7장 도움 되는 환자 지도 요령

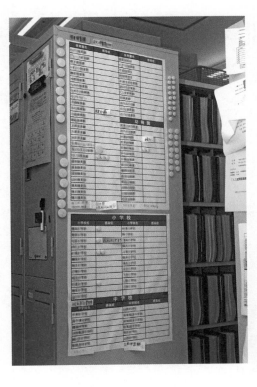

사진 1 ● 지역의 감염증 유행 상황을 조사하기 위해 제작한 도구(필자 촬영)
지역의 유치원과 보육원, 학교 등을 기입한 보드를 작성하여 마그네틱 자석 수로 유행 상황을 파악하고 있다. 보호자와의 대화 등으로 환아가 다니는 유치원 · 보육원 이름과 학교 이름을 알아내고 거기에 자석을 붙인다. 의약품 등의 재고 관리에 편리.

감염증의 계절별 유행 패턴입니다. 예를 들면, 인플루엔자는 12월말부터 3월까지 폭발적으로 유행합니다. 또한, 헤르판지나와 인두결막열(풀열)은 7월부터 9월에 유행합니다. 이와 같이 바이러스에는 각각 발생하기 쉬운 시기가 있어 예를 들면, 7월의 감기와 12월의 감기는 병원체가 달라 장기 친화성과 합병증도 다릅니다.

소아는 성인과 달리 면역이 발달되지 않았기 때문에 바이러스와 세균에 노출되면 비교적 쉽게 감염됩니다. 또한, 생활환경도 있습니다. 비말 감염성 바이러스의 경우에는 반경 1.5~2m 이내의 거리에 있는 사람은 감염된다고 합니다. 유치원 · 보육원 또는 초등학교에서는 감염자가 한 명 있으면 단숨에 감염이 확대됩니다. 냉방과 난방을 하고 있어 환기가 나쁜 실내에서는 더더욱 감염되기 쉽습니다. 약국에서는 처방전 내용과 보호자와의 대화 등으로부터 각 학교와 유치원 · 보육원에서의 유행 상황을 알 수 있습니다. 저희 약국에서는 **사진 1**과 같은 수제 보드를 사용하여 지역의 감염증 유행 상황을 파악하고 있습니다.

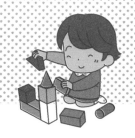

제4화 소아 약물 동태의 특징

신생아기와 유아기에는 각각 장기 발달이 미숙하여 단위 중량당 약물대사능과 배설능이 성인과 크게 다릅니다. 개인차도 커서 연령, 체중과 체표면적에서 소아약 용량을 산출해도 환아의 상황에 따라서는 적합한 약물농도에 도달하지 않거나 거꾸로 과도한 양이 되는 경우도 있습니다. 한편, 학동기(6~12세) 이후가 되면 간의 약물대사효소와 신장의 약물배설 기능에 관한 단위 중량 당 고유 기능은 성인과 거의 비슷해집니다.

그렇다면, 약물 동태의 각 과정에서 소아의 약물 동태는 성인과 어떻게 다른지 흡수·분포·대사·배설 단계별로 살펴보겠습니다(**표 4**)[1].

신생아·유아(乳兒)의 위내 pH는 중성

소화관에서의 약제 흡수(Absorption)에는 ① 소화관의 pH, ② 통과 속도, ③ 소장에 발현하는 약제 트랜스포터, ④ 소화 효소 및 장내 세균 등이 관여합니다.

특히, 위내 pH는 약물의 안정성과 용해성에 강한 영향을 미칩니다. 출생 직후의 신생아와 유아의 pH는 중성에 가까우며, 서서히 저하하여 3세쯤에 성인의 위내

표 4 ● 소아의 약물 동태

ADME	신생아·유아기의 약물 동태		유아·학동기의 약물 동태
흡수 Absorption	위산 분비가 적어 위내 pH가 중성	→ 산성약제 흡수는 저하하고, 염기성 약제 흡수는 상승	위내 pH는 3세 때까지 거의 성인 정도가 됨
	위내 배출 속도가 늦음	→ Cmax는 저하하고 Tmax는 연장하지만, AUC는 변하지 않음	위내 배출 속도는 성인과 거의 같음
분포 Distribution	세포외액 비율이 높음 (체내 수분 함유량 증가)	→ 수용성 약제의 농도는 저하	체중 당 세포외액량은 성인과 거의 같음~약간 많음
	지방량의 비율이 적음	→ 지용성 약제의 농도는 상승	체중 당 지방량은 성인보다 적음
	혈장 알부민 농도가 낮음	→ 유리형 약제 농도가 증가하여 효과가 증가	혈장 알부민 농도는 성인과 거의 같음
대사 Metabolism	약물대사효소의 발달이 미숙	→ 간 대사형 약제의 제거율 저하	간중량 당 대사효소 활성은 성인과 거의 같음
	발달 속도는 대사효소에 따라 다름	→ 약제에 따라 체내 축적이 다름	체중 당 간중량은 성인보다 큼(체중 당 대사능은 성인보다 높음)
배설 Excretion	신장 배설 기능의 발달이 미숙	→ 신장 배설형 약제의 제거율 저하	신장 기능은 성인과 거의 동등

(Credentials,2011;31:8-9.를 바탕으로 작성)

pH(pH1~2)에 도달합니다. 유아기는 위내 pH가 높기 때문에 산에 불안정한 페니실린계 항균약과 에리스로마이신 에틸호박산에스테르(상품명 에리스로신) 등의 약제는 안정화하여 흡수율은 증가합니다[2].

또한, 위내 pH가 높으면 산성 약물은 이온형이 많아져서 흡수가 저하됩니다. 거꾸로 염기성 약물은 분자형이 되어 흡수가 좋아지는 경향이 있습니다.

나아가, 소화관 이동 속도도 유유아기와 성인은 다릅니다. 신생아의 위내 배출 속도는 성인보다 느리기 때문에 약물 동태에도 차이가 나타납니다. 위내 정류시간이 길면 약물의 최고 혈중농도(Cmax)가 낮아지고, 최고 혈중농도 도달시간(Tmax)이 늦어집니다. 한편, 흡수량의 지표인 혈중농도 시간 곡선하면적(AUC)에는 큰 변동을 보이지 않습니다.

수용성 약제는 농도 저하, 지용성 약제는 농도 상승

약물 분포(Distribution)에 있어서 신생아·유아기의 특징은 ① 체중 당 체내 수분 함량이 많아 지방량의 비율이 낮고, ② 알부민 등 혈장단백의 혈중농도가 낮다는 2가지 점입니다. 체중 당 총수분량은 성인은 약 60%인 것에 비하여 신생아는 약 80%, 생후 3개월 유아는 약 70%라고 합니다.

수용성 약제는 수분이 많은 조직에 분포하기 때문에 신생아·유유아기에는 분포 용적이 커지고, 혈중 농도가 저하할 가능성이 있습니다[2]. 예를 들면, 수용성 아미노배당체는 신생아·유아기에는 약 2배 이상 조직에 확산되어 체중 당 투여량을 환산해도 혈중 농도가 충분히 상승하지 않게 됩니다. 한편, 지용성 약제는 신생아·유아기에는 혈중 농도가 높아집니다. 특히, 뇌는 지질이 점하는 비율이 크기 때문에 중추작용이 강하게 나타나는 경향이 있습니다.

신생아·유아기에는 알부민 등 혈장단백의 혈중 농도가 낮은 것도, 약물의 조직 분포에 영향을 미칩니다.

약물은 혈장단백과 결합하기 쉽고, 결합한 상태에서는 약제가 조직으로 이행하기 어렵기 때문에 효과를 발휘할 수 없습니다. 하지만 신생아·유아기와 같이 혈장단백이 적으면 유리형 약물이 늘고 조직 이행성이 촉진되어 작용이 강해질 가능성이 있습니다.

CYP3A4는 1~2년에 걸쳐 서서히 증가

약제 자체가 수용성이면 그 형태 그대로 소변 등으로 배설됩니다. 한편, 지용성이 높은 약제는 대사에 의해 수용성이 높아짐으로써 체외에 배출되기 쉬워집니다.

대사(Metabolism)는 제1상 대사(산화대사효소)와 제2상 대사(포합대사효소)의 2단계로 나눌 수 있습니다(**표 5**)[2]. 제1상 대사에서는 약물대사효소 시토크롬P450(CYP) 등에 의해 약제를 직접 산화하고, 극성을 갖게 하여 수용성으로 바꿉니다. 그래도 충분하

표 5 ● 주요 약물대사효소의 신생아 · 유아기 시기 발현

대사효소	분자종	기질	신생아 · 유아기의 발현
제1상 대사 (산화대사효소)	CYP1A2	카페인, 테오필린	생후 1~3개월부터 발현이 시작됨
	CYP2C9	페니토닌, 디클로페낙나트륨, 와파린칼륨, 로자탄칼륨	출생 후 급속히 증가하여 생후 5개월쯤까지는 유아의 절반이 성인과 같은 정도가 됨
	CYP2C19	오메프라졸나트륨, 란소프라졸, 디아제팜, 아미트립틸린염산염	생후 5개월 이상에 걸쳐 완만히 발현량이 증가
	CYP2D6	덱스트로메토르판브롬화수소산염수화물, 코데인인산염수화물, 메토프로롤주석산염, 프로프라놀롤염산염	생후 2주일까지는 낮지만, 3주째 이후에는 유전자형에 따라 활성이 발달
	CYP3A4	니페디핀, 미다졸람, 에리스로마이신 에틸호박산에스테르, 클라리스로마이신, 사이클로스포린, 아미오다론염산염, 카르바마제핀	출생 시에는 발현량은 근소하지만, 생후 1~2년 걸쳐 증가
제2상 대사 (포합대사효소)	UGT1A4	아미트립틸린염산염, 이미프라민염산염, 크로자핀	출생 시에는 성인의 절반 이하이지만, 1살 반 무렵까지는 성인과 같은 정도가 됨
	UGT1A6	아세트아미노펜	신생아기 · 유아기 내내 활성이 낮음
	UGT2B7	모르핀유산염수화물, 날록손염산염, 코데인산염수화물, 부프레노르핀, 에스트라디올	신생아의 활성은 소아의 20% 정도로, 생후 2~6개월에 급속히 증가
	N-아세틸화 효소	이소니아지드	신생아의 경우에 활성은 낮고, 1년 정도 지나면 성인치에 근접
	글루타티온 포합 효소	류코트리엔, 프로스타글란딘	신생아에게도 충분히 발현
	황산 포합 효소	p-니트로페놀, 도파민, 내인성스테로이드류	신생아에게도 충분히 발현

(일본약제사회 잡지 2011;63:1603-7.에서 인용)

지 않은 경우에는 제2상 대사에서 글루크론산이나 황산 같은 더욱 극성이 강한 성분을 부가하여 수용성을 증가시켜 배설을 촉진합니다.

약물대사효소는 출생 직후부터 2개월은 매우 낮은 활성을 보이고, 그 후 급속히 상승하여 2~3세에 중량당 활성은 성인과 거의 등등해집니다. 약물대사효소의 발달 속도는 각각의 대사효소에 따라 다릅니다.

예를 들어 제1상 대사를 담당하는 CYP의 경우, CYP2C9는 태생기 24주부터 발현하여 출생 후 급속히 증가하여 생후 5개월이 될 때까지는 성인과 같은 발현량에 도달하

1장 소아 복약지도의 기초 지식

2장 약령에 맞는 약의 먹이는 방법

3장 제형별 사용법 지도

4장 Q&A로 보는 약제별 복약 지도

5장 약국에서 경험하는 소아의 부작용

6장 업무 · 승무의 상담 대응

7장 약물요법 되는 환자 지도 요점

지만, CYP2C19는 증가 스피드가 비교적 늦어 생후 5개월에도 성인 수준에 도달하지 못하고 그 후에도 서서히 증가해 갑니다[2].

한편, 제1상 대사를 담당하는 효소 중 성인의 경우에 약물대사에 가장 많이 관여하고 있는 CYP3A4의 발현은 더욱 늦어 1~2년에 걸쳐 서서히 증가해 갑니다.

또한, 제2상 대사의 글루크론산 포합효소인 글루쿠론 전이효소(UDP-글루쿠로노실트 란스페라제: UGT)의 출생 시 발현량은 아주 근소합니다. UGT의 기질인 클로람페니콜 (쿠로마이, 크로로마이세틴 외)은 신생아에게 투여하면 중독 증상인 신생아 그레이 증후 군을 일으킨다고 알려져 있습니다. 이것은 신생아기에 UGT의 발현이 적기 때문에 클 로람페니콜이 대사되지 않고 중독 용량에 달하는 것이 원인입니다. 최근에는 UGT로 대사되는 모르핀이 모유를 매개로 하여 신생아에게 노출되어 중독사를 일으켜 문제가 되었습니다(271페이지 별도 게재 기사).

한편, 유아기(乳兒期) 이후 학동기부터 사춘기에는 대사가 거꾸로 성인보다 오히려 빨라집니다. 체중 당 환산한 소아의 테오필린(주요 대사효소는 CYP1A2), 카르바마제핀 (주요 대사효소는 CYP3A4), 페니토인(주요 대사효소는 CYP2C9) 등의 전신 제거율은 성

그림 3 ● 테오필린 제거율과 연령의 관계

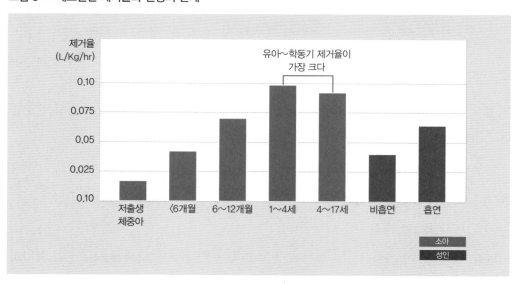

(테오롱의 인터뷰폼을 바탕으로 작성)

인치보다도 2배 정도 크다고 보고되고 있습니다[2].

　테오필린 제거율과 연령의 관계를 **그림 3**에 표시했습니다. 테오필린 제거율은 신생아기에는 낮지만, 소아기에는 상승하여 1~4세에 가장 높아집니다. 이 연령대 소아의 경우에는 간 중량당 고유 약물대사 제거율을 비교해도 성인과 차이가 없고, 체중 당으로 환산한 소아의 간 중량이 성인보다도 큰 것이 원인이라고 생각됩니다. 특히, 첨부문서에 쓰여 있는 소아약 용량(mg/kg)을 그대로 계속 사용하면 초등학교 입학할 쯤에는 성인량을 넘는 경우가 있으므로 주의가 필요합니다.

신장 기능은 생후 8~12개월에 완성

　신장 조직에서의 네프론 형성은 태생(胎生) 조기부터 시작되어 재태(在胎) 36주에 거의 완성됩니다. 하지만 기능적으로는 성인에 비하여 매우 미숙하여 재태 36주 이후에도 시간이 지나면서 발달하여 생후 8~12개월에 완성됩니다.

　신생아의 추정 사구체 여과량(eGFR)은 성인의 5분의 1로, 2세 전에 성인과 거의 동등한 정도에 달합니다(100mL/분/1.73m2 전후). 그 때문에 신생아기에 수용성 신장 배설형 약제(예를 들면, 페니실린계, 세펨계, 아미노글리코시드계 항균약 등)를 투여하면 배설 지연이 일어나는 경우가 있습니다.

● 참고문헌

1) Credentials.2011;31:8-9

2) 일본약제사회 잡지 2011;63:1603-7.

1장 소아 특이적지도의 기초 지식

2장 연령에 맞는 약 먹이는 방법

3장 제형별 사용법 지도

4장 Q&A로 보는 약제별 복약 지도

5장 약국에서 경험하는 소아약의 부작용

6장 의부·수유부의 상담 대응

7장 도움이 되는 환자 지도 요령

소아약 용량 ①
첨부문서에 기재되어 있는 경우

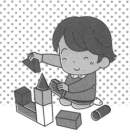

❗ 여기가 포인트

소아약 용량은 체중과 연령으로 결정. 제제(製劑)량과 성분량(역가)을 틀리지 않도록 주의.
성인량을 넘지 않는지 체크하는 것도 잊지 않도록 한다.

소아약을 조제할 때 약사가 가장 주의를 해야 하는 것이 '소아약 용량'입니다. 성인에게는 어떤 환자에게도 같은 양을 처방하는 경우가 많지만, 소아에게는 체중과 연령으로 계산한 개별 환자에 맞는 약의 양(소아약 용량)이 처방됩니다. 소아 처방전의 경우에는 매번 체중을 확인하여 처방된 용량이 적절한지 여부를 확인할 필요가 있습니다.

성분량인지 제제량인지 판단할 수 없는 경우에 주의

약사를 괴롭히는 것은 소아약 용량 계산·확인의 번잡함입니다. 예를 들면, 처방전 기

증례	**6살 남아. 간질**

[처방전] E케프라 드라이시럽 50%　　　800mg
　　　　　하루 2회 분할 복용　28일분

* 체중 20kg

재가 충분하지 않기 때문에 성분량(역가)인지, 아니면 제제량인지 판단할 수 없는 경우가 자주 있습니다.

약국에서 위와 같은 처방전을 받은 경우 어떻게 생각하면 좋을까요?

이 처방전 기재 내용으로는 처방의가 성분량(역가)으로 800mg을 처방하고 싶은 것인지, 아니면 드라이시럽(제제량)으로 800mg을 처방하고 싶은 것인지 약국으로서는 판단할 수 없습니다.

이 약의 첨부문서에는 '4세 이상 소아에게는 레비티라세탐 1일 20mg/kg(드라이시럽으로 40mg/kg)을 1일 2회에 나누어 사용 시 용해하여 경구 투여한다. 단, 증상에 따라 1일 60mg/kg(드라이시럽으로 120mg/kg)을 넘지 않는 범위에서 적절히 증감한다'고 되어 있습니다. 즉, 체중 20kg의 환아에 대해서 성분량(역가)으로는 '400~1200mg/일', 제제량(드라이시럽)으로는 '800~2400mg/일'을 처방할 수 있기 때문에 양쪽 모두 첨부문서의 용량 범위 내입니다. 따라서 의문조회하여 처방의사에게 성분량인지 제제량인지 확인할 필요가 있습니다. 손글씨 처방전이 주류였던 시기에 비해 빈도는 줄었다고 생각하지만, 그래도 성분량(역가)과 제제량의 오인에 의한 조제 과오는 여전히 보고되고 있어 주의가 필요합니다.

소아약 용량 계산은 첨부문서에 소아약 용량이 쓰여 있는 경우와 쓰여 있지 않은 경우로 나누어 생각합니다. 먼저, 소아약 용량이 쓰여 있는 경우를 살펴봅시다. 첨부문서의 기재방법에는 ① 체중 당 용량이 쓰여 있다, ② 체중 당 용량과 연령 구분 혹은 체중 구분으로 표준적 투여량이 병기되어 있다, ③ 연령 구분만으로 용량 기준이 기재되어 있다 – 등의 경우가 있습니다.

①에 해당하는, 체중 당 성분량(역가)만 쓰여 있는 경우에는 환아의 체중에 맞추어 필요한 성분량(역가)을 제제량으로 환산하여 처방 감사와 조제를 할 필요가 있습니다. 약국에서는 우선 아이의 체중을 확인하여 필요량을 조사하고 처방전에 쓰여 있는 용량이 적정한지 여부를 확인합니다.

예를 들면, 메이액트 MS 소아용 세립 10%(일반명 세프디토렌피복실)가 유아(체중 10kg)의 중이염에 처방된 경우 1회 복용하는 제제량의 기준을 환산해 봅시다.

1장 소아 복약지도의 기초 지식

2장 연령에 맞는 약 먹이는 방법

3장 제형별 사용법 지도

4장 Q&A로 보는 약제별 복약 지도

5장 약국에서 경험하는 소아의 부작용

6장 임부·소아부의 상담 대응

7장 도움이 되는 환자 지도 요령

첨부문서에는 중이염 소아에게는 '세프디토렌피복실을 1회 3mg(역가)/kg를 1일 3회 식후에 경구 투여한다'고 되어 있습니다. '메이액트 MS 소아용 세립 10%'의 '10%'라는 비율은 제제 1g당 0.1g(100mg)의 원약(약효성분)이 포함되어 있다는 의미이므로 1회에 복용하는 체중 1kg당 제제량은

1회 3mg(역가)/kg÷100mg/g=0.03g/kg

이라고 환산됩니다. 체중 10kg의 유아가 1회에 복용하는 제제량은 **0.03g/kg×10kg =0.3g**이 됩니다.

한편, 메프친드라이시럽(프로카테롤염산염수화물)은 연령 구분에서의 용량 기준과 체중 당 용량 기준이 모두 병기되어 있어 앞서 기술한 ②에 해당합니다(**표 6**). 연령 구분은 '성인량' '6세 이상 소아' '6세 미만 유유아'의 3개로 나뉘어 있으며, 성인과 6세 이상 소아는 1회 투여량이 정해져 있습니다. 6세 미만은 체중별로 정해진 양을 복용합니다.

표 6 ● 메프친드라이시럽 0.005%의 첨부문서상 용법·용량

보통, 성인에게는 프로카테롤염산염수화물로는 1회 50µg(드라이시럽으로는 1g)을 1일 1회 취침 전 또는 1일 2회 아침 및 취침 전 사용 시 용해하여 경구 투여한다.

6세 이상 소아에게는 프로카테롤 염산염수화물을 1회 25µg(드라이시럽으로는 0.5g)을 1일 1회 취침 전 내지는 1일 2회, 아침 및 취침 전 사용 시 용해하여 경구 투여한다.

6세 미만 유유아에게는 프로카테롤염산염수화물을 1회 1.25µg/kg(드라이시럽으로는 0.025g/kg)을 1일 2회, 아침 및 취침 전 내지는 1일 3회, 아침, 점심 및 취침 전 사용 시 용해하여 경구 투여한다.

또한 연령, 증상에 따라 적절히 증감한다.

메프친드라이시럽 0.005%의 6세 미만 유아에 대한 1회 투여량

체중	1회 투여량
4kg	0.1g
6kg	0.15g
8kg	0.2g
10kg	0.25g
12kg	0.3g
14kg	0.35g
16kg	0.4g
18kg	0.45g
20kg	0.5g

성인량을 넘으면 의문조회 한다

체중 당 용량이 쓰여 있는 약은 환아의 체중이 무거운 경우 단순히 계산하면 성인량을 넘어버리는 경우가 있습니다.

예를 들면, 세프존 세립 소아용(세프디니르)은 9~18mg(역가)/kg/일을 투여하라고 쓰여 있는데, 최대 용량인 18mg(역가)/kg/일인 경우에는 환아의 체중이 17kg을 넘으면 성인량을 넘습니다(세프디니르의 성인량은 300mg[역가]/일). 성인량을 넘은 경우에는 의문조회하여 성인량을 넘지 않도록 조정할 필요가 있습니다.

이 외에도 다양한 약이 초등학교 고학년이 되면 성인량을 넘습니다. 소아 조제에서는 체중 당 용량을 단순히 계산할 뿐만 아니라, 반드시 성인량도 확인해 주십시오.

연령만으로 용량을 정하는 약제도 있다

연령에 따라 투여량을 정하는 약제도 있습니다. 예를 들면, 앞서 기술한 프로카테롤은 6세 이상 소아의 경우에는 1회 복용량이 일률적으로 25μg으로 되어 있습니다.

또한, 안전성이 높은 약제 등은 체중으로 세밀하게 규정하지 않고, 연령만으로 나누는 경우가 있습니다. 예를 들면, 몬테루카스트나트륨(상품명 키프레스, 싱귤레어 외)은 연령만으로 사용할 수 있는 약의 양이 나뉘어 있어, 1세 이상 6세 미만 소아의 경우에는 몬테루카스트 세립 4mg/일(성분량[역가])을, 6세 이상에게는 몬테루카스트 츄어블정 5mg/일(성분량[역가])을 복용시킵니다. 또한, 몬테루카스트정 5mg은 소아에게 인가되어 있지 않으므로 주의하십시오.

항알레르기약인 올로파타딘염산염(알레락 외) 과립도 연령에 따라 투여량이 정해져 있어, 2세 이상 7세 미만에게는 올로파타딘염산염 5.0mg/일(성분량[역가], 하루 2회 분할 복용)을, 7세 이상에게는 10mg/일(성분량[역가], 하루 1회 분할 복용)을 투여합니다.

1장 소아 복약지도의 기초 지식

2장 요령에 맞는 약 먹이는 방법

3장 제형별 사용법과 지도

4장 Q&A로 보는 약제별 복약 지도

5장 약국에서 경험하는 소아의 부작용

6장 외부·소아과의 상담 대응

7장 도움이 되는 환자 지도 요령

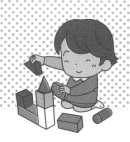

제6화

소아약 용량 ②

첨부문서에 기재되어 있지 않은 경우

❗ **여기가 포인트**

첨부문서에 소아약 용량이 기재되어 있지 않은 경우에는 환산식을 사용하여 성인량으로부터 산출한다. 약국에서는 소아약 용량을 정리한 실용서를 참고하면 좋다.

앞서 기술한 역가 계산 외에도 소아 조제를 어렵게 하는 원인 중 하나는, 첨부문서에 소아약 용량이 기재되어 있지 않은 약제가 많이 존재한다는 것입니다. 소아에게 처방되는 의약품 중 첨부문서에 소아약 용량이 기재되어 있는 약은 20% 정도에 그치고 있다는 조사 결과도 있습니다[1].

소아약 용량이 첨부문서에 쓰여 있지 않은 경우에는 성인 용량(성인량)을 기준으로 산출합니다. 연령과 체중 같은 일반적인 파라미터를 이용하여 성인량에서 소아약 용량을 산출하는 환산식이 많이 고안되어 있습니다(표 7)[2].

가장 단순한 계산식으로, 성인을 20세라고 하고 소아와의 연령비로 소아약 용량을 구하는 Dilling식과, 성인의 체중을 68kg이라고 하고 소아와의 체중비로부터 소아약 용량을 산출하는 Clark식이 있습니다.

그런데 제4화에서도 썼습니다만, 성인과의 체중비는 간과 신장 등에 의한 대사·배설 기능과 일부 상관관계를 보이지 않습니다. 한편, '체표면적'은 체중과 연령보다도 체액량, 신장 기능, 간 중량 등과의 상관이 높기 때문에 소아약 용량은 '체표면적'을 기준으로 한 환산식으로 계산하면 실제 필요량에 일치한다고 생각되고 있습니다. 그 때문에 소아와 성인의 체표면적비를 연령에서 간단하게 산출할 수 있도록 한 Augsberger-II

표 7 ● 소아약 용량 환산식

환산 기준이 되는 파라미터			환산식	
체중	체표면적	연령	명칭	환산식
○			Clark식[1, 2]	(체중[kg]/68)×성인량
○	○		Augsberger-I식	([체중[kg]×1.5+10]/100)×성인량
	○		Crawford식[3]	(체표면적[m2]/1.73)×성인량
	○	○	Augsberger-II식[4]	([연령×4+20]/100)×성인량
	○	○	von Harnack 환산식	아래 표
		○	Young식1)	(연령/[연령+12])×성인량
		○	Dilling식	(연령/20)×성인량
○	○	○	Lenart식	([연령×2+체중[kg]+12]/100)×성인량

● von Harnack 환산표

연령	미숙아	신생아	3개월	6개월	1세	3세	7.5세	12세	성인
환산	1/10	1/8	1/6	1/5	1/4	1/3	1/2	2/3	1

1) 2세 이상에게 적용   2) 원래 식의 150파운드를 68kg으로 환산
3) 체표면적(m2)=신장(cm)0.725×체중(kg)0.425×0.007184[Du Bois식]
4) 1세 이상에게 적용

(Credentials 2015;79:32-3.에서 인용, 일부 수정)

식과, 그것을 바탕으로 정수화한 von Harnack 환산표가 임상 현장에서 자주 이용되고 있습니다[2].

Augsberger-II식은 연령으로부터 계산

Augsberger-II식은 연령을 4배 하여 20을 더하고 100으로 나누면 성인량에 대한 비율이 나오는, 기억하기 쉬운 식입니다. 전자계산기가 있으면 누구나 계산할 수 있습

니다. 예를 들어 3세라면

　(3세×4+20)/100=0.32

가 됩니다. 성인량에 0.32을 곱하면 3세 소아의 양이 됩니다. 연령만으로 세밀하게 계산할 수 있다는 이점이 있습니다. 하지만 간단한 반면, 1세 미만은 전부 성인량의 20%가 되기 때문에 1세 미만에게는 적용할 수 없다는 결점이 있습니다.

1세 미만에게는 von Harnack 환산표를 사용

　1세 미만에서의 결점을 극복한 것이 von Harnack 환산표입니다. von Harnack 환산표에서는 1세 미만도 6개월, 3개월, 신생아, 미숙아로 나누어 성인량과의 용량비가 쓰여 있어 유아(乳兒)에 대해서도 세밀한 용량 설정이 가능합니다. 기억할 것은 연령 구분과, 3세를 3분의 1로 하고, 저연령은 4분의 1, 5분의 1, 6분의 1로 감소하고, 고연

사진 2 ● 소아약 용량을 정리한 실용서

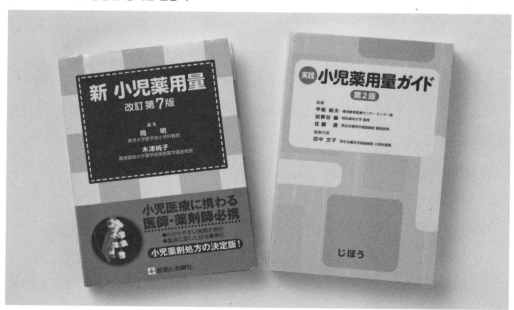

첨부문서에 소아약 용량 기재가 없는 경우에는 소아약 용량 기준을 정리한 실용서가 편리.

령에서는 2분의 1, 3분의 2로 증가한다고 기억하면 간단합니다. 하지만 거꾸로 1세 이상에서는 3세, 7.5세, 12세로, Augsberger-II식과 비교하면 대충 분류되어 있습니다. Augsberger-II식과 von Harnack 환산표는 각각의 장면과 환아에 따라 나누어 사용할 것을 권장합니다.

약국에서는 실용서와 조견표를 활용

이와 같이, 첨부문서에 소아약 용량 기재가 없는 경우에는 Augsberger-II식과 von Harnack 환산표 등을 이용하여 성인량으로부터 소아약 용량을 환산할 필요가 있는데, 바쁜 조제 현장에서 환아마다 매번 계산하는 것은 현실적이지 않습니다. 저희 약국에서는 **사진 2**와 같은, 소아약 용량을 정리한 실용서인 『신 소아약 용량 개정 제7판』(진단과치료사, 2015)과 『실천 소아약 용량 가이드 제2판』(지호우, 2016)과 그 외 각 학회의 가이드라인을 활용하고 있습니다. 특히 자주 처방되는 약에 관해서는 약제마다 10kg당 투여하는 최대량과 최소량 조견표를 작성하여 벽에 붙여 참조하고 있습니다(36페이지 참조).

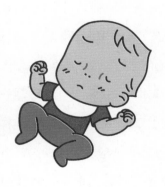

● 참고문헌
1) 약국 2015;66:231-6.
2) Credentials 2015;79:32-3

1장 소아 특약지도의 기초 지식

2장 연령에 맞는 약 먹이는 방법

3장 제형별 사용법 지도

4장 Q&A로 보는 약제별 복약 지도

5장 약국에서 경험하는 소아의 부작용

6장 임부·수유부의 상담 대응

7장 도움 되는 환자 지도 요령

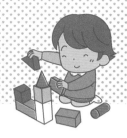

제 7 화　처방 감사 시에 편리한 소아약 용량 조견표

> **❗ 여기가 포인트**
>
> 약국에서 자주 교부하는 약제의 소아약 용량 확인에는 조견표를 활용한다. 체중 10kg당 투여하는 제제량을 기재해 두면 투여량 기준을 파악하기 쉽다.

　저희 약국에서는 특히 자주 처방되는 약에 관해서는 약제별로 체중 10kg당 투여하는 제제량의 최대량과 최소량의 조견표를 작성하여 벽에 붙여 참조하고 있습니다(**표 8**). **표 8**을 보면 '항균약'의 최소량은 대개 10kg당 약 1g으로 되어 있는 것을 알 수 있습니다(옅은 분홍색 부분).

　오래된 항균약인 페니실린계(아목시실린수화물 [상품명 사와실린 세립 10%]), 제1세대 세펨계(세팔렉신[케플렉스 시럽용 세립 100], 세파클러[케프랄 세립 소아용 100mg])와 14원환 마크롤라이드계(에리스로마이신 에틸호박산에스테르[에리스로신 드라이시럽 10%])는, 최소량이 체중 10kg당 2~2.5g으로 많아집니다. 그 경우에도 함유량이 많은 약제(20% 제제)의 경우에는 체중 10kg당 제제량은 1g 정도가 됩니다.

　항알레르기약, 진해·거담약은 체중 10kg당 0.2~0.8g 사이입니다. 이것은 어느 정도 암기합니다. 그 경우, 비율로 외웁니다. 자주 처방전을 받는 L-카르보시스테인(뮤코다인 외)과 암브록솔 염산염(뮤코솔반 외)은 제제량이 10kg당 동일하게 0.6g입니다. 필자는 이 2가지 약제를 기준으로 하여 그 위인지 아래인지로 암기하고 있습니다.

　정장약은 거의가 체중 10kg당 0.5~1g입니다. 낙산균(미야비엠)만이 0.5g/10kg으로 되어 있습니다. 양이 많아도 그다지 문제는 없을 테지만, 주의가 필요합니다. 참고

표 8 ● 자주 사용하는 약제의 소아약 용량(필자 작성)

분류	일반명	대표적 상품명	용량 (1일량, 성분량 [역가])	함량	10kg에 투여하는 제제량(g)	
					최소량	최대량
항균약	아목시실린 수화물	사와실린 세립 10%	20~40mg/kg	10%	2.0	4.0
		와이드실린 세립 20%		20%	1.0	2.0
	세팔렉신	케플렉스 시럽용 세립 100	20~50mg/kg	10%	2.5	5.0
		케플렉스 시럽용 세립 200		20%	1.25	2.5
	세파클러	케프랄 세립 소아용 100mg	20~40mg/kg	10%	2.0	4.0
		세파클러 세립 20% 〈니치이코(日医工)〉		20%	1.0	2.0
	세프디니르	세프존 세립 소아용 10%	9~18mg/kg	10%	0.9	1.8
	세프테람피복실	토미론 세립 소아용 10%	9~18mg/kg	10%	0.9	1.8
	세프포독심프록세틸	바난DS 5%	6~9mg/kg	5%	1.2	1.8
	세프디토렌피복실	메이액트MS 소아용 세립 10%	9~18mg/kg	10%	0.9	1.8
	세프카펜피복실 염산염수화물	후로목스 소아용 세립 100%	9mg/kg	10%	0.9	—
	에리스로마이신	에리스로신DS 10%	25~50mg/kg	10%	2.5	5.0
	에틸호박산에스테르	에리스로신DSW 20%		20%	1.25	2.5
	클라리스로마이신	클래리시드DS 10% 소아용	10~15mg/kg	10%	1.0	1.5
	아지스로마이신 수화물	지스로맥 세립 소아용 10%	10mg/kg	10%	1.0	—
	토수플록사신토실산염 수화물	오젝스 세립 소아용 15%	12mg/kg	15%	0.8	—
	파로페넴 나트륨 수화물	파룸DS 소아용 10%	15mg/kg	10%	1.5	—
	포스포마이신 칼슘 수화물	포스미신DS 200	40~120mg/kg	20%	2.0	6.0
		포스미신DS 400		40%	1.0	3.0
항알레르기약	클레마스틴 푸마레이트	텔긴G · DS 0.1%	0.05mg/kg	0.1%	0.5	—
	d-말레인산클로르페니라민	폴라민DS 0.2%	0.15mg/kg	0.2%	0.75	—
	사이프로헵타딘 염산염 수화물	페리악틴산 1%	0.25mg/kg	1%	0.25	—
	페미로라스트칼륨	알레기살 0.5%	0.2mg/kg1)	0.5%	0.4	—
		페밀라스톤DS 0.5%	0.4mg/kg1)	0.5%	0.8	—
	푸마르산케토티펜	자디텐DS 0.1%	0.06mg/kg	0.1%	0.6	—
	옥사토마이드	셀텍트DS 2%	1mg/kg	2%	0.5	—
	메퀴타진	제술란 소아용 세립 0.6%	0.12mg/kg2)	0.6%	0.2	—
		니폴라진 소아용 세립 0.6%	0.24mg/kg2)	0.6%	0.4	—
	프란루카스트 수화물	오논DS 10%	7mg/kg	10%	0.7	—
진해거담약	L-카르보시스테인	뮤코다인DS 50%	30mg/kg	50%	0.6	—
	암브록솔 염산염	소아용 뮤코솔반DS 1.5%	0.9mg/kg	1.5%	0.6	—
	히벤즈산티페피딘	아스베린DS 2%	1~2mg/kg	2%	0.5	1.0
정장약	비피더스균	Lac-B 미립N	0.05~0.1mg/kg	—	0.5	1.0
	낙산균	미야비엠 세립	0.05mg/kg	—	0.5	—
	내성 유산균	비오페르민R산	0.05~0.1mg/kg	—	0.5	1.0
해열진통약	아세트아미노펜	카로날 세립 20%	10~15mg/kg2)	20%	0.5	0.75
		카로날 세립 50%		50%	0.2	0.3

소아약 용량은 첨부문서를 바탕으로 기재. DS는 드라이시럽.

1) 기관지 천식의 1일 용량이 0.4mg/kg, 알레르기성 비염의 1일 용량이 0.2mg/kg

2) 심마진, 피부질환에 동반하는 소양(습진·피부염, 피부소양증), 알레르기성 비염의 용량이 0.12mg/kg. 기관지 천식의 용량이 0.24mg/kg.

3) 1회량

로, 정장제는 처방전에 원약량이 아니라 제제량으로 기재됩니다. 해열진통약인 아세트아미노펜(카로날 세립 20%)의 1회 용량은 10mg/kg으로 계산하면 체중 10kg당 0.5g이 되어 계산도 쉽습니다.

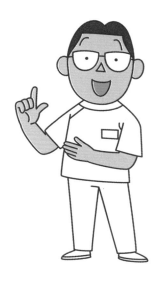

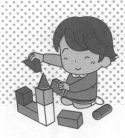

제8화

보호자에 대한 복약지도 ①

'약을 안 먹는다'는 고민에 대한 대응

> **❗ 여기가 포인트**
>
> 약국으로 걸려오는 전화 중 "약을 못 먹는다·아이가 약을 토해낸다."는 문의가 가장 많다.
> 쓴 약을 교부할 때에는 먹이는 법을 같이 얘기해 준다.

저희 약국은 2003년에 개국하여 근처 소아과의 처방전을 많이 받아 왔습니다. 개국한 지 2년이 지난 시점에서 전화 문의 내용을 약력(藥歷)카드에서 뽑아내어 해석해 보았습니다[1].

그 결과, 2년간 총 315건의 문의가 있었는데, 그 내용을 많았던 것부터 정리하면 ① 약을 못 먹는다·아이가 약을 토해낸다, ② 병용약에 관하여, ③ 복용방법에 관하여, ④ 돈복약(頓服藥) 사용법에 관하여, ⑤ 부작용에 관하여, ⑥ 처방 내용에 관하여 - 등

그림 4 ● 전화 문의 내역

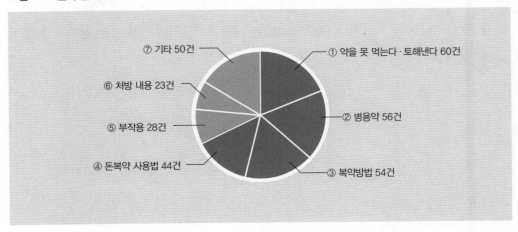

표 9 ● '약을 못 먹는다 · 약을 토해낸다'는 문의의 내역

약을 못 먹는다 (33건)	써서 못 먹는다(클래리시드 드라이시럽 소아용 13건, 바난 드라이시럽 5건, 리카마이신 드라이시럽 2건, 타미플루 드라이시럽[판매 중지] 2건, [중복 있음])	21건
	음료수나 식품에 섞어도 되는가(주스 3건, 우유 3건, 기타[딸기잼, 물, 다른 약])	10건
	정제를 못 먹는다	2건
약을 토해낸다 (27건)	내복약을 토해낸다	22건
	좌약이 나왔다	5건

(일본약제사회 잡지 2008;60:601-11.에서 인용)

의 순서였습니다(**그림 4**). 이 상위 6항목이 전체의 80% 이상을 차지했습니다.

①~④에 관해서는 투약 지도 시에 주의하면 해결할 수 있는 것도 있습니다. 특히 '약을 못 먹는다·아이가 토해낸다'라는 문의를 자세히 보면, 쓴 약을 아이에게 복용시키는 데 보호자가 고생하고 있음을 알 수 있습니다(**표 9**).

미각은 비교적 이른 시기에 발달하며 아이는 성인보다도 맛에 민감합니다. 그 때문에 아이는 쓴 약을 싫어하는 경우가 많이 있습니다. 또한, 섞는 식품에 따라 거꾸로 쓴맛이 증가하는 경우도 있어 그런 경험을 한 아이가 약을 먹지 않게 되는 케이스도 있습니다.

저희 약국에서는 이러한 전화 문의를 받은 후, 약과 다양한 식품의 궁합을 표시한 표를 작성하고 환자 지도 용지로 만들어 보호자에게 건네주도록 하였습니다(42~44페이지). 그렇게 하면 보호자가 집에 돌아가서 여유 있게 읽을 수 있습니다. 또한, 환자 지도 용지에서 다양한 식품과의 조합을 한눈에 봄으로써 먹이는 방법의 선택지를 늘릴 수도 있습니다.

● 참고문헌

1) 일본약제사회 잡지 2008;60:601-11.

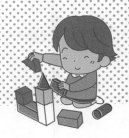

제 9 화

보호자에 대한 복약지도 ②
환자 지도 용지 활용

> **❗ 여기가 포인트**
>
> 바쁜 보호자들에게는 약국에서 하는 설명이 기억에 남지 않는 경우가 있다. 귀가 후 참조할
> 수 있는 짧은 메모(환자 지도 용지)가 있으면 확실히 정보가 전달되기 쉽다.

　소아과 처방전을 많이 접수하는 저희 약국에서 오후 17~18시는 하루 중 환자가 가장 많은 시간대입니다. 특히 인플루엔자가 유행하는 겨울에는 약국 대기실은 언제나 환자와 보호자로 가득합니다. 의료기관에서 오랜 시간 기다리고, 약국에 와서 처방전을 접수하고 약을 받을 때까지 또 시간이 걸리기 때문에 보호자는 설명을 느긋하게 들을 여유가 없는 경우도 적지 않습니다.

　짧은 시간에 요점을 짚어 설명해도 보호자는 마음이 다른 데 가 있기 때문에 머리에 들어오지 않고, 귀가해서 아이에게 약을 먹일 시간이 되어 "어떻게 먹이면 되는 거지?"라고 비로소 의문을 갖고 약국에 전화를 걸어오는 경우가 있습니다.

　제8화에서 소개한 바와 같이, 보호자 전화 문의의 3분의 2는 복약지도 시 제대로 이해했다면 문제없는 내용입니다. 하지만 보호자에게 여유가 없으면 아무리 요령껏 설명해도 충분히 이해할 수 없는 경우가 있다고 생각됩니다.

　그런데 약간 오래된 논문이지만, 2009년 영국 의학잡지 BMJ지에 〈진찰 시의 부클릿(소책자) 활용으로 소아호흡기 감염증 진찰 및 항균약 처방을 억제할 수 있다〉는 논문이 게재되었습니다. 소책자를 사용하여 진료를 하면 항균약 처방 건수가 유의하게 줄어든다는 내용입니다.

소책자를 활용하면 '항균약이 없어도' 만족도가 줄지 않는다

소아기의 바이러스성 호흡기 감염증(감기)은 항균약을 복용해도 거의 효과가 없음에도 불구하고, 항균약이 빈번하게 처방되고 있습니다. 이 문제는 우리나라뿐 아니라 영국도 마찬가지여서 공적의료보험인 NHS에서는 소아 급성기침만으로 5,140만 달러 이상의 의료비를 사용한다고 보고되고 있습니다.

그래서 영국의 소아과 의사는 "감기의 경우에 항균약은 필요 없고 자연 치유를 기다리는 것이 최고"라고 설명한 8페이지 소책자를 작성하였습니다. 이것을 이용하여 감기에 항균약은 필요 없다는 것을 설명하고, 소책자를 가지고 가도록 하였습니다. 그 후, 2주에 걸쳐 추적조사를 하여 항균약 처방 수, 환자 보호자의 만족도 및 재진률을 조사하였습니다[1].

항균약 처방률은 개입군에서는 19.5%, 대조군에서는 40.8%로, 21.3%나 되는 유의한 차이가 있었습니다. 한편, 보호자의 만족도·안심도·이해도 점수에 관해서는 두 군 간에 유의한 차이가 보이지 않았습니다.

이 결과로부터 논문에서는 "소책자를 사용함으로써 1차진료에서의 소아 호흡기 감염증(감기)에 대한 항균약 처방 저하라는 중요한 결과로 이어졌고, 케어에 대한 보호자

사진 3 ● 환자 지도 용지를 사용한 복약지도 모습과 환자 지도 요령

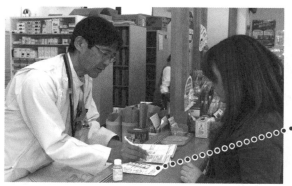

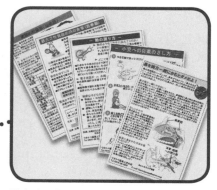

와타나베 약국 카미미야나가 점에서는 질환 설명과 약 먹이는 방법을 정리한 환자 지도 용지를 카운터 밑에 상비하고 있어 그것을 사용하여 복약지도를 한다. 지도 용지를 나중에 다시 볼 수 있도록 처방한 약과 함께 보호자에게 직접 건네준다.

환자 지도 용지는 세로 14cm×가로 9cm 정도의 크기로, 약 수첩에 붙일 수 있다. 지금까지 60종류 정도 작성하였다.

의 만족도도 떨어지지 않았다"고 결론 내렸습니다.

이와 같이 지도 내용을 적은 환자 지도 용지는 귀가한 후에 다시 볼 수 있어, 시간 여유가 없는 보호자에게 건네줌으로써 복약지도 시의 설명 부족과 이해할 수 없었던 것을 보충해 준다고 생각합니다.

그래서 주목한 것이 '약 수첩'입니다. 소아의 경우에는 약 수첩 지참율이 높으므로, 반드시 분실하지 않고 가지고 갈 것입니다. 필자는 〈약 수첩 서포트 용지(환자 지도 용

사진 4 ● 약 수첩에 붙일 수 있는 '약 수첩 서포트 용지(환자 지도 용지)'

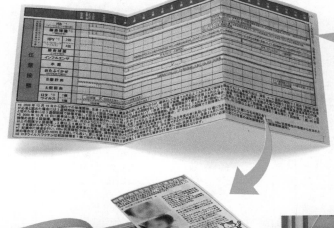

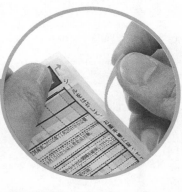

장점 1 금방 붙일 수 있다
환자 지도 용지 가장자리에는 양면 테이프가 붙어 있어 그 자리에서 약 수첩에 붙일 수 있다.

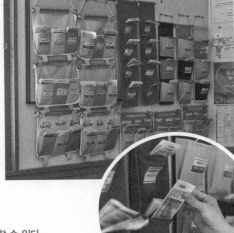

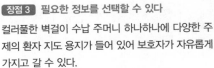

장점 2 약 수첩 크기로
환자 지도 용지에는 반으로 접히는 것, 3분의 1로 접히는 것 등이 있어 접어서 붙임으로써 많은 정보를 휴대할 수 있다.

장점 3 필요한 정보를 선택할 수 있다
컬러풀한 벽걸이 수납 주머니 하나하나에 다양한 주제의 환자 지도 용지가 들어 있어 보호자가 자유롭게 가지고 갈 수 있다.

1장 소아 복약지도의 기초 지식

2장 연령에 맞는 약 먹이는 방법

3장 제형별 사용법 지도

4장 Q&A로 보는 약제별 복약 지도

5장 약국에서 경험하는 소아의 부작용

6장 임부·수유부의 상담 대응

7장 도움 되는 환자 지도 요령

사진 5 ● 가루약 먹이는 법을 설명한 환자 지도 용지

처음으로 가루약이 처방된 유아의 복약지도에 반드시 사용한다. 6페이지 묶음으로 사진 4 〈장점 2〉와 같이 3분의 1로 접어 수첩에 붙일 수 있게 되어 있다. 아래 사진은 1페이지와 4페이지.

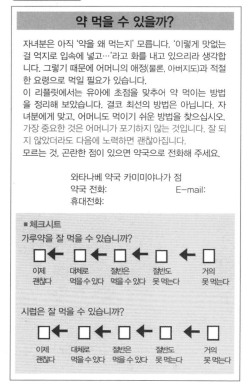

1페이지

약 먹을 수 있을까?

자녀분은 아직 '약을 왜 먹는지' 모릅니다. '이렇게 맛없는 걸 억지로 입속에 넣고…'라고 화를 내고 있으리라 생각합니다. 그렇기 때문에 어머니의 애정(물론, 아버지도)과 적절한 요령으로 먹일 필요가 있습니다.

이 리플릿에서는 유아에 초점을 맞추어 약 먹이는 방법을 정리해 보았습니다. 결코 최선의 방법은 아닙니다. 자녀분에게 맞고, 어머니도 먹이기 쉬운 방법을 찾으십시오. 가장 중요한 것은 어머니가 포기하지 않는 것입니다. 잘 되지 않았더라도 다음에 노력하면 괜찮아집니다.

모르는 것, 곤란한 점이 있으면 약국으로 전화해 주세요.

와타나베 약국 카미미야나가 점
약국 전화:　　　　　　　E-mail:
휴대전화:

■ 체크시트

가루약을 잘 먹을 수 있습니까?

☐ ← ☐ ← ☐ ← ☐ ← ☐

이제　　대체로　　절반은　　절반도　　거의
괜찮다　먹을수있다　먹을수있다　못먹는다　못먹는다

시럽은 잘 먹을 수 있습니까?

☐ ← ☐ ← ☐ ← ☐ ← ☐

이제　　대체로　　절반은　　절반도　　거의
괜찮다　먹을수있다　먹을수있다　못먹는다　못먹는다

'잘 되지 않았더라도 다음에 노력하면 괜찮습니다'라고 어머니를 격려하는 메시지를 빨간 글자로 기재. 체크시트에서 현재 복약 상황을 알 수 있도록 하고 있다.

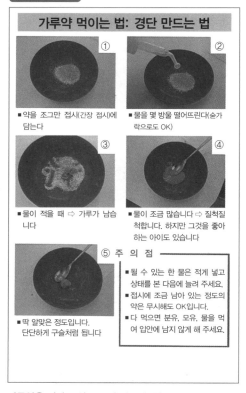

4페이지

가루약 먹이는 법: 경단 만드는 법

① ■ 약을 조그만 접시(간장 접시)에 담는다

② ■ 물을 몇 방울 떨어뜨린다(숟가락으로도 OK)

③ ■ 물이 적을 때 ⇨ 가루가 남습니다

④ ■ 물이 조금 많습니다 ⇨ 질척질척합니다. 하지만 그것을 좋아하는 아이도 있습니다

■ 딱 알맞은 정도입니다. 단단하게 구슬처럼 됩니다

⑤ 주 의 점
■ 될 수 있는 한 물을 적게 넣고 상태를 본 다음에 늘려 주세요.
■ 접시에 조금 남아 있는 정도의 약은 무시해도 OK입니다.
■ 다 먹으면 분유, 모유, 물을 먹여 입안에 남기지 않게 해 주세요.

가루약을 경단 모양으로 만드는 방법을 설명한 이 페이지는 특히 호평. 하나씩 순서와 요령을 사진으로 구체적으로 소개하고 있다.

지)〉로 지금까지 60종류 가까이 작성하였습니다(**사진 3, 사진 4, 사진 5**).

환자 지도 용지는 카운터 밑에 두어 투약 시에 항상 사용할 수 있도록 하고(**사진 3**), 그와 동시에 대기실 벽에 수납용 주머니를 걸고 그 안에 환자 지도 용지를 넣어 보호자가 자유롭게 가지고 갈 수 있도록 하였습니다(**사진 4**). 보호자의 관심이 높고 인기가 있던 것은, 유아(乳兒)·유아(幼兒)에게 가루약 먹이는 법, 클래리시드 등 쓴 약을 먹이는 법, 오식·오음 했을 때의 대응, 예방접종 스케줄, 설사 시의 식사 등이었습니다.

● 참고문헌

1) BMJ.2009;339:b2885.

환자 만족도에 큰 영향을 미치는
대기실 분위기

조제를 기다리는 시간은 어떤 약국에서도 힘들 것이라고 생각합니다. 환자에게 앙케트를 하면 불만 1위에 기다리는 시간이 길다는 것이 올라와 있습니다. 한편, 환자 만족도에서는 '대기실 분위기'의 영향이 매우 크고, 그 다음에 '약 설명', '직원의 대응'이라는 결과였습니다[1].

그래서 저희 약국에서는 키즈 스페이스를 만들었습니다. 좀처럼 단축할 수 없는 대기시간, 기다리고 있는 동안만이라도 쾌적하게 보낼 수 있기를 바라는 마음에서 5년 전에 대폭 리뉴얼하여 플레이 매트와 아이용 의자, 책장 등을 설치하고, 스페이스도 넓게 하였습니다. 비닐 코팅된 매트를 깔고 신발을 벗고 올라가도록 하였습니다. 정기적으로 장난감 소독을 하는 것이 힘들지만, 보호자 및 아이들로부터의 평판은 아주 좋습니다.

소아의 경우에는 감염증으로 진찰을 받는 아이가 많으므로 대기실에 책이나 장난감을 두는 것에는 부정적인 의견도 있습니다. 감염증 환아를 격리하여 감염을 방지하는

● 와타나베약국 카미미야나가 점의 키즈 스페이스

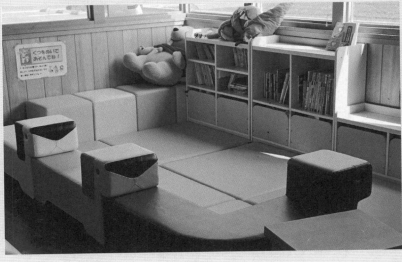

● 와타나베약국 카미미야나가 점의 대기실

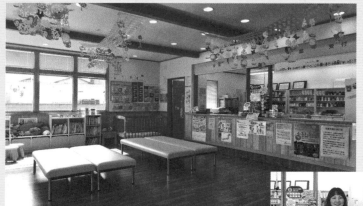

대기실 벽에 벽걸이 수납용 주머니를 걸고, 그 안에 약 먹이는 법 등을 설명한 환자 지도 용지를 넣어 보호자가 자유롭게 가지고 갈 수 있도록 하고 있다. 또한, 경구 수분 보충액과 엽산 영양제, 소독액, 소아용 칫솔 등도 판매하고 있다.

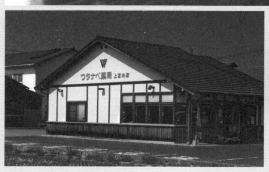

와타나베약국 카미미야나가 점의 직원과 육아 중인 약제사가 작성한 육아일기 형식 복약 가이드.

것은 실제로는 어렵기 때문에 장난감은 어느 정도 감염성이 있다고 생각하고 다룰 필요가 있습니다. 손을 대지 않고도 시간을 보낼 수 있는 텔레비전과 비디오를 설치하는 방법도 있습니다.

키즈 스페이스에서 환아가 구토한 경우나 오줌을 싸는 경우에는 직원이 장갑을 끼고 오물을 제거한 후에 차아염소산계 소독약과 소독용 알코올로 닦고 있습니다. 보통은 소독용 알코올을 사용하고, 노로바이러스나 로타바이러스 환아가 구토한 경우에는 차아염소산계 소독약을 사용하고 있습니다.

● 참고문헌

1) 일본약제사회 잡지 2009;61:1131-3.

제 10 화 때로는 "너무 무리하지 말라" 고 얘기해 준다

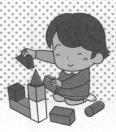

> **❗ 여기가 포인트**
>
> 육아의 어려움은 상상 이상. 매일 노력하는 보호자를 위로하는 마음을 잊지 않아야 한다.

약을 아이에게 먹이는 고생이란, 육아를 경험한 적이 없는 약사에게는 상상하기 어려운 일이라고 생각합니다. 이렇게 말하는 저도 약국에 근무하기까지 제 아이에게 약을 먹인 적이 없었습니다. 하지만 육아 중인 동료 약사에게 물어보니, 보육원에 데리고 가기 전에 약을 먹이는 것은 꽤 큰 고생이라고 합니다.

"아이는 기분이 나쁘면 외면하고, 다른 일을 하고 있으면 싫어하면서 울음을 터뜨리고…. 출근 시간을 신경 쓰면서 화장도 해야 하는 등 매일 애태우고 있습니다." 이것은 일하는 어머니들에게는 자주 있는 광경이라고 생각합니다.

일하고 있는 중에 보육원에서 "아이가 열이 나니 데리러 오세요."라고 전화가 오면 하던 일을 중단하고 보육원에 달려갑니다. 그 후에 소아과에서 진찰을 받게 됩니다. 거기서 한참 기다려서 진찰을 받고, 처방전을 받아 약국에 옵니다.

약국에서 "약, 꼭 시간 맞춰 먹이세요."라는 소리를 듣고 집에 와서 아이에게 약을 먹이려고 노력하지만, 아이는 먹기 싫다고 웁니다. 그런 일을 겪다 보니 저녁 준비도 못하고….

소아과 처방전을 받은 약사는 어떻게든 약을 먹게 하고 싶어서 "젤리에 섞어서"라든지 "주스에 섞어서"라든지 또는 "소량으로 나눠서" 라고 매번 필사적으로 설명합니다. 하지만 어느 때인가 문득 '이런 지도는 어머니들을 오히려 힘들게 하지는 않을까' 라고 느꼈습니다.

그런 생각을 하던 중에 결혼식에서 자주 듣는 요시노 히로시 씨의 '축혼가'의 한 구절이 떠올랐습니다.

> 옳은 말을 할 때는
>
> 조금 조심스럽게 하는 게 좋다
>
> 옳은 말을 할 때에는
>
> 상대에게 상처 주기 쉽다는 것을
>
> 인식하는 게 좋다
>
> ─〈축혼가〉에서 일부 인용

성실한 어머니는 주스에 녹였을 때의 찌꺼기도 신경이 쓰입니다. 그런 어머니에 대하여 복약지도라는 정론(正論)을 들이대며 힘들게 하고 있지는 않은가─.

그때 참고가 되었던 것이 환아의 복약 순응도와 그 후의 증상 변화에 대해 조사한 연구입니다. 예상대로 '복약을 잘했다'는 아이와 '제대로 복약하지 못했다'는 아이를 비교했을 때 '복약하지 못했다'는 아이는 증상이 개선되지 않거나, 오히려 악화되었다고 호소한 비율이 유의하게 나타났습니다. 한편 '복약을 잘했다'는 아이와 '대체로 복약할 수 있었다'는 아이의 사이에는 유의성 있는 차이가 없었다는 점입니다(통계학적으로뿐만 아니라, 그냥 보기에도 명확한 차이가 없었습니다). 즉, 복약이 완벽하지 않더라도 대략 먹을 수 있으면 효과는 얻어진다는 것입니다.

이러한 점을 고려하여 저는 "약을 먹을 수 있습니까?"라고 물어 곤란한 표정을 하는 어머니에게는 "대체로 먹을 수 있으면 괜찮습니다."라고 말합니다. 그리고 오히려 "한 번 실패해도 포기하지 않는 것이 더 중요합니다."라고 얘기해 주고 있습니다.

하지만 이 논문을 차분히 읽어 보니, 복약 시의 순응도와 재진 시의 증상 변화가 더 자세하게 표로 정리되어 실려 있습니다. 표로는 조금 이해하기 힘들어 그림으로 바꾸

그림 5 ● 복약 순응도 별 증상 변화

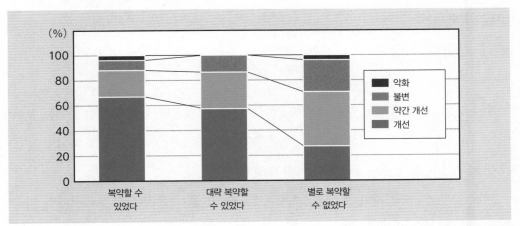

(소아과 2001;42:72-8.를 바탕으로 필자 작성)

어 보았습니다(**그림 5**). 그랬더니, 확실히 증상 불변과 악화의 비율에는 큰 차이가 없지만, '개선'을 보면 '대체로 복약할 수 있었다'가 '복약할 수 있었다'보다 적었습니다.

이것을 보면 안이하게 '대략 먹을 수 있으면 된다'고 하는 것은 약간 과언인 것 같은 생각도 듭니다. 개인적으로는 '대략 먹을 수 있으면 좋아집니다. 하지만 확실히 먹이면 빨리 보육원에 갈 수 있습니다'라고 말하는 것이 가장 좋지 않을까 생각합니다.

● 참고문헌
1) 소아과 2001;42:72-8.

1장 소아 복약지도의 기초 지식

2장 연령에 맞는 약 먹이는 방법

3장 제형별 사용법 지도

4장 Q&A로 보는 약제별 복약 지도

5장 약국에서 경험하는 소아의 부작용

6장 의부·소아부의 상담 대응

7장 도움 되는 환자 지도 요령

보육원에서는
투약 의뢰표가 필요

최근 결혼·출산 후에도 일을 계속하는 여성이 늘고 있습니다. 근로시간 중에는 보육원이나 유치원에서 자녀를 돌보게 하는 경우가 많다고 생각하지만, 그 때 약국에서 문제가 되는 것이 보육원과 유치원에서의 투약입니다.

2008년 후생노동성에서 새로운 '보육원 보육지침'을 내렸습니다. 보육원에서 약을 주는 경우 의사의 지시에 의한 약에 한정할 것, 약을 줄 때는 의사의 성명, 약의 종류, 복용 방법 등을 구체적으로 기재한 투약 의뢰표를 보호자가 가지고 와야 한다는 방침이 내려왔습니다. 또한, 보육원에 따라서는 약국이 발행하는 '약제정보 제공서' 제출이 요구되는 경우도 있습니다. 보육원에서 먹일 수 있는 것은 전문의약품뿐입니다. 약은 1회분씩 지참하고, 연락표도 1회마다 제출할 필요가 있습니다. 한편, 유치원에서의 대응은 기관마다 다릅니다. 만성질환에 한정되어 인정하는 곳도 있고, 투약을 전혀 접수하지 않는 유치원도 있는 것 같습니다.

복약 시점 조정과 처방 내용 변경도 고려

그렇지만 보육원과 유치원에서의 투약은 각 시설의 간호사나 보육사의 부담이 되기 때문에 가능한 한 보육 시간에는 복약하지 않도록 주치의에게 처방 받을 필요가 있습니다. 저희 약국에서는 ① 주치의에게 상담하여 아침저녁 1회(2회 분할 복용)로 처방을 받거나, ② 1일 3회(3회 분할 복용) 복약이 필요한 경우에는 아침·귀가 후·자기 전의 3회 복용으로 하는 등의 방법을 권장하고 있습니다.

3회 분할로 하여 귀가 후 곧바로 먹이는 경우에는, 자기 전 복약은 이전 복약으로부터 적어도 4시간 이상 지나서 먹도록 환아와 보호자에게 얘기해 주고 있습니다. 예를 들면, 아이가 학교에서 귀가한 시간이 16시가 지난 경우에는 귀가 후 즉시 복용하고, 4시간 후인 20~21시쯤 혹은 취침 전에 복용하도록 하고 있습니다.

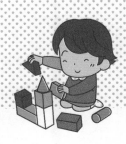

제11화

소아에 대한 복약지도

프리퍼레이션으로 복약 순응도 향상

> **❗ 여기가 포인트**
>
> 앞으로 받을 치료를 아이에게 알기 쉽게 설명하여 불안과 공포를 경감시키고, 적극적으로 치료에 임할 수 있도록 하기 위한 케어도 필요.

질병과 치료에 관하여 환자 자신이 납득하고 치료에 대한 적극적인 의지를 끌어내는 환경을 만드는 것은 중요합니다. 이것은 어른에 한정되지 않으며, 소아에게도 마찬가지입니다. 하지만 소아의 경우에는 설명해도 충분히 이해할 수 없는 경우가 있어 결국 강제적이 되어버립니다. 예를 들면, 약 복용에 관하여 설명해도 알아듣지 못하면 억지로 먹이는 것도 실제로는 자주 일어나고 있지 않나요?

미국과 유럽에서는 이제부터 받을 의료 처치를 아이에게 알기 쉽게 설명하여 불안·긴장·공포 등을 경감하고, 적극적으로 치료에 임할 수 있도록 하기 위한 케어 방법인 '프리퍼레이션(preparation)'이 오래 전부터 이루어져 왔고, 최근에는 일본에서도 간호사와 보육사를 중심으로 보급되고 있습니다.

수술을 받을 아이, 검사 받을 아이, 주사 맞을 아이들이 사전에 어떤 설명도 없이 갑자기 처치를 받으면 패닉 상태가 되어 버립니다. 매일 흡입약 사용이 필요한 아이도 치료의 필요성을 이해하지 않고 있으면 순응도가 유지될 수 없습니다. 왜 이 치료가 필요한지를 이해하고 있다면 다소의 통증이 있어도 공포심이 줄어들고, 꾹 참고 치료를 계속하려는 기분이 들 수 있을지 모릅니다. 이것이 프리퍼레이션의 목적입니다.

이 프리퍼레이션을 잘 할 수 있도록 고안된 것이 프리퍼레이션 툴입니다.

사진 6 ● 천식 환아에 대한 프리퍼레이션에 이용하는 그림책

(사진 제공: 오이타 어린이 병원[오이타 시] 약제부 키노시타 히로코 씨)

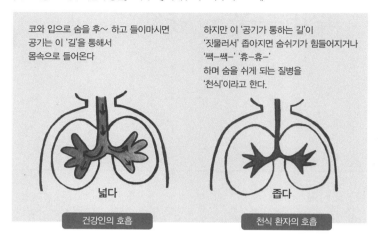

사진 7 ● 천식 환아에 대한 프리퍼레이션에 이용하는 기관지 모형

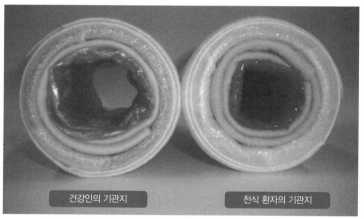

왼쪽이 건강인의 기관지, 오른쪽이 천식 환자의 기관지. 펠트 천의 색깔로 기도 염증을 나타내고 있다. 천식 환자의 기관지는 염증을 일으켜 기관지가 좁아져 있는 것이 표현되어 있다.

사진 6의 그림책은 오이타 어린이 병원(오이타 시) 약제부의 키노시타 히로코 선생님이 아이에게 기관지 천식의 병태(病態)를 설명할 때 이용한 프리퍼레이션 툴 입니다.

천식 치료에는 흡입 스테로이드 사용이 필수입니다. 하지만 매일 흡입하고 그 때마다 양치질을 하는 것은 힘듭니다. 증상이 가벼워지면 어느덧 소홀히 하게 됩니다. 하지만 '왜 흡입이 필요한가', '왜 양치질을 하지 않으면 안 되는가'를 아이가 이해할 수 있

1장 소아 복약지도의 기초 지식

2장 증상에 맞는 약 먹이는 방법

3장 제형별 사용법 지도

4장 Q&A로 보는 약제별 복약 지도

5장 약국에서 경험하는 소아의 부작용

6장 업무 수행상의 상담과 대응

7장 도움이 되는 환자 지도 요령

으면 순응도는 향상될 것입니다. 이 툴에서는 '천식이란, 기관지가 좁아지는 질병'이라는 것을 일러스트로 보여주고 있습니다.

키노시타 선생님은 이 책을 아이에게 보여준 후에 모형을 이용하여 천식 기관지에서 일어나고 있는 염증에 관하여 설명합니다(**사진 7**). 사진 왼쪽은 건강인의 기관지, 사진 오른쪽은 천식 환자의 기관지를 나타내고 있습니다. 천식 환자의 기관지는 빨갛게 염증을 일으켜 기관지가 좁아져 있는 것을 알 수 있습니다. 이 기도(氣道) 모형은 펠트 천에 포장재를 감아서 만든 간단한 것입니다.

프리퍼레이션은 아이에게 통증을 동반하는 처치와 수술을 설명할 때 많이 행해지고 있으며, 고통이 적다고 생각하기 쉬운 약 복용에서는 거의 행하지 않고 있습니다. 하지만 약국에서는 약 내복을 꺼려하는 아이의 모습을 자주 봅니다. 특히 철이 들기 시작한 3~4세 전후가 되면 얼렁뚱땅 속이는 게 불가능해집니다. 약을 먹는 이유를 아이에게 이해시킬 필요가 있습니다. 그래서 필자는 2014년에 일본외래소아과학회 학술 연회(年會)에서 '다양한 직종에서 시도하는 프리퍼레이션'이라는 워크숍을 발족하였습니다[1]. 프리퍼레이션은 다양한 직종의 협력이 중요합니다. 이 워크숍에는 의사, 간호사, 보육사, 의료사무원 분들이 참가해 주셨습니다.

사전 앙케트에서 ① 대상 연령은 간단한 내용을 이해할 수 있는 3세~취학 전, ② 툴은 그림책, ③ 내용은 〈복약의 필요성을 전달하여 복약이 곤란한 아이가 약을 먹을 수 있도록 한다〉로 설정. 워크숍에서 다양한 직종의 분들과 논의하면서 그림책 스토리를 생각하였습니다. 그 결과, 완성한 것이 『타케시와 치료약 맨』이라는 그림책입니다(54페이지 **사진 8**). 내용은 타케시라는 아이가 열이 나서 쓴 약을 처방 받았다, 처음에는 먹을 수 없었지만 그 때문에 병이 악화, 약제사 누나에게 세균과 치료약 맨 이야기를 듣고 노력하여 약을 먹었더니 몸 안에서 치료약 맨이 승리하여 건강해졌다는 이야기입니다. 야마구치 현 우베 시의 스즈키 소아과의 간호사 후쿠즈미 미스즈 씨가 워크숍에서 작성한 원화를 다시 그려서 예쁜 그림책을 만들어 주었습니다. 저희 약국에서는 아이가 약 먹는 것을 싫어한다고 고민하는 보호자가 가져갈 수 있도록 그림책 복사본을 약국 대기실에 비치해 두고 있습니다.

사진 8 ● 프리퍼레이션에 사용하는 그림책 『타케시와 치료약 맨』

(그림 책 일러스트: 후쿠즈미 미스즈 씨)

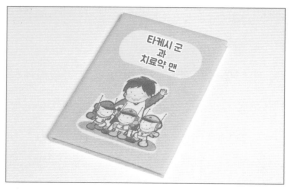

책의 표지

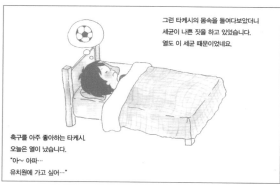

축구를 좋아하는 타케시에게 열이 났다.

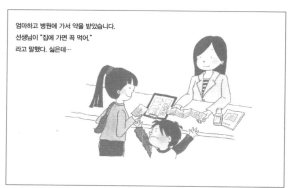

엄마와 함께 처방전을 받아 약국에 간다.

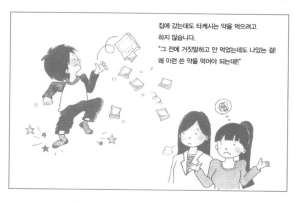

타케시는 아무리 해도 쓴 약을 먹으려 하지 않는다.

1장 소아 복약지도의 기초 지식

2장 연령에 맞는 약 먹이는 방법

3장 제형별 사용법 지도

4장 Q&A로 보는 약제별 복약 지도

5장 약국에서 경험하는 소아의 부작용

6장 임부·수유부의 상담 대응

7장 도움이 되는 환자 지도 요령

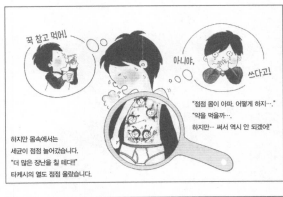

하지만 몸속에서는
세균이 점점 늘어갔습니다.
"더 많은 장난을 칠 테다!!"
타케시의 열도 점점 올랐습니다.

써서 못 먹으니 병이 악화되어 간다.

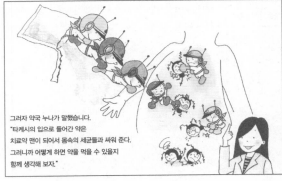

그러자 약국 누나가 말했습니다.
"타케시의 입으로 들어간 약은
치료약 맨이 되어서 몸속의 세균들과 싸워 준다.
그러니까 어떻게 하면 약을 먹을 수 있을지
함께 생각해 보자."

약사 누나가 "입으로 들어간 약은 치료약 맨이 되어 몸속의 세균들과 싸워준다"고 설명

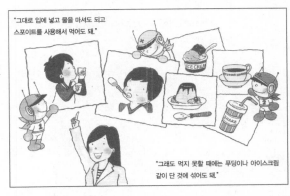

"그대로 입에 넣고 물을 마셔도 되고
스포이트를 사용해서 먹어도 돼."

"그래도 먹지 못할 때에는 푸딩이나 아이스크림
같이 단 것에 섞어도 돼."

또한, 누나가 "약은 물로 먹지 못하는 경우에는 푸딩이나 아이스크림에 섞어서 먹어도 된다"고 조언.

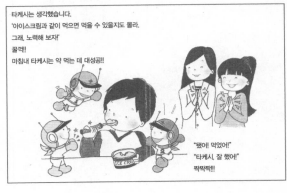

타케시는 생각했습니다.
'아이스크림과 같이 먹으면 먹을 수 있을지도 몰라.
그래. 노력해 보자'
꿀꺽!!
마침내 타케시는 약 먹는 데 대성공!!

"됐어! 먹었어!"
"타케시, 잘 했어!"
짝짝짝!!!

타케시는 생각을 고쳐먹고 약을— 먹어 보니, 잘 먹을 수 있었다.

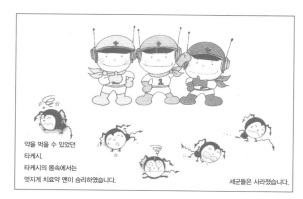

약을 먹을 수 있었던
타케시.
타케시의 몸속에서는
멋지게 치료약 맨이 승리하였습니다.

세균들은 사라졌습니다.

타케시의 몸속에서는 치료약 맨이 승리하여 세균은
사라졌다.

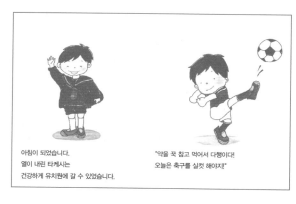

아침이 되었습니다.
열이 내린 타케시는
건강하게 유치원에 갈 수 있었습니다.

"약을 꾹 참고 먹어서 다행이다!
오늘은 축구를 실컷 해야지!"

타케시는 완전히 건강해져서 다시 축구를 할 수 있
게 되었다.

● 참고문헌
1) 외래소아과 2014;17:504-5.

소아 약물요법 인정 약사 자격 취득

소아 약물요법 인정 약사는 일본소아임상약리학회와 일본약제사연수센터가 2012
년도부터 시작한 새로운 '인정 약제사 제도'입니다. 이 제도는 '소아과 영역의 의약품
에 관련된 전문적 입장에서 의료팀의 일원으로서 소아 약물요법에 참가하기 위한 능
력과 적성을 갖추어 환아와 그 보호자 등에게도 적절한 조언과 행동을 할 수 있는 약
사를 양성한다'는 것을 목적으로 창설되었습니다. 보험약국 또는 병원·의원에서 3년
이상 실무 경험을 가진 약사가 대상이며, 인터넷 강의를 수강한 후에 시험에 합격하면
인정되는 시스템입니다.

필자가 시험을 본 첫 해인 2012년은 매우 인기가 있어서 4월에 신청 접수를 시작해
며칠 만에 정원이 차 접수가 종료되었습니다. 저는 다행스럽게 약사 동료가 사전에 정
보를 주어 신청할 수 있었습니다. 신청하고 나서 1주일 정도 후에 '수강 가부 결과 알
림'이 도착하여 5만 엔을 입금하자 인터넷 수강이 시작되었습니다.

강의는 '개론', '소아의 특성', '질환과 약제', '영양', '약제 관리 지도', '지역 의료', '의

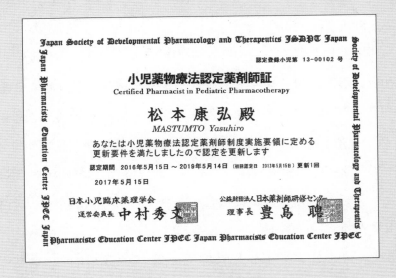

약품 개발', '약제 기초지식' 등 8분야 36강의로 구성되어, 5~12개월에 걸쳐 진행되었습니다. 대체로 한 달에 4~5강의 페이스였는데, 수강 기한이 설정되어 있어 적어도 주 1회는 강의를 들을 필요가 있었습니다. 바쁜 시기에는 꽤 힘든 스케줄이었습니다. 거기에다 수강 후에 테스트가 있어서 합격하지 못하면 수료가 되지 않습니다. 해답은 슬라이드 중에 키워드로 표시되어 있기 때문에 슬라이드를 제대로 보지 않으면 놓칠 것 같았습니다.

병원 실무 연수에서 귀중한 경험

강의 수강과 함께 또 하나 중요한 것은 실무 연수입니다. 약제관리 지도업무가 실시되고 있는 병원의 소아과 병동에서 하루(원칙 6시간)의 소아 관련 실무 연수를 받을 필요가 있습니다(실무 연수는 인정 시험 후에 받아도 됩니다).

실무 연수생을 받아들이는 시설이 아직 적어서 제가 사는 큐슈에서는 후쿠오카 대학병원·약제부뿐이었습니다(현재는 국립병원기구 쿠마모토 의료센터에서도 실시). 연수에 응모하기 위해서는 '응모 동기'를 써서 연수기관인 병원에 보낼 필요가 있습니다. 인정받기 위해서 필사적으로 쓴 덕분인지 2월에 간신히 연수를 받을 수 있었습니다.

후쿠오카 대학병원·약제부도 연수는 처음이어서 서로 긴장하는 가운데 실무 연수가 시작되었습니다. 처음으로 병원 약제부에 들어가서 조제실뿐 아니라 NICU 등 보통은 볼 수 없는 소아 의료 현장을 볼 수 있어서 매우 귀중한 경험이 되었습니다. 그 후, 수강보고서를 작성하고 실무 연수는 수료하였습니다.

그런데 전체 36강의를 기한 내에 수료하면 인정시험 수험자격을 얻을 수 있습니다. 저는 2013년 3월 3일(일)에 쇼와대학 의학부(도쿄 도 시나가와 구)에서 시험을 봤습니다. 시험을 보는 것은 10년 만이었습니다. 새로 연필심도 깎고 아이들에게 지우개도 빌려서 시험에 임했습니다. 시험은 마크 시트 형식으로 70문제, 1문제당 1분 정도로 풀지 않으면 시간이 모자랍니다. 예상치 못한 문제도 꽤 나와서 결과 발표까지 조마조마했는데, 시험 2주 후에 '합격' 통지를 받고 안도했습니다.

다른 수험자도 시험 종료 후에는 "떨어졌어!", "안 될 것 같아!"라고 말했지만, 합격

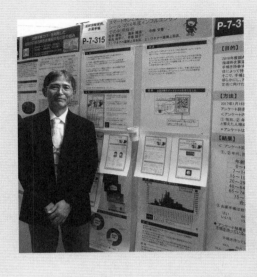

학회 등에서의 발표 실적도 인정약제사 자격 갱신에 이용할 수 있습니다. 2017년 10월에 도쿄에서 개최된 제50회 일본약제사회 학술대회에서의 필자.

률은 높아서 약사일보에는 "연수회는 306명이 수강하고, 그 중 제1회 시험에는 300명이 수험 신청하여 256명이 합격했다."고 기사가 났습니다. 신청료 2만 엔을 입금하고 무사히 소아 약물요법 인정약사 자격증을 받았습니다(57페이지 **사진**).

자격을 받고 보면 '뭐야?'라고 생각하는 경우도 많을 것 같습니다. 개인적으로는 조제약국에서는 공부할 기회가 없었던 영양 관계(특히 경정맥 영양, 경장 영양), 소아의 치료약물 모니터링(TDM) 등을 공부할 수 있어서 의의가 있었습니다.

3년마다 인정 갱신, 장애물은 증례 보고

소아 약물요법 인정 약제사 자격은 3년마다 일정 요건을 갖추어 인정을 갱신할 필요가 있는데, 이것이 또 꽤 힘듭니다. 관련 학회와 연수 참가 및 발표, 소아에 관련된 부작용 보고 및 임상시험 참가 등에서 몇 개의 항목을 선택하여 일정 점수를 채워야 하는데, 저를 가장 고민하게 한 것이 필수조건 중 하나인 '3년간 실시한 서로 다른 종류의 소아 약물요법 대상 약학적 케어를 15증례 보고하기'라는 항목입니다.

조제약국에서 증례 보고를 하는 것은 학회 발표에서도 그리 많지 않은 것으로 알 수 있듯이, 15개의 증례를 선택해서 보고하는 것은 쉬운 일이 아닙니다. 그래도 모처럼 받은 자격인데, 이것을 좋은 공부의 기회라고 생각하여 어떻게든 다음에 갱신하고자 합니다.

1장 소아 복약지도의 기초 지식
2장 염증에 맞는 약 먹이는 방법
3장 제형별 시럽제 지도
4장 Q&A로 보는 약제별 복약 지도
5장 약국에서 경험하는 소아의 부작용
6장 외부 소아부의 상담 대응
7장 도움 되는 환자 지도 요령

그리고 소아 약물요법 연수회의 자세한 사항과 최신 정보에 관해서는 일본약제사연수센터 웹사이트의 소아약물요법연수회 페이지(http://www.jpec.or.jp/kenshu/shouni_kenshukai.html)를 참조해 주십시오.

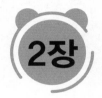

2장

연령에 맞는
약 먹이는 방법

아이의 약에 대한 반응과 복약 관련 능력은 발육에 따라 변화한다.
환아의 나이와 성장에 맞는 약 먹이는 법을 파악하여
보호자에게 도움이 되는 복약지도를 하자.

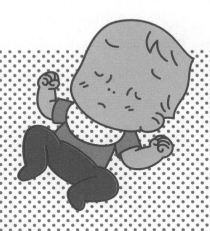

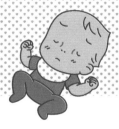

제1화   '지시대로 복용'하는 경우는 겨우 55%

> **❗ 여기가 포인트**
>
> 소아의 경우 복약 순응도가 나쁜 원인으로 '먹이는 걸 잊어버렸다'와 같은 정도로 '복약을 싫어했다'가 많다.

    소아 복약지도에서 가장 중요한 것은 환아에게 '약을 먹게 하는' 것입니다. 이야마 등은 급성상기도염 및 천식 같은 기관지염으로 진찰 받은 7세 미만 환아의 복약 상황과 증상 개선을 조사했습니다. '복약할 수 있었다'는 아이와 '복약할 수 없었다'는 아이를 비교하니, '복약할 수 있었다'는 환자 쪽이 증상이 개선되지 않거나 악화된 비율이 유의성 있게 적었다는 것이 밝혀졌습니다(**그림 1**)[1]. 이것은 약을 먹지 못하면 아무리 훌륭한

그림 1 ● 복약 순응도별 증상 변화

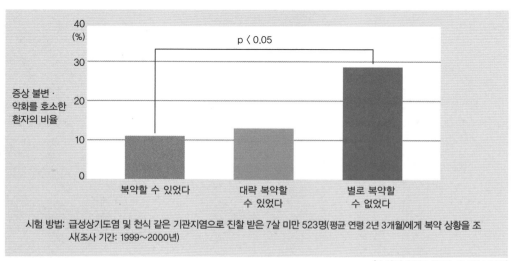

시험 방법: 급성상기도염 및 천식 같은 기관지염으로 진찰 받은 7살 미만 523명(평균 연령 2년 3개월)에게 복약 상황을 조사(조사 기간: 1999~2000년)

(소아과 2001;42:72-8.에서 인용)

약이 처방되어도 기대한 효과는 얻을 수 없다는 것을 보여주고 있습니다.

소아의 복약 순응도는 성인에 비해서 높지 않습니다. 외래 대기실에서 환아의 복약 상황을 보호자에게 청취한 조사에 따르면, 의사의 복약 지시대로 복용하고 있는 환아는 55%밖에 되지 않았습니다(**그림 2**)[2]. 복약 순응도가 나빴던 이유로 '그냥 잊어버렸다(먹이는 걸 잊음)'(35%)와 같은 정도로 많았던 것이 '복약을 싫어했다'(34%)입니다(**그림 3**).

'복약을 싫어했다'라는 것은 소아 특유의 이유인데, 이것을 개선하는 것은 매우 어려운 일입니다. 약을 싫어하는 이유는 다양하며 또한 한 사람 한 사람 환아의 성격도 다릅니다. 약국에서는 복약 순응도를 향상시키기 위하여 다양한 방법을 이용하여 복약지도를 하고 있지만, '이 방법이라면 반드시 복약할 수 있다'라는 매뉴얼은 없습니다. 보호자로부터 정보를 수집하면서 환아의 특성에 맞게 복약지도를 할 필요가 있습니다.

그림 2 ● 외래 환자의 복약 순응도 현황

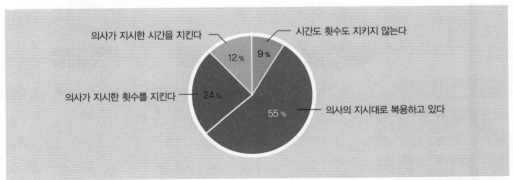

(일본약학회 제125년회[2005] 포스터 29-1063.에서 인용)

그림 3 ● 복약 순응도가 나빴던 이유

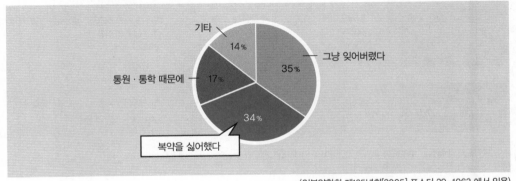

(일본약학회 제125년회[2005] 포스터 29-1063.에서 인용)

● 참고문헌

1) 소아과 2001;42:72-8.

2) 일본약학회 제125년회(2005) 포스터 29-1063.

1장 소아 복약지도의 기초 지식
2장 연령에 맞는 약 먹이는 방법
3장 제형별 사용법과 지도
4장 Q&A로 보는 약제별 복약 지도
5장 약국에서 경험하는 소아의 부작용
6장 임부·수유부의 상담 대응
7장 도움 되는 환자 지도 요령

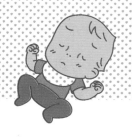

제 2 화 약 먹이는 권장법은 연령에 따라 다르다

그림 4 ● 발육에 따른 소아 복약지도

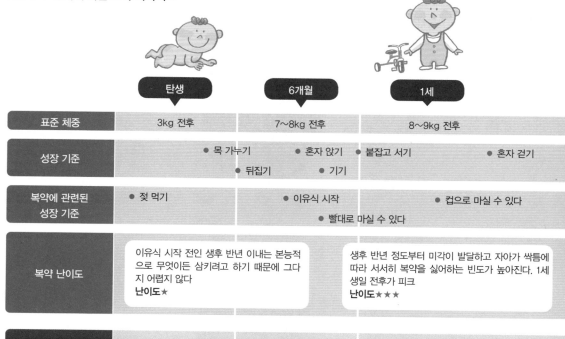

	탄생	6개월	1세
표준 체중	3kg 전후	7~8kg 전후	8~9kg 전후
성장 기준		● 목 가누기 ● 뒤집기	● 혼자 앉기 ● 기기	● 붙잡고 서기 ● 혼자 걷기
복약에 관련된 성장 기준	● 젖 먹기	● 이유식 시작 ● 빨대로 마실 수 있다	● 컵으로 마실 수 있다
복약 난이도	이유식 시작 전인 생후 반년 이내는 본능적으로 무엇이든 삼키려고 하기 때문에 그다지 어렵지 않다 **난이도★**		생후 반년 정도부터 미각이 발달하고 자아가 싹틈에 따라 서서히 복약을 싫어하는 빈도가 높아진다. 1세 생일 전후가 피크 **난이도★★★**
권장하는 약 먹이는 법	● 스포이트 사용 ● 약 경단		● 물에 녹여서 먹을 수 있는 경우에는 물로 먹인다 ● 어려운 경우에는 식품과 혼합

소아 복약지도의 특징은 투여량과 복약 방법, 아이의 약에 대한 반응이 발육에 따라 변화한다는 것.
복약 난이도가 가장 높은 것은 1세 전후 시기.

소아 복약지도의 특징은 투여량과 복약 방법, 아이의 약에 대한 반응이 발육에 따라 변화한다는 것입니다(**그림 4**). 인간은 출생 후에 몇 년 동안 급격한 스피드로 성장합니다. 출생 시에 3kg 전후인 체중은 1세 때에는 약 3배가 됩니다. 개인차도 큽니다. 소아 처방전에서 매번 체중 확인이 필수적인 것은 이 때문입니다.

성장에 따라 복약에 관련되는 능력도 발달합니다. 생후 즉시 젖 먹기를 시작하고, 6개월경에 이유식을 시작하여 식품과 혼합하여 복약하는 것이 가능해집니다. 곧 이어 빨대나 컵을 사용할 수 있게 되고, 5세쯤부터는 정제를 먹을 수 있게 됩니다.

소아 환자는 ① 비교적 고분고분하게 약을 먹는 '신생아~유아', ② 약을 엄청나게 싫어하는 경우가 많은 '1세 전후~3세', ③ 납득하면 참고 먹을 수 있는 '4세 전후'의 3시기로 나누어서 생각하면 좋을 것입니다.

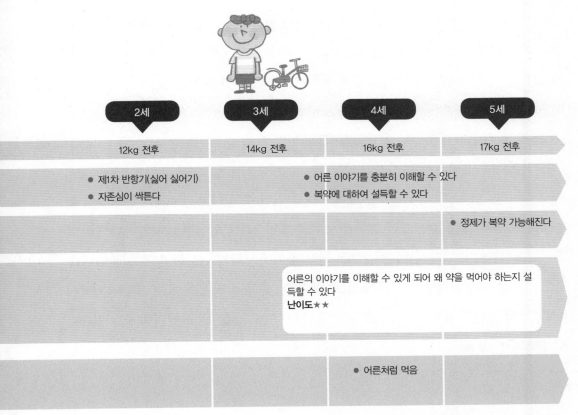

(닛케이 드럭 인포메이션 2016;224:PE1-12.에서 인용)

1장 소아 복약지도의 기초 지식

2장 연령에 맞는 약 먹이는 방법

3장 제형별 사용법 지도

4장 Q&A로 보는 약제별 복약 지도

5장 약국에서 경험하는 소아의 부작용

6장 의부·소아부의 상담 대응

7장 도움 되는 환자 지도 요령

보호자의 희망에 따라 500명 이상의 아이에게 약을 먹인 경험이 있는 애플 약국(야마구치 현 시모노세키 시) 관리약사 미우라 테츠야 선생님은 "생후 6개월까지는 약을 먹이는 데 별로 고생하지 않지만, 그 후 복약을 싫어하는 아이의 비율은 서서히 증가하여 1세 생일 전후가 복약을 싫어하는 아이가 가장 많은 시기"라고 말하고 있습니다.

　이것은 생후 6개월까지는 본능적으로 무엇이든 삼키려고 하는 경향이 있지만, 성장에 따라 미각이 발달하고, 자아가 싹트기 때문이라고 생각됩니다. 약을 싫어하는 경향은 3세 무렵까지 계속됩니다. 2~4세 무렵에 보이는 제1 반항기(소위 싫어 싫어기)가 겹쳐 이 경향이 오래 지속되는 경우도 적지 않습니다.

　한편, 4~5세가 되면 어른의 이야기를 충분히 이해할 수 있고, 자존심도 자라고 있기 때문에 지도 방법은 크게 바뀝니다. 이 시기의 아이에게는 복약의 필요성을 이해시키고, 스스로 먹고자 하는 기분을 끌어내는 지도가 필요해집니다.

　복용 타이밍도 유아(乳兒)에게 잘 먹이기 위한 방법의 하나입니다. 환자에게 얘기하면 놀라는 경우가 많지만, 사실은 식후라고 지시되어 있는 약의 경우에도 반드시 식후에 복용할 필요가 없는 약은 많습니다. 유유아는 배가 부르면 약을 못 먹게 되기 때문에 저는 식후 등 특별한 지시가 없이 아침저녁 등의 지시가 있는 경우에는 약은 식전에 복용하도록 얘기하고 있습니다. ▶ 환자 지도 용지 p.276

　유아(乳兒)는 수면과 식사 시간이 일정하지 않은 경우가 많으므로 '1일 3회 아침점심저녁 식사 후' 등의 지시가 있어도 그 지시대로 먹일 수 없다고 보호자로부터 상담 받는 경우도 종종 있습니다. 그런 경우에는, 예를 들면 2회 분할이면 12시간마다, 3회 분할이면 8시간마다 등과 같이 시간으로 나누어 복용하도록 권장하면 좋을 것입니다. 또한, "복약 시간 간격을 균등하게 할 수 없어도 2회 분할의 경우에는 전회 복약에서 6시간, 3회 분할의 경우에는 4시간 경과했다면 먹여도 괜찮다."고 얘기해 주고 있습니다. ▶ 환자 지도 용지 p.285

● 참고문헌
1) 닛케이 드럭 인포메이션 2016;224:PE1-12.

제3화 신생아~1세 전후는 스포이트로 먹인다

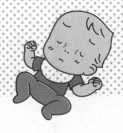

> **❗ 여기가 포인트**
>
> 유아(乳兒)에게는 스포이트를 사용하여 눕혀 안기로 먹이는 것을 권장.
> 중요한 건 조금씩 먹여야 한다는 것.

제가 처음 가루약을 먹는 유아의 보호자에게 권장하는 것은, 가루약을 물에 녹여 스포이트나 젖병 젖꼭지(병 위에 접속된 실리콘 고무로 된 흡입구)로 먹이는 방법입니다. 물의 양이 많으면 다 먹지 못하는 경우가 있으므로 작은 스푼 2분의 1(2.5cc) 정도의 소량의 물로 녹입니다. ▶ 환자 지도 용지 p.281 ▶ 환자 지도 용지 p.284

먹이는 요령은 다음 4가지입니다.

1. 눕혀 안기로 먹인다

2세까지의 유아는 움직여서 약이 흘러넘치는 것을 막기 위해서 기본적으로 눕혀 안기로 먹이고 있습니다. 육아서 등에 약을 복용시키는 사진이 많이 실려 있는데, 대개 세워 안기입니다. 약을 기꺼이 먹어 주는 아이라면 세워 안기를 해도 잘 먹어 주지만, 복약을 싫어하는 아이의 경우에는 세워 안기를 해서 입 속에 넣어 주면 입을 벌려 약을 내보냅니다.

실제로 세워 안기를 하면 입을 열기만 하면 약이 흘러나옵니다(68페이지 **사진 1**). 또

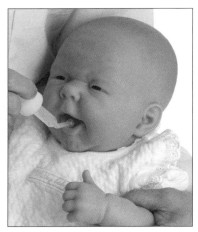

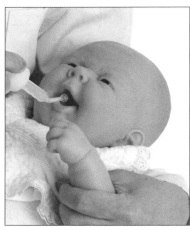

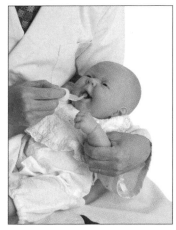

사진 1 ● 세워 안기로 먹인다
세워 안기를 하면 입을 여는 것만으로 약이 흘러나온다. 또한, 요령 좋은 아이는 제대로 입에 넣어도 뱉어 버린다.

사진 2 ● 눕혀 안기로 먹인다
눕혀 안기를 하면 입이 주머니처럼 되어 좀처럼 나올 수 없다.

사진 3 ● 투약 시 유아 안는 법
유아의 오른손과 옆구리 사이에 투약자의 몸을 넣어서 유아의 오른손을 고정한다. 또한, 투약자의 왼손으로 유아의 왼손을 잡아서 움직일 수 없게 하면 아기가 조금 움직여도 투약할 수 있다.

한, 요령 좋은 아이의 경우에는 제대로 입에 넣어도 뱉어 버립니다. 한편, 눕혀 안기로 하면 입이 주머니처럼 되어 좀처럼 흘러나올 수 없습니다(**사진 2**).

2. 손을 고정한다

당연한 얘기지만, 저 같은 모르는 아저씨에게 안겨 스포이트를 입에 넣으려고 하면 아이는 싫어합니다. 그러면 스포이트를 밀어내거나 약이 흘러넘치기 때문에 안을 때 아기의 오른손과 옆구리 사이에 투약자(저)의 몸을 넣어 아이의 오른손을 고정시킵니다. 또한, 투약자의 왼팔로 아이의 왼손을 잡아 움직이지 못하게 합니다(**사진 3**). 이렇게 하면 아이가 조금 움직여도 괜찮습니다.

3. 약은 조금씩 먹인다

또한, 약을 스포이트로 한꺼번에 넣으면 양이 많기 때문에 토해내는 아기가 있습니다. 스포이트 기준으로 0.5mL씩 먹이면 침이 고이지 않는 한 토해내는 것은 곤란합니다. '스포이트로 약을 0.5mL 입에 넣고, 일단 스포이트를 입 밖으로 꺼낸다', '10초 동안 기다렸다가 다시 스포이트를 입 안에 넣고 0.5mL 넣는다' - 는 동작을 반복합니다.

4. 울리는 편이 먹이기 쉽다?

눕혀 안기를 하면 1세 정도의 아이는 곧잘 웁니다. 당황하는 어머니가 있는데, 오히려 이때가 찬스입니다. 아이가 울면 입이 크게 벌어지므로 스포이트를 집어넣기 편하고, 큰소리를 내고 있으므로 약을 조금씩 넣으면 약물이 자연히 목으로 들어갑니다. 크게 우는 아이도 복약 후에 어머니가 안아 주면 곧 그칩니다.

중요한 것은 조금씩 먹이는 것입니다. 눕혀 안기를 하여 소량씩 먹이면 아이는 약을 토해내지 않습니다. 이 방법은 1세 반 정도까지 유효합니다.

이것에 관하여 어떤 산부인과 의사로부터 "눕혀 안기로 먹일 때 잘못 삼키거나 사례들지는 않습니까?"라는 질문이 있었습니다. 육아서 등에서도 그것을 고려해서인지 세워 안기 그림이 많다고 합니다.

실은 저도 처음에는 세워 안기로 먹였습니다만, 그렇게 하면 유아라도 혀를 능숙하게 써서 입 가장자리로 약을 뱉어내는 경우가 있었습니다. 눕혀 안기로 먹여 보니 의외로 흘리지 않았기 때문에 저는 눕혀 안기로 먹이고 있습니다.

단, 확실히 사례들릴 가능성이 있으므로 조금씩 먹일 필요가 있습니다. 크게 울어서 기관(氣管)에 약이 들어가지 않을까 걱정되는 경우 등에는 일단 세워 안기로 하여 진정하면 그 후에 다시 도전하도록 얘기해 주고 있습니다. 이 눕혀 안기를 해서 스포이트로 먹이는 방법이 통하는 것은 1세 반까지로, 2세 이후가 되면 통하지 않게 됩니다.

1장 소아 복약지도의 기초 지식

2장 연령에 맞는 약 먹이는 방법

3장 제형별 사용법 지도

4장 Q&A로 보는 약제별 복약 지도

5장 약국에서 경험하는 소아약 부작용

6장 의무·사무원의 상담 대응

7장 노트에도 보는 환자 지도 요령

제 4 화 ｜ 유유아에게는 약 경단도 권장

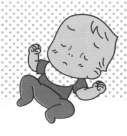

> ❗ **여기가 포인트**
>
> 유유아에게는 약 경단을 볼 안쪽에 바르는 방법도 권장.
> 경단을 만드는 요령은 '한 방울씩' 물을 첨가하는 것.

또 한 가지 권장하고 있는 것이 가루약에 물을 첨가하여 약 경단 혹은 페이스트 상태로 만들어 볼 안쪽이나 입천장에 바르는 방법입니다(**그림 5**).

이 방법은 가루약을 물에 녹여서 스포이트 등으로 먹이는 것보다 가루약이 직접 혀에 닿는 경우가 적으므로 맛을 느끼기 어렵다는 장점이 있습니다. 처음 아기에게 약을 먹이는 보호자에게는 이 방법도 소개하면 좋을 거라 생각합니다. ▶ 환자 지도 용지 p.277

▶ 환자 지도 용지 p.282

그림 5 ● 약 경단 먹이는 법

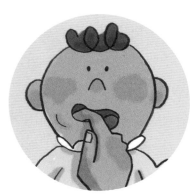
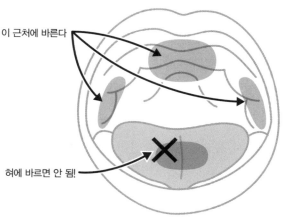

이 근처에 바른다

혀에 바르면 안 됨!

약 경단을 볼 안쪽이나 입천장에 바른다. 혀는 맛을 알게 되니까 피한다.
입 안에 약이 남지 않도록 마지막에 물을 먹인다.

1장 소아 복약지도의 기초 지식

2장 요령에 맞는 약 먹이는 방법

3장 제형별 사용법 지도

4장 Q&A로 보는 약제별 복약 지도

5장 약국에서 경험하는 소아의 부작용

6장 입부·소아기의 기초 대응

7장 도움이 되는 환자 지도 요령

약 경단이라는 말은 많이 알려져 있지만, 실제로 만들어보면 의외로 어렵습니다. 요령은 첨가하는 물의 양을 '한 방울씩' 하는 것입니다. 한 방울 떨어뜨리고 섞는 것을 반복하여 제대로 구슬 모양이 되면 완성입니다(**그림 6 중앙**). ▶ 환자 지도 용지 p.283

약 경단 만드는 법을 설명할 때 알아두면 좋은 것은 구슬 모양으로 만들기 위해 필요한 물의 양이 가루약 종류에 따라 다르다는 것입니다. 예를 들면, 미야비엠 세립(일반명 낙산균) 1g에 스포이트로 물을 첨가해 봅니다. 한 방울, 두 방울… 좀처럼 페이스트 상태가 되지 않습니다(**그림 7**). 응어리가 조금 생기지만, 수분이 전체로 퍼지지 않습니다. 처음에는 한 방울씩 섞었는데 2, 3방울을 한꺼번에 넣어 버리자, 눈 깜짝할 사

그림 6 ● 약 경단 만드는 법(필자 작성)

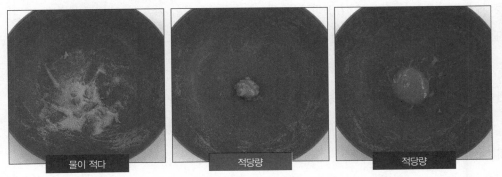

물이 적다 | 적당량 | 적당량

약을 작은 접시에 담고, 스포이트나 스푼을 사용하여 물을 한 방울씩 떨어뜨리고 섞는 것을 반복한다. 물이 적으면 가루가 남는다. 반대로 물이 많으면 질척질척하여 접시에서 잘 떨어지지 않는다. 물의 양이 적당하면 구슬처럼 된다.

그림 7 ● 미야비엠 세립에 물을 첨가할 때의 성상(性狀) 변화(필자 작성)

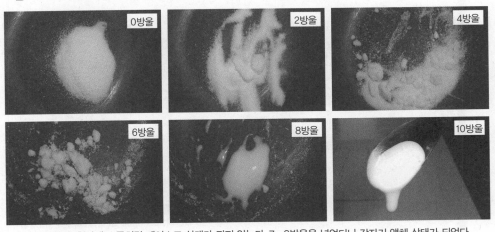

0방울 | 2방울 | 4방울
6방울 | 8방울 | 10방울

스포이트로 물을 첨가해도 좀처럼 페이스트 상태가 되지 않는다. 7~8방울을 넣었더니 갑자기 액체 상태가 되었다.

이에 액체가 되어 버립니다. 미야비엠 세립을 페이스트 상태로 만들기는 어렵다는 것을 알았습니다.

경단·페이스트 상태로 만들기 위한 물의 양은?

가루약을 경단 상태나 페이스트 상태로 만드는 데는 딱 적당한 물의 양이 있습니다. 거의 10년 전, 제가 약사가 막 되었을 즈음에 가루약과 첨가하는 물의 양 비율을 연구한 논문을 읽고 눈이 확 뜨였습니다[1,2]. 실험방법은 간단합니다. 가루약을 1g 담고, 2mL 주사기를 사용하여 물을 0.1mL씩 첨가해 갑니다. 그 때의 가루약 상태를 육안으로 관찰하여 A~F의 6단계로 나눕니다(**표 1**). 'A'나 'B'에서는 아직 페이스트 상태가 되지 않고, 'E'나 'F'에서는 끈기가 사라져 액체 상태가 되었습니다. 'C' 또는 'D'는 환아의 입안에 바르는 데 적합한, 끈기 있는 페이스트 상태가 되었습니다.

논문에서는 35종류의 가루약을 조사했습니다(**표 2**에 일부 발췌). 대체로 가루약 1g에 대해 물의 최적량은 0.2~0.4mL였습니다. 하지만 앞서 언급한 미야비엠 등 정장약과 포스미신 드라이시럽 400(포스포마이신 칼슘 수화물) 등은 약간 많은 물을 필요로 합니다. 예를 들면, 에리스로신 드라이시럽W20%(에리스로마이신 에틸호박산에스테르)

표 1 ● 가루약 상태 6단계 평가

	가루약의 수분 함유 상태
A	수분이 부족하다
B	일부가 경단 상태가 되어 약수저에 부착한다
C	수분이 거의 전체로 퍼져 경단·페이스트 상태가 된다
D	C의 상태보다 수분이 늘었지만, 페이스트 상태를 유지하고 있다
E	더욱 수분이 증가하여 끈기가 없어진다
F	거의 액체 상태가 된다

(의료약학 2005;31:625-31.에서 인용, 일부 수정)

1장 소아 복약지도의 기준 지식

2장 연령에 맞는 약 먹이는 방법

3장 제형별 사용법 지도

4장 Q&A로 보는 약제별 복약 지도

5장 약국에서 경험하는 소아의 부작용

6장 임부·수유부의 상담 대응

7장 도움 되는 환자 지도 요령

표 2 ● 가루약 상태 6단계 평가

분류	약제 명	물의 양(mL)										
		0.1	0.2	0.3	0.4	0.5	0.6	0.7	0.8	0.9	1.0	1.1
항균약	에리스로신 드라이시럽10%	A	C	D	E	F	F					
	에리스로신 드라이시럽W20%	A	C	D	E	F	F					
	클래리스 드라이시럽 10% 소아용	A	B	C	D	E	F					
	케프랄 세립 소아용 100mg	A	C	D	E	F						
	사와실린 세립 10%	B	E	F	F							
	지스로맥 세립 소아용 10%	A	C	D	E	F						
	세프존 세립 소아용 10%	B	C	E	F	F						
	토미론 세립 소아용 10%	A	B	C	E	F						
	바난 드라이시럽 5%	A	B	C	E	F	F					
	후로목스 소아용 세립 100mg	A	A	B	C	E	F	F				
	포스미신 드라이시럽 400	A	A	B	B	B	C	C	D	E	F	
	미노마이신 과립 2%	B	C	E	F							
	메이액트 MS 소아용 세립 10%	A	B	B	C	D	E	E	F			
	와이드실린 세립 20%	A	A	B	C	D	E	F				
항알레르기약	IPD 드라이시럽 5%	C	D	E	F							
	알레기살 드라이시럽 0.5%	B	D	E	F							
	알레지온 드라이시럽 1%	A	B	C	D	E	F					
	오논 드라이시럽 10%	A	B	C	E	F						
	자디텐 드라이시럽 0.1%	B	C	D	E	F						
	제술란 소아용 세립 0.6%	A	B	C	D	E	E	F				
	셀텍트 드라이시럽 2%	B	B	C	E	F						
	타베질산 0.1%	B	B	C	D	E	F					
	페리악틴산 1%	B	B	C	D	E	F					
기타	아스베린산 10%	B	C	D	E	F						
	카로날 세립 20%	B	C	D	E	F						
	테오도르 드라이시럽 20%	B	B	B	C	C	D	E	E	F		
	미야비엠 세립	A	B	B	B	C	F	F				
	뮤코다인DS 50%	B	B	B	B	C	C	D	E	E	E	F
	메프친 과립 0.01%	B	C	C	D	E	E	F				
	메프친 드라이시럽 0.005%	B	C	E	F							

(의료약학 2005;31:625-31.에서 인용, 일부 수정)

그림 8 ● 사와실린 세립(1g)에 물을 스포이트로 첨가한 모양(필자 작성)

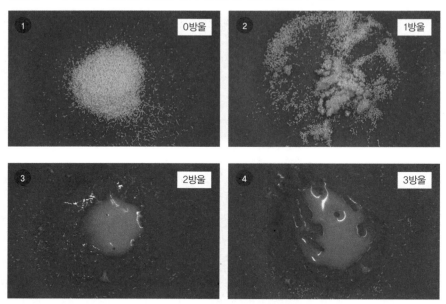

사와실린 세립은 2방울로 페이스트 상태가 되고, 3방울로 액체 상태가 되었다.

은 0.2~0.3mL인데, 포스미신 드라이시럽400은 0.6~0.8mL로 2~3배나 차이가 있습니다.

주의해야 할 것은 물을 첨가해도 페이스트 상태가 되지 않는 가루약이 있다는 것입니다. 사와실린 세립 10%(아목시실린 수화물)에는 'C'와 'D'가 존재하지 않습니다. 즉, 최적의 수분량이 없다는 것입니다. 그래서 실제로 사와실린 세립 1g에 스포이트로 물을 조금씩 첨가해 보았습니다. 그러자 1방울로 응어리가 생기고, 2방울째에서 곧 끈기가 사라지고 페이스트 상태가 되었습니다(그림 8). 사와실린 세립은 페이스트 상태로 만들기가 매우 어려운 가루약인 것입니다. 논문에서도 사와실린 세립은 0.1mL씩 첨가하면 최적 수분량을 산출할 수 없기 때문에 1.0g에서 1.5g으로 증량하여 검토하고 있습니다.

고작 가루약을 반죽한 경단이지만, 의외로 심오하다는 것을 깨달았습니다. 약국을 방문한 보호자에게 "가루약에 물을 첨가하여 경단을 만들어 볼 안쪽에 발라 주세요."라고 설명할 때에 "물을 첨가할 때에는 한꺼번에 여러 방울 넣지 말고, 1방울씩 첨가하고 나서 섞는 것을 반복해 주세요."라고 덧붙이면 좋을 거라 생각합니다.

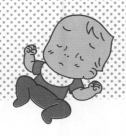

| 제 5 화 | 약국에서 유아(乳兒)에게 약을 먹여 본다 |

❗ 여기가 포인트

환아가 약을 먹지 않는다고 상담을 받은 경우에는 약국에서 먹여 보면 원인을 알 수 있는 경우가 있다.

약국에서 약 먹이는 법을 오랜 시간 설명해도 걱정스러운 표정을 하고 돌아가시는 보호자가 꽤 있습니다. 그럴 때에는 복약지도가 어느 정도 도움이 되고 있는지 걱정됩니다.

본래, 구두로 설명하는 것보다도 보호자 앞에서 실제로 아이에게 먹이는 것이 가장 효과적인 복약지도일 것입니다. 하지만 실제로 약국에서 약을 먹인 경험이 있는 약사는 매우 드뭅니다.

그래서 시간 여유가 있을 때, 집에서 아이에게 약을 잘 먹이지 못한다고 하는 보호자를 대상으로 약사에 의한 복약 지원을 시도해 보았습니다(76페이지 **사진 4**).

보호자로부터의 호평

최초 투약은 처음 내복약 처방을 받은 생후 6개월 남자아이였습니다. 엄마에게 먹이는 법을 설명했지만, 그래도 표정이 밝지 않습니다. 그래서 과감히 "약국에서 먹일까요?"라고 말을 꺼내자, "부탁합니다."라는 대답이 곧장 돌아왔습니다.

엄마를 대기실 소파에 앉게 하고, 스포이트와 작은 접시와 컵에 물을 넣어 가지고 갔

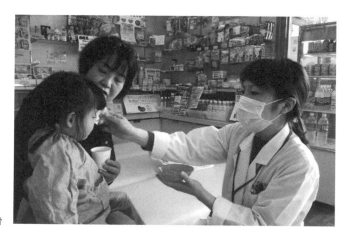

습니다. 가루약에 물을 첨가하여 스포이트로 흡입하고 준비 완료. 아이를 받아 안아 스포이트로 조금씩 먹였습니다. 그러자, 싫어하지 않고 빨듯이 먹었습니다.

한 번 성공하니 자신감이 생겨서 이제까지 400명 가까운 소아에게 먹여 보았습니다. 2016년 5월까지 약을 먹인 350명의 환아(남아 180명, 여아 170명, 평균 연령 0.8 ± 0.6세 [평균치±표준편차]) 중 약을 복용시킨 가장 많은 이유는 '내복이 처음(46%)', 그 다음이 '약을 싫어한다'(40%)였습니다. 또한, 평소에 약 먹인 적이 없는 조부모나 아버지에게 의뢰 받은 케이스도 7%였습니다.

실제로 먹여 보고, 환아가 잘 복용할 수 있었는지 조사한 결과, 86%가 처방 약을 전부 복용할 수 있었습니다. 숟가락으로는 먹지 못했던 환아가 스포이트로는 먹을 수 있거나, 스포이트를 싫어하는 환아에게 약 경단을 먹이자 잘 먹었던 예 등이 있었습니다. 실제로 먹여 보면 다양한 정보가 들어옵니다. 하지만 때로는 실패하기도 합니다. 입에 약을 넣으면 토해내는 아이와 손으로 스포이트를 뿌리치는 아이 등 반응은 다양합니다. 전혀 먹지 못하거나 복용 후 구토하는 예도 각각 한 건씩이었습니다.

또한 가장 걱정인 것은 보호자의 반응인데, 실패해도 책망 받는 경우는 없습니다. 거꾸로 '약사님도 어려우시구나.'라고 안심하시는 것 같습니다. 실제로 먹여 보고 고생하는 보호자에게 공감하여 먹지 못하는 이유와 해결책을 함께 생각할 수도 있습니다.

● 참고문헌
1) 제49회 일본약제사회 학술대회, 2016 ○-09-15-17.

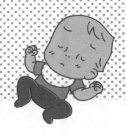

제 6 화 1세 전후~3세는 식품에 섞는 방법도

> ❗ **여기가 포인트**
>
> 싫어해서 아무리 해도 먹지 못하는 경우에는 식품과의 혼합을 검토한다. 혼합으로 쓴맛이 강해지는 약제에 주의.

　성장에 따라 미각이 발달하고, 자아가 싹트는 1세 전후~3세는 아이가 약을 싫어하는 경향이 가장 강한 시기입니다. 가루약은 이전에 비해서 꽤 먹기 쉬워졌지만, 원(原)분말 자체가 쓴 것이 많으므로 그 상태로는 싫어해서 아무리 해도 먹일 수 없는 경우가 있습니다. 복약 시에 쓴맛이 문제가 되기 쉬운 약으로는 마크로라이드계 항균약인 클래리시드 드라이시럽(일반명 클라리스로마이신)과 타미플루 드라이시럽(오셀타미비어산염) 등을 들 수 있습니다.

　약은 본래 물과 함께 복용해야 하지만, 이 연령의 환아의 경우에 약을 매우 싫어해서 아무리 해도 먹일 수 없을 때 식품과 섞어서 먹이는 방법을 보호자에게 권장하고 있습니다.

　식품과 섞어서 먹이는 경우에는 양이 많으면 다 먹을 수 없게 되므로 소량의 식품과 섞도록 합니다. 또한, 식품과의 혼합으로 오히려 쓴맛이 강해지는 약이나 약효가 줄어드는 약에 주의가 필요합니다.

　저희 약국에서 자주 투약하는 쓴 약에 대하여 실제로 약국에서 시험하여 함께 먹기 좋은 식품, 나쁜 식품을 조사하였습니다. 각각의 약에 대하여 20종류 가까운 조합을 시험하여 5단계로 평가하고, 가장 맛있다고(레벨 5) 평가한 식품을 '권장 식품'이라고 하였습니다.

써서 먹기 힘든 약을 먹일 때에 가장 중요한 것은 조금이라도 먹을 수 있으면 반드시 칭찬하도록 보호자에게 얘기해 두는 것입니다(표3). 과장될 정도로 칭찬하는 게 좋다고 생각합니다. 최종적으로는 스스로 자진해서 약을 먹을 수 있도록 잘 유도할 수 있는 복약지도가 이상적입니다.

표 3 ● 쓴맛 등으로 먹기 힘든 약을 먹이는 방법

> ▶ 조금이라도 먹을 수 있으면 반드시 칭찬한다(과장될 정도의 칭찬이 좋다)
>
> ▶ 배가 고파 있는 식전(혹은 분유·모유 먹이기 전)에 먹인다
>
> ▶ 먹지 못할 때에는 한 번에 전부 먹이지 말고 조금씩 먹인다
>
> ▶ 입에 남은 약을 뱃속으로 흘려보내기 위해 약을 먹인 후에 추가로 물을 먹인다(혹은 약을 섞은 후에 남은 식품을 먹인다)

그 외에 먹이기 쉽게 하는 방법으로는 배가 고파 있는 식전(혹은 분유·모유 먹이기 전)에 먹인다, 식사 중에 약을 먹이고 그 후에 남은 식품을 더 먹여서 입에 남은 약을 뱃속으로 흘려보낸다, 조금씩 먹인다 등과 같은 방법도 있으므로 보호자로부터 아이의 상황을 청취하여 조언하면 좋을 것입니다.

지스로맥 ▶ 환자 지도 용지 p.287

마크로라이드계 항균약에는 '쓰고 맛없다'는 공통의 난점이 있습니다. 그 중에서도 지스로맥 세립 소아용 10%(일반명 아지스로마이신 수화물)는 심합니다. 다른 항균약은 1일 3회 복용하는 것이 많은 데 비해 지스로맥은 1일 1회 복용으로 충분하지만 그런 장점을 사라지게 할 정도로 맛없는 약입니다.

그런 지스로맥을 먹는 방법으로 알아 두어야 할 것이 이온 음료나 오렌지주스, 마시

는 요구르트 등 산성 음료와는 절대 섞어서는 안 된다는 것입니다. 드라이시럽은 약의 쓴맛을 가리기 위해 제제에 여러 가지 연구가 이루어졌지만, 산성 식품과 혼합하면 코팅이 녹아 약 본래의 쓴맛이 나오게 되기 때문입니다. 지방분이 많고 신맛이 적은 아이스크림이나 연유(콘덴스트 밀크), 메이플 시럽과 섞으면 약을 먹고 있다는 것을 모를 정도로 맛있게 먹일 수 있다고 생각합니다(표 4).

표 4 ● 지스로맥과 식품의 조합(필자 작성)

평가	식품명	필자 코멘트
좋음	아이스크림*: 바닐라맛	가장 권장!
	아이스크림*: 초콜릿맛	약간 쓰다는 의견 있음
	커피우유	
그럭저럭	요구르트	먹은 후 조금 쓰다
	약 젤리: 초콜릿맛	약간 쓴맛이 있다
	복약 보조 젤리: 딸기맛	
	푸딩	먹은 후에 조금 쓰다
	시럽: 초콜릿맛	
	시럽: 메이플	
	연유	
	이온음료	먹은 후에 쓴맛이 난다
	야쿠르트	
맛없음	사과 주스	쓰지만, 오렌지 주스보다는 낫다
	오렌지 주스	가장 쓰다!

*아이스크림은 유지방 8% 이하, 유지방 3% 이하의 경우에는 락토 아이스. 냉장고에서 꺼낸 지 얼마 되지 않은 딱딱한 상태가 아니라, 조금 녹여서 부드러워진 것에 섞는 것이 좋다.

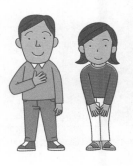

1장 소아 복약지도의 기초 지식

2장 연령에 맞는 약 먹이는 방법

3장 제형별 사용법 지도

4장 Q&A로 보는 약제별 복약 지도

5장 약국에서 경험하는 소아의 부작용

6장 외부·소아부의 상담 대응

7장 도움 되는 환자 지도 요령

클래리시드 드라이시럽 ▶ 환자 지도 용지 p.286

클래리시드 드라이시럽 10% 소아용(일반명 클라리스로마이신)은 저희 약국에서도 먹이기 힘들다는 호소를 많이 듣는 약 중 하나입니다. 제형이 개선되고 달콤한 딸기 맛이 되어 이전보다 조금 먹기 편해졌지만, 원약의 쓴맛은 변함없습니다.

입 안에 오래 두거나 녹인 후에 방치하면 쓴맛이 증가하므로 바로 삼키도록 하는 것이 요령입니다. 주스류와 함께 먹으면 어른이라도 구토를 일으킬 가능성이 있습니다. 약을 먹는 이유를 충분히 이해할 수 없는 아이에게는 이런 맛의 약을 먹는 것은 힘들다고 생각합니다.

이 약은 초콜릿과 유지방분이 높은 아이스크림과의 궁합이 좋아서 섞으면 먹이기 쉬워집니다(표 5). 한편, 절대로 섞어서는 안 되는 것이 산성 포카리스웨트 등의 이온음료와 오렌지주스, 요구르트 등입니다. 섞으면 코팅이 녹아서 바로 쓴맛이 납니다. 입에 넣

표 5 ● 클래리시드와 식품의 조합(필자 작성)

평가	식품명	필자 코멘트
매우 좋다	초콜릿	전혀 입 안에 쓴맛이 남지 않는다
	초코아이스*	초콜릿의 쓴맛이 클래리시드의 쓴맛을 없애준다
	아이스크림*	맛이 락토 아이스보다 진하기 때문에 쓴맛이 남지 않는다
	커피우유	보통의 커피우유와 똑같은 맛
	메이플시럽	시럽의 단맛으로 인해 쓴맛이 사라진다
	약 젤리 · 초콜릿맛	쓴맛은 사라지지만, 입 안에 약간 가루가 남는다. 바로 물을 먹어 뱃속으로 흘려보내는 게 좋다
그럭저럭	락토 아이스	약간 쓴맛이 먹은 후까지 남는다
	푸딩	먹은 후에 쓴맛이 난다. 빨리 물로 삼키는 게 좋다
	연유	
매우 맛없다	이온음료	섞으면 바로 쓴맛이 생겨 입에 넣는 순간 쓴맛이 퍼진다
	주스	
	약 젤리 · 딸기맛	
	약 젤리 · 복숭아맛	
	약 젤리 · 포도맛	
	요구르트	
	야쿠르트	

*아이스크림은 유지방 8% 이상, 유지방 3% 이하의 경우에는 락토 아이스

은 순간 강렬한 쓴맛을 느껴서 어른도 먹을 수 없습니다.

바난 ▶ 환자 지도 용지 p.289

바난 드라이시럽 5%(세프포독심프록세틸)는 세펨계 항균약 중에서는 드물게 쓴 약입니다. 저희 약국에서 다양한 식품과 섞어서 시식해 본 결과, 식품과 섞어서 거꾸로 쓴맛이 더해지는 조합은 없었습니다(**표6**).

표 6 ● **바난과 식품의 조합(필자 작성)**

평가	식품명	필자 코멘트
매우 좋다	오렌지주스	쓴맛이 오렌지로 감춰진다
	사과주스	궁합은 좋다
	이온음료	꽤 잘 맞는다
	요구르트	신맛이 잘 맞는다
	야쿠르트	신맛이 잘 맞는다
그럭 저럭	아이스크림	나쁘지는 않지만, '매우 좋다'고 할 정도는 아니다
	시럽	나쁘지는 않지만, '매우 좋다'고 할 정도는 아니다
	푸딩	나쁘지는 않지만, '매우 좋다'고 할 정도는 아니다
	약 젤리 · 딸기맛	나쁘지는 않지만, 조금 많이 섞는 편이 좋다
	약 젤리 · 복숭아맛	나쁘지는 않지만, 조금 많이 섞는 편이 좋다
	커피우유	섞어도 좋지만, 주스류가 더 좋다
	끓인 물	보통 물도 나쁘지 않다

타미플루 ▶ 환자 지도 용지 p.290

타미플루(오셀타미비르인산염)는 체중 당 복용하는 양이 많고 맛도 조금 쓰기 때문에 약간 먹이기 힘든 약입니다. 저희 약국에서 다양한 식품과 섞어 시식해 본 결과, 연유는 매우 맛있다는 의견이 전원 일치했습니다(**표 7**). 그 외에, 아이스크림과 코코아 등

1장 소아 복약지도의 기초 지식

2장 연령에 맞는 약 먹이는 방법

3장 제형별 사용법 지도

4장 Q&A로 보는 약제별 복약 지도

5장 약국에서 경험하는 소아의 부작용

6장 임부 · 수유부의 상담 대응

7장 도움이 되는 환자 지도 요령

과 섞어도 좋을 것 같습니다. 한편, 약용 젤리와 초콜릿시럽, 푸딩과의 궁합은 좋지 않았습니다.

표 7 ● 타미플루와 식품의 조합(필자 작성)

평가	식품명	필자 코멘트
매우 좋다	연유	전원 일치로 매우 맛있다
	이온음료	약을 섞어도 이온음료의 맛이 변하지 않아 맛있게 먹을 수 있다
	아이스크림: 딸기맛	약간의 신맛과 단맛이 잘 어울려 맛있다
	아이스크림: 초콜릿맛	초콜릿의 단맛이 강렬하여 쓴맛이 사라지는 느낌
	사과주스	약간의 신맛이 좋다
	코코아	코코아의 부드러운 단맛이 감싸 주는 느낌
	야쿠르트	약간의 신맛과 잘 맞음
	커피우유	커피우유가 과일우유 같은 느낌이 된다
	아이스크림: 바닐라맛	괜찮기는 하지만, 초콜릿이나 딸기 정도는 아니다
그럭 저럭	요구르트	단맛이 있는 요구르트는 좋지만, 신맛이 있는 요구르트의 경우에는 평가가 낮다.
	핫케이크 시럽	연유처럼 모든 사람이 좋아하지는 않는다
	오렌지주스	'맛없다!', '맛있다'로 의견이 갈렸습니다
매우 맛없다	초콜릿시럽	뭔가 부족한 느낌
	약 젤리: 복숭아맛	4명 중 3명이 '맛없다'고 평가
	약 젤리: 초콜릿맛	4명 중 3명이 '맛없다'고 평가
	푸딩	전원 일치로 맛없다는 평가

에리스로신 드라이시럽W ▶ 환자 지도 용지 p.288

클래리시드와 마찬가지로 14원환 마크로라이드계 항균약입니다. 클래리시드와의 차이는 14원환의 −OH가 클래리시드에서는 −OCH3이 되어 있는 것뿐입니다. 이 하나의 차이로 에리스로신W(에리스로마이신 에틸호박산에스테르)의 산(酸)에 대한 불안 정성이 클래리시드에서는 개선되지만, 동시에 클래리시드에서는 쓴맛이 증가하고 있습니다.

맛만으로 비교하면, 에리스로신W는 클래리시드만큼은 쓰지 않아서 먹기 쉽습니다.

문제는 산(酸)에 대한 불안정성입니다. 하지만 식전에 투여하면 이 문제는 어느 정도 해결됩니다[1]. 오히려 쓰지 않게 먹을 수 있는 편이 아이의 경우에는 더 효과적이라고 생각합니다. 저희 약국에서는 클래리시드를 먹지 못하는 아이는 에리스로신W로 바꾸도록 한 결과, 지금은 에리스로신W 처방이 많아졌습니다.

식품과의 조합은 메이플시럽이나 초콜릿시럽 또는 연유같이 맛이 진하고 걸쭉한 것에 잘 맞았습니다(표 8). 그 외에도 클래리시드에 비교하여 궁합이 좋은 것이 많은 것 같습니다. 단, 이온음료나 주스에 섞으면 쓴맛이 매우 강해집니다.

표 8 ● 에리스로신W와 식품의 조합(필자 작성)

평가	식품명	필자 코멘트
매우 좋다	연유	약의 맛이 느껴지지 않는다
	시럽: 메이플	
	시럽: 초콜릿맛	
	아이스크림: 초콜릿맛	
	푸딩	
	아이스크림: 바닐라맛	
	약 젤리: 초콜릿맛	맛있다
	커피우유	
그럭저럭	요구르트	먹은 후에 조금 쓰다
	야쿠르트	약간 쓴맛을 느낀다
	약 젤리: 딸기맛	쓴맛을 느낀다
맛없다	사과주스	약간 쓴맛이 강해진다
	오렌지주스	오렌지와 쓴맛이 섞여 맛없다
	이온음료	바로 쓴맛을 알 수 있다

소청룡탕　▶ 환자 지도 용지 p.291

코감기 증상이나 알레르기성 비염 등에 처방되는 한방약인 소청룡탕에는 독특한 냄새와 맛이 있습니다. 또한, 잘 녹지 않기 때문에 물이나 주스, 커피우유에 녹여도 완전히 녹지 않고 알갱이가 남습니다. 이런 특성이 아이가 복용할 때 커다란 장애가 됩니다.

그 때문에 이 약은 걸쭉한 것에 섞으면 쉽게 먹는 아이가 많은 것 같습니다(**표 9**). 저희 약국에서는 직원 전원 일치로 요구르트와의 궁합이 가장 좋다는 결과가 나왔습니다. 그 외에, 연유나 아이스크림과 섞어도 꽤 먹기 편해졌습니다. 한편, 오렌지주스나 커피우유, 이온음료 등과 섞으면 녹지 않기 때문에 매우 먹기 힘들었습니다.

[방법 1]　열탕에 녹이고 식힌 후에 좋아하는 것과 섞는다.
[방법 2]　숟가락 뒷면을 사용하여 한방약의 알갱이를 으깬다(이것은 꽤 힘들지도 모릅니다).
[방법 3]　작은 접시에 담고 물을 조금 넣고 전자레인지로 데워 본다(이것은 의외로 녹습니다).

* 단, 어떤 방법으로도 완전히 녹지 않으므로, 녹지 않고 남은 약도 전부 섞으면서 먹여 주십시오.

또한, 닛케이 드럭 인포메이션 프리미엄판의 연재로 유명한 한방약국 약석화방행복(藥石花房幸福)약국(도쿄 도 치요다 구) 대표인 코이 토시타카 씨에 따르면 일부 한방약(휘발성이 있는 약 등)의 경우에는 가열하면 약효가 떨어지는 것이 있다고 하는데, 소청룡탕 엑기스는 가열해도 문제없다고 합니다.

표 9 ● 소청룡탕과 식품의 조합(필자 작성)

평가	식품명	필자 코멘트
좋다	요구르트	만장일치로 가장 궁합이 좋았다
	아이스크림	이 조합도 꽤 좋았다
	연유	걸쭉해져 있기 때문에 녹지 않아도 먹을 수 있었다
그럭저럭	메이플시럽	
	푸딩	맛없지는 않았다
	복약 보조 젤리: 복숭아맛	초콜릿맛보다 약간 고득점
	복약 보조 젤리: 초콜릿맛	걸쭉해져 있기 때문에 녹지 않아도 먹기에 그다지 힘들지는 않았다
맛없다	오렌지주스	녹지 않기 때문에 매우 먹기 힘들다
	커피우유	
	이온음료	
	끓인 물	

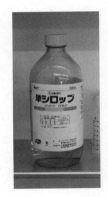

사진 5 ● 단시럽

단(單)시럽도 권장

또한, 저희 약국에서는 쓴 약이 처방된 경우에 의사에게 단시럽을 추가로 처방 받기도 합니다. 단시럽은 가루약에 섞어 복용하면 시럽이 약의 쓴맛을 없애기 때문에 먹기 편해집니다. 중성이기 때문에 섞어도 쓴 맛이 생기는 약은 없고, 알레르기를 가진 아이에게도 사용하기 쉬우므로 한번 시도해 보십시오.

● 참고문헌
1) 일본소아알레르기학회 《식품 알레르기 진료 가이드라인 2016》(쿄와기획)

1장 소아 복약지도의 기초 지식

2장 연령에 맞는 약 먹이는 방법

3장 제형별 사용법 지도

4장 Q&A로 보는 약제별 복약 지도

5장 약국에서 경험하는 소아의 부작용

6장 임부·수유부의 질병 대응

7장 도움이 되는 환자 지도 요령

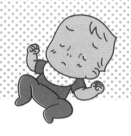

제7화 아이의 마음을 자극하는 가루약 '어른처럼 먹기'

❗ 여기가 포인트

약은 물로 먹는 것이 기본. 어느 정도 나이에 도달했다면 스스로 자진해서 먹게 하기 위한 지도가 필요.

잡지 등에서 소아의 복약지도가 다뤄지면 쓴 가루약 먹이는 방법으로 식품과의 혼합이 자주 소개되고 있습니다. 저도 약사가 막 되었던 무렵에는 학회나 잡지에 '약과 함께 먹이는 식품'이 있으면 필사적으로 옮겨 적었습니다. 그러한 정보들을 이용하여 "이 쓴 ○○라는 가루약, 못 먹으면 △△와 섞으세요."라고 아무런 의문도 없이 보호자에게 얘기했습니다.

하지만 제가 아이였을 때, 부모님은 엄격해서 참고 먹으라고 말했습니다. 가루약을 음식과 섞어서 먹이는 지도는 약을 먹는 기본인 '약은 물로 먹는다'는 것으로부터 벗어나 있습니다.

어느 정도의 나이가 됐으면 본인을 이해시켜 스스로 자진해서 먹게 하기 위한 지도가 필요합니다. 그러기 위해서는 어떻게 하면 좋을지 고민하고 있던 때에 알게 된 것이 '어른처럼 먹기'입니다.

'어른처럼 먹기'에서는 아이스도 약젤리도 초콜릿도 사용하지 않습니다. 사용하는 것은 비슷한 나이의 아이가 능숙하게 먹고 의기양양해 하고 있는 사진뿐입니다. 그것을 보고 자존심을 자극받아 노력해서 먹어야겠다는 기분이 들도록 하는 것입니다.

이 '어른처럼 먹기'는 이나가키 약국(도쿄 도 타치가와 시)에 근무하시는 이나가키 미

사진 6 ●
"어른처럼 먹기" 방법을 소개한 환자 지도용 툴을 이용한 복약지도 모습
(사진 제공: 이나가키 미치요 씨)

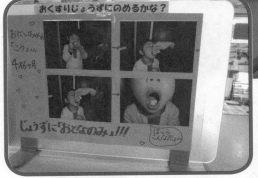

아이가 약을 그대로 물로 먹는 방법을 소개한 포스터. 약국 카운터에 두고 환아와 보호자 복약지도에 사용한다.

치요 선생님(현재는 퇴직)이 고안하여, 수년 전부터 이 약국에서 실시하고 있는 복약지도입니다. 여기서는 제24회 일본외래소아과학회의 '열혈 릴레이'에서 발표된 내용[1]을 바탕으로 소개하겠습니다.

'어른처럼 먹기'의 기본은 '물'로 복용하는 것입니다. 보호자에게 부탁하여 아이가 물로 가루약을 먹는 일련의 행위를 사진으로 찍어 환자 지도용 툴을 만들었습니다(사진 6 왼쪽). 환자 지도용 툴에는 큰 글씨로 '능숙하게 어른처럼 먹기!!!'라고 쓰고, 아이의 눈이 닿기 쉬운 곳에 항상 둡니다.

지도 대상은 여아의 경우에는 3세 반 이상, 남아의 경우에는 4세 이상입니다(여아 쪽이 정신적인 성장이 조금 빠르기 때문일까요). 우선 보호자에게 '현재의 가루약은 맛이 개량되어 있어 아이가 먹기 쉽게 되어 있다.'는 것을 설명합니다. 보호자가 주눅들지 않도록 하기 위해서입니다. 다음에 환아의 시선에 맞추어 환자 지도용 툴을 보여주면서 직접 말을 겁니다(사진 6 오른쪽).

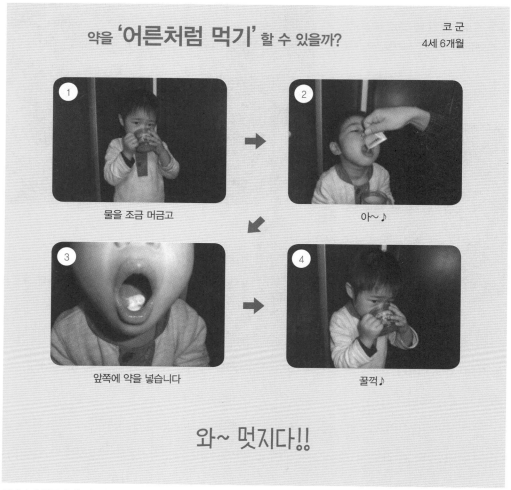

이나가키 약국에서는 복약지도에서 '어른처럼 먹기'를 소개하고, 환아가 하려는 의욕이 생기면 약 수첩에 '어른처럼 먹기' 리플릿을 끼워서 건네 주고 있다.

예를 들면, "이 아이는 4살 된 형이야. 가루약을 이렇게 능숙하게 '어른처럼 먹을'수 있어. 이렇게 먹으면 약 맛이 안 나고 물과 함께 간단히 먹을 수 있어 편해. 어때? ○○도 해볼래?" 등입니다.

많은 아이는 OK해 줍니다. 그렇게 정해지면 보호자에게 아래를 설명합니다.

① 물이 든 컵을 아이에게 들게 하고, 입 한 가득 물을 머금게 한다(이나가키 선생님은 "입에 커다란 연못은 만들어 보렴!"이라고 얘기합니다)

② 가루약을 입에 넣을 때에는 목 안쪽에 넣으면 사레들기 때문에 아래쪽 앞니 뒤쪽에 넣는다

이 2개가 포인트입니다. 마지막으로 보호자와 환아가 '어른처럼 먹기' 할 것을 받아들이면 약 수첩에 '어른처럼 먹기' 리플릿(**그림 9**)을 끼우고 "먹을 때 한 번 더 봐.", "어른처럼 먹기가 되면 다음에 알려줘."라고 말을 덧붙이고 있습니다.

복약지도가 단지 이것뿐이지만, 다음에 약국에 온 보호자로부터 "이 방법으로 약을 먹일 수 있었습니다.", "지금까지 싫어했었는데, 잘 먹을 수 있었다."라는 기쁜 보고를 여러 차례 듣습니다. 한 번 제대로 되면 다음부터는 약을 먹이는 게 편해집니다. 지금까지 여러 가지 식품에 섞어서 겨우 먹었던 아이가 물만으로 먹을 수 있게 되는 경우도 있습니다(성공에 의해 자신감이 생기는 것 같습니다).

이나가키 선생님은 이 방법을 받아들이는 이유를 다음과 같이 분석하고 있습니다.

① '어른처럼 먹기'라는 표현이 아이의 자존심을 자극한다

② 먹는 방법과 순서를 사진을 사용해서 설명한다

③ 아이도 알기 쉽다

④ 가루약을 물만으로 먹을 수 있게 되면 성취감을 얻을 수 있다

물론 '어른처럼 먹기'는 만능이 아니며, 4세 이상의 모든 아이에게 이 방법으로 먹일 수 있는 것도 아닙니다. 단지 처음에 썼듯이 약은 본래 물로 먹어야 하는 것입니다. '어른처럼 먹기'는 아이의 성장에 맞는 복약지도 방법입니다. 여러분의 약국에서도 꼭 시도해 보십시오.

1장 소아 복약지도의 기초 지식

2장 연령에 맞는 약 먹이는 방법

3장 제형별 사용법 지도

4장 Q&A로 보는 약제별 복약 지도

5장 약국에서 경험하는 소아의 부작용

6장 임부·수유부의 상담 대응

7장 도움 되는 환자 지도 요령

5세가 되면 정제에 도전!

가루약에서 정제나 캡슐로 이행하는 것은 아이에게 있어 하나의 허들입니다. 정제는 일반적으로는 5세쯤부터 먹을 수 있는 아이가 많아진다고 하므로 아이가 희망한다면 도전해도 좋다고 생각합니다. 단, 정제나 캡슐을 먹을 수 있는 나이에는 개인차가 있으므로 조바심 내지 말고 아이의 상태를 보면서 생각하도록 보호자나 환아에게 조언합시다.

못 먹을 때에는 음식과 함께 삼키거나, 푸딩이나 젤리 등 반고형 상태 식품을 이용하거나, 가능한 제제인 경우에는 자르거나 으깨서 먹이는 등의 방법이 있습니다(102페이지 참조). 못 먹은 경우에는 다음 진찰 때에 의사에게 얘기하도록 보호자에게 얘기해 둡시다. ▶ 환자 지도 용지 p.278

● 참고문헌

1) 제24회 일본외래소아과학회 초록 2014;106.

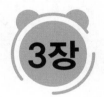

제형별
사용법 지도

가루약, 시럽제, 정제, 흡입약, 첩부약, 외용약, 좌약.
소아에게 처방되는 다양한 약에 관하여
제형별 사용법 지도 요령을 소개한다.

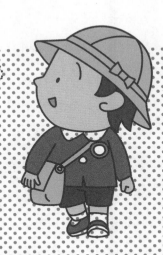

제1화 가루약은 맛뿐 아니라 용해성과 보존방법도 설명

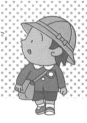

> **❗ 여기가 포인트**
>
> 용해성이 낮은 가루약이 처방되었다면 먹이는 방법의 요령을 설명한다. 보관방법에 관한 조언도 잊지 않고 한다.

가루약을 먹는 기본 방법은 가루를 입에 머금고 물(끓인 물)로 삼키는 방법입니다. ▶ 환자 지도 용지 p.278 먹는 방법은 ① 소량의 물로 입안을 적신다, ② 입에 가루약을 머금고 물로 흘려보낸다 – 는 순서입니다. 즉, 2장 '연령에 맞는 약 먹이는 법'에서 소개한 '어른처럼 먹기' 방법입니다.

쓴맛 때문에 먹지 못하는 경우에는 맛이 첨가된 음료와 같이 먹는 것도 가능하지만, 이온음료나 주스 등 산성 음료와 함께 먹으면 쓴맛이 강해지는 경우도 있으므로 같이 먹는 조합을 확인합니다. 또한, 가루약을 입에 머금을 때에 목 안쪽에 넣으면 사레들기 때문에 가루약은 입 앞쪽(혀끝에서 가운데 부근)에 넣도록 지도합니다.

또한, 가루약이 먹기 힘든 경우에는 오블라토로 싸서 먹이는 것도 한 가지 방법입니다(사진 1). 오블라토를 4분의 1로 접어 움푹한 부분에 가루약을 넣고, 비틀어서 약을 쌉니다. 밥그릇 등에 물을 넣어 두고, 약을 싼 오블라토를 물에 적시고 먹습니다. 물에 적심으로써 오블라토가 입에 들러붙지 않고 먹을 수 있게 됩니다. 숟가락을 사용해도 좋을 것입니다. 오블라토는 물에 적시면 찢어지기 쉽기 때문에 마른 손으로 다루고, 물에 적신 후에는 곧바로 입에 넣는 게 포인트입니다.

사진 1 ● 오블라토로 먹이는 법

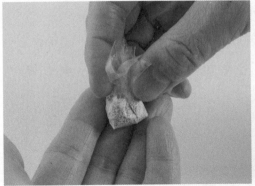
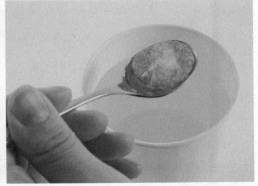

① 오블라토를 4분의 1로 접고, 움푹한 부분에 가루약을 넣어 비틀어서 약을 싼다.

② 밥그릇 등에 물을 넣고, 약을 싼 오블라토를 물에 적신 후 환아의 입에 넣는다

잘 녹지 않는 가루약을 파악해 두자

가루약을 입에 넣으면 사레들리는 경우에는 물에 현탁·분산시켜서 먹는 방법도 있습니다. 그 때 주의가 필요한 것이 가루약에는 잘 녹는 것과 잘 녹지 않는 것이 있다는 것입니다.

그러면, 약제별 녹기 쉬운 정도는 어떻게 다를까요? 시험 삼아 저희 약국에서 약제별 녹기 쉬운 정도를 조사해 보았습니다(94페이지 **표1**). 방법은 약(0.5g)과 물(10cc)을 머들러로 섞어 녹지 않은 약의 양을 조사하는 것입니다.

그 결과, 뮤코다인 드라이시럽(일반명 L-카르보시스테인)과 미야비엠 세립(낙산균), 비오페르민 배합산(락토민), 레베닌산(내성 유산균), 포스미신 드라이시럽(포스포마이신 칼슘 수화물), 아스트릭 드라이시럽(아시클로버) 등은 용해성이 낮다는 것을 알았습니다. 또한, 녹일 때에 밀가루 등을 물로 녹였을 때 잘 녹지 않아 생기는 가루 상태의 덩어리(소위 웅어리)가 생기기 쉬운 것이 있었습니다. 클래리시드 드라이시럽(클라리스로마이신)과 자디텐 드라이시럽(푸마르산케토티펜) 등에서 '웅어리'가 확인되었습니다.

잘 녹지 않는 것을 물에 섞어 먹을 때에는 잘 섞어서 먹지 않으면 컵 바닥에 녹지 않은 약이 남게 됩니다. 이 경우에는 컵 바닥에 남은 약제를 전부 빨대로 빨아먹는 것도 하나의 방법입니다. 또 예를 들어, 앞서 기술한 바와 같은 '웅어리'가 생기기 쉬운 약제

는 처음에 소량의 물로 녹인 다음에 물을 더하면 잘 섞입니다.

　용해성이 낮은 약제가 환자에게 처방되면, 그 약이 물에 잘 녹지 않는다는 것을 환자에게 얘기하고, 먹이는 법과 녹이는 법 요령을 한 마디 전해 줄 수 있으면 좋으리라 생각합니다. ▶ 환자 지도 용지 p.279

표 1 ● 약이 잘 녹는 정도(필자 작성)

상품명(일반명)	약 종류	용해성*	주의점
세프스판 세립 50mg(세픽심 수화물)	항균약	◎	
바난 드라이시럽 5%(세프포독심프록세틸)	항균약	◎	
세프존 세립 소아용 10%(세프디니르)	항균약	◎	
클래리시드 드라이시럽 10% 소아용(클라리스로마이신)	항균약	×	응어리를 만든다
포스미신 드라이시럽 200/400(포스포마이신 칼슘 수화물)	항균약	×	
아스트릭 드라이시럽 80%(아시클로버)	항바이러스약	×	
타미플루 드라이시럽 3%(오셀타미비어산염)	항인플루엔자약	○	
카로날 세립 20%/50%(아세트아미노펜)	해열진통약	◎	
아타락스-P산 10%(파모산 하이드록시진)	가려움 방지 등	◎	
뮤코잘 드라이시럽 1.5%(암브록솔 염산염)	기도 윤활 거담약	◎	
베라친 드라이시럽 소아용 0.1%(툴로부테롤 염산염)	기침·천식약	◎	
뮤코다인DS 50%(L-카르보시스테인)	가래·콧물약	×	
페리악틴산 1%(사이프로헵타딘 염산염 수화물)	콧물·가려움 방지	◎	
자디텐 드라이시럽 0.1%(푸마르산케토티펜)	기침·콧물·가려움 약	◎	응어리를 만든다
오논 드라이시럽 10%(프란루카스트 수화물)	기침·콧물·가려움 약	○	
테오도르 시럽 2%/드라이시럽 20%(테오필린)	기침·천식 약	△	
로페민 소아용 세립 0.05%(로페라마이드 염산염)	지사제	○	
미야비엠 세립(낙산균)	정장약	×	
비오페르민R산(내성 유산균)	정장약	×	
레베닌산(내성 유산균)	정장약	×	

*약에는 잘 녹는 것과 잘 녹지 않는 것이 있다. 아래의 방법으로 약이 잘 녹는 정도(용해성)를 조사한 결과, 표와 같은 결과가 되었다.

방법: 약(0.5g)과 물(10cc)을 머들러로 섞고, 커피 필터로 걸러 녹지 않은 약의 양을 재어 잘 녹는 정도(용해성) 를 조사하였다

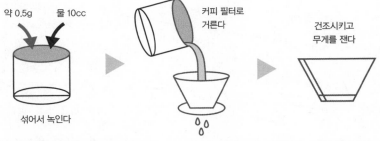

용해성 란에 있는 기호의 의미 ◎: 잘 녹는다 ○: 녹는다 △: 별로 잘 녹지 않는다 ×: 잘 녹지 않는다

가루약은 현탁하고 방치하면 써진다

드라이시럽은 원약의 쓴맛을 가리기 위하여 표면이 코팅되어 있습니다. 물이나 주스 에 녹인 후 시간이 지나면 표면의 코팅이 벗겨져 원약의 맛이 직접 느껴져 먹기 힘들게 되는 경우가 있습니다. 약의 현탁성에는 차이가 있어 반드시 완전히 녹일 필요는 없습니다. 중요한 것은, 섞었으면 곧바로 먹는 것입니다.

실제, 지스로맥 세립 소아용 10%(아지스로마이신 수화물), 에리스로신 드라이시럽 10%/W20%(에리스로마이신 에틸호박산에스테르), 클래리시드 드라이시럽 10% 소아용(클라리스로마이신), 메이액트 MS 소아용 세립 10%(일반명 세프디토렌피복실), 후로목스 소아용 세립 100mg(세프카펜피복실 염산염수화물)을 물에 녹이고 방치하면 쓴맛이 증가합니다(96페이지 **그림 1**)[1]. 특히, 후로목스 세립은 교반(攪拌) 2분 후에 급격히 쓴맛이 증가한다는 것을 알았습니다.

클래리시드DS는 더운 날씨에서는 굳어서 쓴맛이 강해진다

장마가 끝나면 눈 깜짝할 사이에 여름의 강한 햇볕이 내리쬡니다. 더운 계절에 걱정

1장 소아 복약지도의 기초 지식
2장 연령에 맞는 약 먹이는 방법
3장 제형별 사용법 지도
4장 Q&A로 보는 약제별 복약 지도
5장 약국에서 경험하는 소아의 부작용
6장 임부·수유부의 상담 대응
7장 도움이 되는 환자 지도 요령

그림 1 ● 약제 현탁 후의 쓴맛 강도 추이

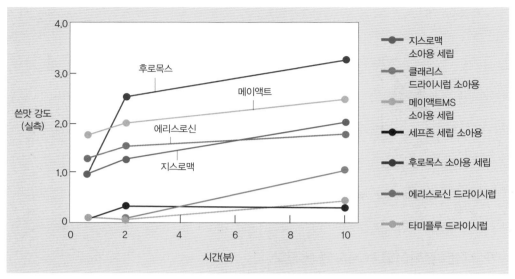

방법: 각 약제 1.0g을 물 25mL에 현탁·분산시키고, 30초, 2분, 10분 경과 후 여과액의 쓴맛 변화를 조사했다.
결과: 지스로맥, 메이액트, 에리스로신의 여과액은 곧바로 쓴맛이 생긴다. 후로목스는 2분 후에 쓴맛이 더욱 강해진다.

(의료약학 2008;34:32-0.에서 인용)

되는 것이 소아에게 처방된 약을 가정에서 보관하는 것입니다. 우선 떠오른 것이 좌약입니다. 지용성 좌약은 밖에 꺼내 두면 녹아버립니다. 하지만 변화하는 것은 좌약뿐이 아닙니다. 다음은 저희 약국 약사의 이야기입니다.

평소와 같이 약국에서 클래리시드 드라이시럽(DS) 10% 소아용(클라리스로마이신)을 받고, 오후부터 휴가였기 때문에 그 상태로 슈퍼에서 장을 보았다고 합니다. 자동차 대시보드에 약을 두고 1시간 정도 장을 보고 귀가하여 저녁식사 후에 아이에게 약을 먹이려고 개봉하자 약이 굳어 있었습니다. 아까워서 그대로 먹였더니 아이는 "써!"라고 하며 약을 토해냈다고 합니다.

그렇습니다. 더운 날 차내에 클래리시드DS를 두면 열로 굳어서 쓴맛이 증가하는 경우가 있습니다. 시험 삼아 자동차의 대시보드 위에 클래리시드DS가 들어 있는 약봉지를 둔 결과, 클래리시드DS가 굳어서 핀셋으로 들어 올릴 수 있었습니다(**사진 2**)[2]. 굳은 약을 약국의 모든 사람에게 맛 보게 하자, 보통의 클래리시드DS에 비해 쓴맛이 강해진 느낌이었습니다.

사진 2 ● 더운 날에 자동차 대시보드에 방치한 클래리시드 드라이시럽(필자 촬영)

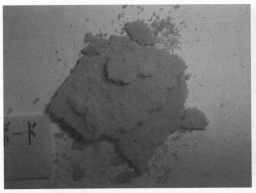 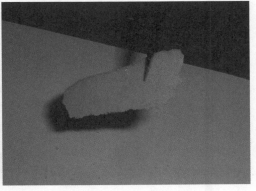

클래리시드DS를 더운 날에 자동차 대시보드에 방치하자, 완전히 굳어(왼쪽) 핀셋으로 들어 올릴 수 있었다(오른쪽).

오이타 현 약제사회 검사센터의 인큐베이터를 빌려 조사를 더 해본 결과, 인큐베이터의 온도를 60℃로 하자, 클래리시드DS 안에 고형물이 확인되었습니다[3]. 60℃에서 생긴 고형물은 핀셋으로 들어 올리자 간단히 허물어졌는데, 인큐베이터 온도를 70℃까지 올리자 클래리시드DS는 딱딱해져서 핀셋으로 들어 올릴 수 있었습니다. 이 상태가 되니 물에 넣어도 안 녹았습니다.

다음으로, 고형물이 만들어지기까지의 시간을 측정해 보았습니다. 70℃의 인큐베이터에 넣자 5분 후 고형물이 확인되었습니다. 10분 후에는 고형물이 더욱 커지고, 30분이 경과하자 고형물은 딱딱해져서 핀셋으로 들어 올릴 수 있었습니다. 70℃에서는 잠깐 두는 것만으로도 클래리시드DS가 굳는다는 것을 알았습니다.

혹시 약의 용해성도 변하지 않았을까 생각하여 검사센터에서 열로 변성된 클래리시드DS의 용출시험도 했습니다. 그 결과, 60℃에서 가열한 클래리시드DS는 비가열한 클래리시드DS와 같은 용출곡선을 그렸습니다. 하지만 70℃에서 가열한 클래리시드DS의 용출은 비가열 클래리시드DS와 비교하여 유의하게 억제되었습니다(98페이지 **그림 2**). 90분간 휘저어 섞은 시점에서 비가열 클래리시드DS는 100% 가깝게 용해된 것에 비해, 가열한 클래리시드DS는 약 60% 정도밖에 용출되지 않았습니다.

경구 고형제제가 전신 순환에 도달하는 속도와 양, 즉, 생체이용률을 결정하는 인자로 소화관에서의 용출 속도를 들 수 있습니다. 70℃에서 가열된 클래리시드는 in vitro

그림 2 ● 클래리시드 드라이시럽의 용출 시험(필자 작성)

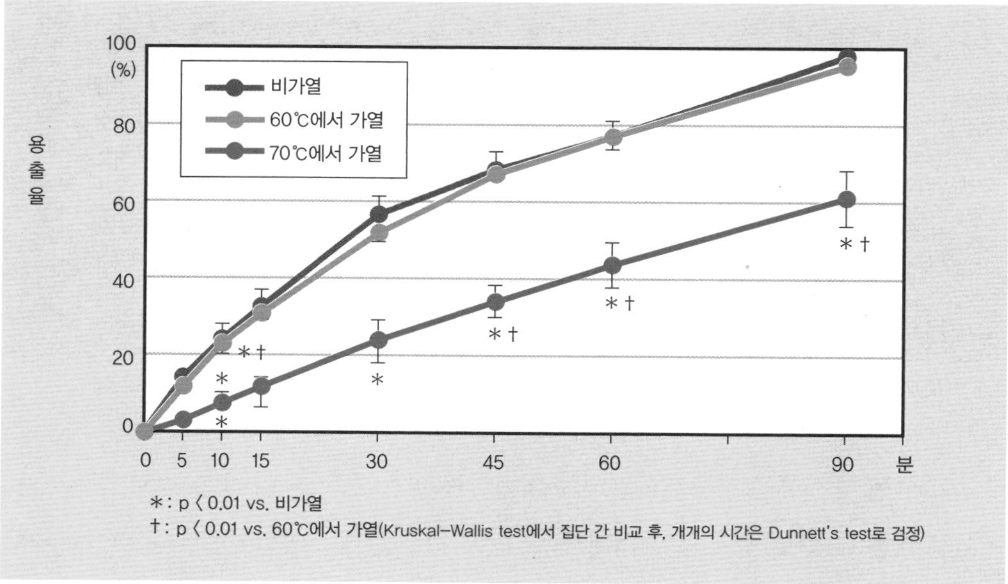

60℃ 및 70℃에서 가열한 클래리시드 드라이시럽의 용출 시험. 60℃ 가열에서는 비가열과 비교하여 차이는 없었으나, 70℃로 가열하자 용출은 유의하게 억제되고, 90분 후의 용출률은 약 60%였다.

(일본약제사회 잡지 2012;64:793-7.에서 인용)

시험에서 용출속도가 저하되기 때문에 소화관 내에서의 용출도 지연되어 생체이용률이 저하될 가능성을 생각할 수 있습니다.

가루약 취급에서는 맛에 대한 영향뿐 아니라 약효에 대한 영향이라는 관점에서도 온도관리에 주의가 필요합니다. 더워지는 계절에는 투약을 끝내고 돌아가는 보호자에게 "차 안에 약을 방치하지 마세요."라고 한 마디 얘기해 주십시오.

습기 먹기 쉬운 한방약은 냉장고에 보관

무더운 날씨에 소아과에서 곤란을 겪는 것 중 하나가 가루약 분포(分包)입니다. 가루약에는 흡습성(吸濕性)이 있습니다. 그 중에서도 특히 걱정되는 것이 한방약입니다.

통상, 한방 엑기스 제제는 알루미늄팩 등으로 분포되어 있으므로 흡습성을 걱정할 일

1장 소아의 복약지도의 기초 지식

2장 연령에 맞는 약의 복용 방법

3장 제형별 사용법 지도

4장 Q&A로 보는 약제별 복약 지도

5장 약국에서 경험하는 소아의 부작용

6장 입무·소아부의 상담 대응

7장 도움이 되는 환자 지도 요령

은 없습니다. 하지만 소아과 처방에서는 용량이 적으므로 알루미늄팩을 개봉하여 다시 나누어 포장할 필요가 있습니다. 그 때, 글라신지로 분포(分包)하면 수분이 통과하여 제제가 습기를 띠는 경우가 있습니다. 저희 약국에서도 실제로 환자로부터 한방약이 변성(變性)되었다는 불만을 접수한 적이 있습니다.

그래서 한방약의 흡습성을 조사해 보았습니다[4]. 실험방법은 간단합니다. 한방약을 분포(分包)한 후에 그대로 조제실에 방치하고, 전자저울로 매일 무게를 쟀습니다. 초봄에 실험했으므로 조제실 습도는 그다지 높지 않았는데, 그래도 한방약 중량은 매일 늘어서 흡습성이 있다는 것이 확인되었습니다(**그림 3** 왼쪽). 글라신지로 싸지 않고 약을 그대로 두자, 중량은 더욱 급속히 증가하였습니다(**그림 3** 오른쪽).

중량 증가와 외관 변화는 한방약 종류에 따라 달랐습니다. 저희 약국에서 조제하는 한방약 중에서는 갈근탕가천궁신이와 계지가작약대황탕이 색이 변하고 뭉쳐서 굳어지는, 소위 케이킹 상태가 되었습니다.

또한, **그림 3**의 배경은 각각 '미생물이 번식할 가능성 있는 수분 함량'(짙은 회색)과

그림 3 ● **한방약의 흡습성**(필자 작성)

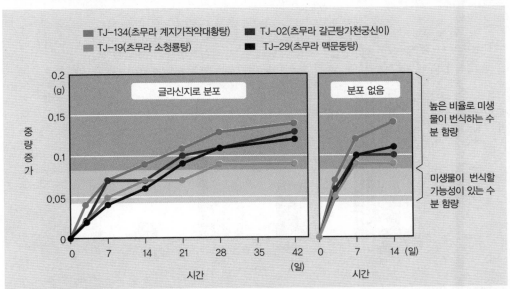

글라신지로 분포한 한방약을 조제실에 방치하고 42일간 매일 무게를 계량한 결과, 한방약의 중량은 날마다 증가하여 흡습성이 있다는 것이 확인되었다.

(제39회 일본약제사회 학술대회 12006 강연요지집 p.173)

'높은 비율로 미생물이 번식하는 수분 함량'(옅은 회색)을 나타내고 있습니다. 일반적으로 수분 활성이 0.5 이하에서는 미생물이 생육하기 어렵다고 하며, 이것은 츠무라 한방 엑기스 제제의 수분 함량 7%에 필적합니다. 츠무라 한방 엑기스 제제는 개봉 전에는 3~5%의 수분 함량이므로 이러한 원래의 수분 함량을 고려하여 중량이 2% 증가한 경우를 옅은 색 영역, 4% 중량이 증가한 경우를 짙은 색 영역으로 표시하였습니다. 한방약의 방습을 생각했을 경우 중량 증가는 2% 이내로 억제할 필요가 있습니다.

그렇다면, 이러한 상황을 막으려면 어떻게 하면 좋을까요? 필자는 보존방법에 의한 흡습성의 차이도 조사해 보았습니다.

약봉지를 ① 상온 보존, ② 지퍼폴리백에 넣어 상온 보존, ③ 플라스틱 용기에 넣어 상온 보존, ④ 냉장고에서 보존 등 4개 조건에서 42일간 두고, 실제 복약 상황과 마찬가지로 1일 2회 약을 꺼내고 넣고 한 결과, 냉장고에 넣은 경우가 가장 습기가 차지 않는다는 결과가 얻어졌습니다(**그림 4**). 이것은 냉장고 안은 온도가 낮아서 포화수증기량(공기 중의 수분량)이 적은 상태이기 때문이라고 생각됩니다.

그림 4 ● 보존방법별로 본 한방약의 흡습성 차이(42일간) (필자 작성)

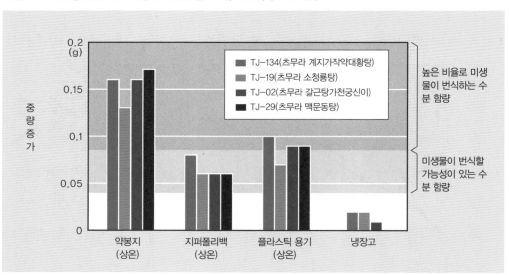

한방약을 넣은 약봉지를 4개 조건에서 42일간 두고, 1일 2회 약을 넣고 꺼낸 결과, 냉장고에 넣은 경우가 가장 습기가 차지 않는다는 결과가 얻어졌다.

(제39회 일본약제사회 학술대회 12006 강연요지집 p.173)

1장 소아 복약지도의 기초 지식

2장 연령에 맞는 약 먹이는 방법

3장 제형별 사용법 지도

4장 Q&A로 보는 약제별 복약 지도

5장 약국에서 경험하는 소아의 부작용

6장 입무·소아의 상담 대응

7장 도움이 되는 환자 지도 요령

그림 5 ● 한방약을 냉장고에서 보존한 경우의 용기별 흡습성 차이(필자 작성)

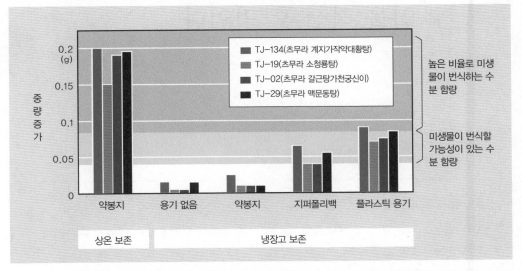

냉장고에서 보존한 경우의 용기별 중량 변화를 조사하자, 분포된 약을 그대로 냉장고에 넣은 경우와 약봉지를 직접 냉장고에 넣은 경우가 가장 잘 보존되었다.

(제39회 일본약제사회 학술대회 12006 강연요지집 p.173)

또한, 냉장고에서 보존하는 경우의 용기별 중량 변화도 조사했습니다. 그러자 신기하게도 분포된 약을 용기 없이 그대로 냉장고에 넣은 경우와 약봉지를 직접 냉장고에 넣은 경우가 가장 잘 보존되어 있었습니다(그림 5).

지퍼폴리백과 플라스틱 용기를 냉장고에 넣었다 꺼냈다 하면 봉지와 용기의 표면이 결로됩니다. 여기에 약봉지를 넣고 봉하여 냉장고에 다시 넣음으로써 약이 수분을 흡수할지도 모릅니다.

실험에서는 또한 저희 집 냉장고를 사용하여 냉장고의 어디에 약을 두어야 하는지 조사했습니다. 냉장고의 상단, 중단, 신선실, 문 안쪽 선반, 야채실, 냉동고에 한방약을 넣고 흡습성의 차이를 조사한 결과, 야채실에 보존한 경우에 약간 중량 증가가 많았지만, 어디에 넣어도 거의 차이는 없었습니다.

이러한 결과로부터 현재, 저희 약국에서는 한방약이 처음 처방된 환자에게는 반드시 "냉장고에 넣어 주세요."라고 얘기해 주고 있습니다.

● 참고문헌

1) 의료약학 2008;34:32-9.

2) 외래소아과학회 2007;10:305-8.

3) 일본약제사회 잡지 2012;64:793-7.

4) 제39회 일본약제사회 학술대회 12006 강연요지집 p.173

제 2 화 · 정제·캡슐제는 입을 적신 후 먹인다

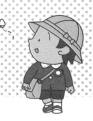

> ❗ **여기가 포인트**
>
> 정제·캡슐제는 입을 물로 적신 후에 먹도록 지도. 정제에 도전할 때에는 먹지 못했을 때의 대응을 설명한다.

가루약에서 정제와 캡슐제로 이행하는 것은 소아에게 하나의 허들입니다. 본인이 희망한다면 도전해도 좋다고 생각하지만, 정제와 캡슐제를 먹을 수 있게 되는 나이에는 개인차가 있으므로 서두르지 말고 천천히 도전하도록 보호자와 환아에게 권합니다. 도전할 때에는 먹지 못했을 때의 대응을 조언하는 것이 중요합니다.

정제·캡슐제 먹이는 법의 기본은 정제를 입에 넣고 1컵 분량의 물과 함께 삼키는 방법입니다(**표 2**). 상체를 세우고 끓인 물이나 찬물을 한 모금 먹어 입을 적신 후에 약을 입에 머금으면 약이 볼 안쪽이나 목구멍에 붙어 버리는 트러블을 방지할 수 있습니다.

표 2 ● **먹이는 법의 기본과 환아가 먹지 못했을 때의 대처법(필자 작성)**

I) 먹이는 법의 기본
① 선 채로 물을 한 모금 먹는다
② 정제를 입 안에 넣고 1컵 분량의 물과 함께 삼킨다

II) 환아가 먹지 못할 때의 대처법
① 식품과 함께 삼킨다: 식품을 잘 씹은 후 정제를 넣는다
② 푸딩이나 젤리 등 반고형 상태 식품을 이용한다. 식품과 약을 함께 흡입하고 먹는다
③ 쪼개거나 으깨거나 캡슐을 벗기거나 해서 먹인다(단, 약효 등의 관점에서 가능한 것에 한함)

물만으로는 먹지 못하는 경우에는 ① 식품과 함께 삼킨다, ② 푸딩이나 젤리 등 반고형 상태 식품을 이용한다, ③ 쪼개거나 분쇄하거나 캡슐을 벗기는 등의 방법을 고려합니다.

식품과 함께 삼키는 것이 좋은 방법이라고 할 수는 없지만, 식품을 잘 씹은 후에 식품이 입에 들어 있는 상태로 입을 벌리게 해서 그 안에 정제를 넣습니다. 푸딩이나 젤리 등 반고형 상태 식품을 이용하는 경우에는 식품과 약을 함께 흡입하고 삼킵니다.

쪼개는 선이 그려져 있는 정제는 쪼개도 문제가 없으므로 절반으로 쪼개서 먹여 봅니다. 약에 따라서는 으깨도 괜찮은 것도 있습니다. 정제로 교부했지만, 집으로 방문해서 보니 먹지 못하는 것을 알았을 때, 필자는 "랩으로 싸서 드라이버 손잡이로 가볍게 두드려 보세요."라고 얘기합니다. 캡슐제는 약의 맛에 따라 다르지만 캡슐을 벗기고 먹이는 방법도 있습니다.

단, 쪼개고 분쇄하고 캡슐을 벗기는 등으로 해서 먹이는 방법은 약효 등의 관점에서 가능한 것에 한합니다. 약에 따라서는 정제를 으깨거나 캡슐을 벗겨서 먹이면 안정성이나 효과에 영향이 발생할 가능성이 있으므로 주의가 필요합니다. **표 3**에 저희 약국에서 교부할 기회가 많은 정제와 캡슐제에 관해서 으깨도 좋은지 캡슐을 벗겨도 좋은지를 정리했습니다[1].

이러한 방법으로 먹여 보고, 혹시 먹을 수 없다면 다음 진찰 시에 의사에게 말하여 제형 변경을 검토하도록 보호자에게 얘기합니다.

또한, 으깨는 것이 번거롭다는 보호자에게는 경관영양 환자에게 자주 사용되는 간이현탁법으로 약을 현탁시켜서 먹이는 수단도 있습니다.

간이현탁법은 정제를 으깨거나 캡슐제를 개봉하지 않고 그대로 약 55℃의 따뜻한 물에 넣어 현탁시키는 방법입니다. 정제 등을 분쇄하는 수고를 덜고 약의 손실을 방지해 줍니다. **그림 6**에 조작법을 정리했습니다.

표 3 ● 정제 분쇄 및 캡슐 벗기기 가부(필자 작성)

상품명	일반명	제형	가부	이유
아나프라닐정 10mg	클로미프라민 염산염	당의정	×	쓴맛이 있어 혀를 마비시킨다
오논 캡슐 112.5mg	프란루카스트 수화물	경캡슐	○	–
카로날정 50mg 소아용/200mg	아세트아미노펜	나정	×	쓴맛 있음. 분쇄는 부적절
클래리시드정 50mg 소아용/200mg	클라리스로마이신	필름코팅정	×	쓴맛 있음. 분쇄에 관한 데이터가 없음(메이커 답변)
자디텐 캡슐 1mg	푸마르산케토티펜	경캡슐	○	–
사와실린 캡슐 250	아목시실린 수화물	경캡슐	△	페니실린 냄새 있음
지스로맥 캡슐 소아용 100mg	아지스로마이신 수화물	경캡슐	△	쓴맛 있음
싱귤레어정 10mg	몬테루카스트나트륨	필름코팅정	×	원체(原體)에 쓴맛이 있고, 흡습성이 있기 때문에 분쇄는 하지 말도록 메이커가 코멘트
싱귤레어 츄어블정 5mg	몬테루카스트나트륨	나정	×	원체(原體)에 쓴맛이 있고, 흡습성이 있기 때문에 분쇄는 하지 말도록 메이커가 코멘트
시메트렐정 50mg	아만타딘 염산염	필름코팅정	×	강한 쓴맛
세프스판 캡슐 50mg/100mg	세픽심 수화물	경캡슐	○	–
세프존 캡슐 100mg	세프디니르	경캡슐	○	–
세레네이스정 0.75mg	할로페리돌	나정	○	주약(主藥) 함유가 적기 때문에 부형제 등으로 희석한 경우에는 함유 불균일에 주의
타베질정 0.75mg	클레마스틴 푸마레이트	나정	○	–
타미플루 캡슐 75	오셀타미비어 산염	경캡슐	△	쓴맛 있음
달라신 캡슐 75mg	클린다마이신 염산염	경캡슐	△	캡슐을 벗긴 시험 데이터는 없다. 쓴맛이 강해 복용하기 어렵다
테오도르정 50mg/100mg/200mg	테오필린	나정	×	서방성 펠릿에 상처가 생겨 용출속도가 변화하기 때문에 분쇄 불가 절대 불가!
도란사민 캡슐 250mg	트라넥사민산	경캡슐	△	쓴맛 있음
니폴라진정 3mg	메퀴타진	나정	△	빛에 의해 착색·분해된다
하이본정 20mg	리보플래빈 낙산 에스테르	나정	○	–
바난정 100mg	세프포독심프록세틸	필름코팅정	△	쓴맛 있음. 혀를 마비시킴. 빛에 의해 노란색으로 착색되는 경우 있음. 25℃·75%RH, 차광보존으로 4주간 안정
파롬정 150mg	파로페넴 나트륨 수화물	필름코팅정	△	냄새와 쓴맛 있음. 열에 불안정
페리악틴정 4mg	사이프로헵타딘 염산염 수화물	나정	○	–
포스미신정 500	포스포마이신 칼슘 수화물	나정	○	–
미야비엠정	낙산균	나정	○	–
뮤코솔반정 15mg	암브록솔 염산염	나정	○	–
뮤코다인정 250mg	L-카르보시스테인	필름코팅정	○	약간의 신맛
메프친 미니정 25µg	프로카테롤염산염수화물	나정	○	실내 차광하고 방습 용기에서 1개월 보관하면 함유량 저하는 약 4% 정도, 빛·습기를 고려할 필요 있음

가부란 기호의 의미

○: 분쇄·캡슐 벗기기 가능   △: 조건부로 분쇄·캡슐 벗기기 가능

×: 불가(단, 쓴맛 등이 이유인 경우에는 제제를 개선하거나 환자의 동의를 얻으면 가능. 흡습성이 문제가 되는 경우에는 밀폐 가능한 용기에 건조제와 함께 넣거나 냉장고에서 보관하는 것이 단기간이라면 가능하다고 생각된다)

1장 소아 복약지도의 기초 지식

2장 연령에 맞는 약 먹이는 방법

3장 제형별 사용법 지도

4장 Q&A로 보는 약제별 복약 지도

5장 약국에서 경험하는 소아의 부작용

6장 입무 · 소아부의 상담 대응

7장 도움 되는 환자 지도 요령

그림 6 ● 간이현탁법 순서(필자 작성)

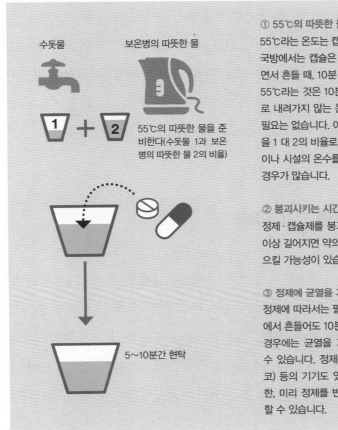

수돗물

보온병의 따뜻한 물

1 + 2

55℃의 따뜻한 물을 준비한다(수돗물 1과 보온병의 따뜻한 물 2의 비율)

5~10분간 현탁

① 55℃의 따뜻한 물을 준비

55℃라는 온도는 캡슐을 녹이기 위한 온도입니다. 일본약국방에서는 캡슐은 '물 50mL를 더해 37±2℃를 유지하면서 흔들 때, 10분 이내에 녹는다'고 규정되어 있습니다. 55℃라는 것은 10분간 온실에 방치했을 때에 37℃ 밑으로 내려가지 않는 온도입니다. 따라서 정확히 55℃로 할 필요는 없습니다. 어림잡아 수돗물과 보온병의 따뜻한 물을 1 대 2의 비율로 넣으면 약 55℃가 됩니다. 또한, 병원이나 시설의 온수를 가장 뜨겁게 하면 55℃ 정도가 되는 경우가 많습니다.

② 붕괴시키는 시간은 10분 이내

정제 · 캡슐제를 붕괴시키는 시간은 최장 10분입니다. 그이상 길어지면 약의 안정성을 저해하거나 배합 변화를 일으킬 가능성이 있습니다.

③ 정제에 균열을 가한다

정제에 따라서는 필름코팅이 단단해서 55℃의 따뜻한 물에서 흔들어도 10분에 현탁할 수 없는 약이 있습니다. 그 경우에는 균열을 가하면 약제를 안정된 상태로 붕괴할 수 있습니다. 정제를 으깨는 '라크라슈'(판매: 다이도 카코) 등의 기기도 있지만 펜치를 이용해도 OK입니다. 또한, 미리 정제를 반으로 쪼개서 조제하도록 하면 편하게 할 수 있습니다.

정제나 캡슐 분쇄, 캡슐 벗기기나 간이현탁법의 가부를 조사할 때에는 『정제 · 캡슐제 분쇄 핸드북 제7판』(지호우, 2015)과 『내복약 경관 투여 핸드북 제3판』(지호우, 2015) 등의 전문서가 있으면 편리합니다.

구강 안에서 붕괴 가능한 정제를 연습용으로 이용

보호자로부터는 "정제는 못 먹습니다. 어떻게 하면 좋은가요?"라는 상담을 자주 받습니다. 그러한 때에 편리한 것이 연습용으로 사용할 수 있는, 구강 안에서 붕괴 가능한 정제입니다. 못 먹는다고 생각되면 입 안에서 녹일 수 있습니다. 또한, 츄어블정은 원래 씹어 먹는 약이므로 씹어 먹어도 된다고 보호자에게 얘기해 줍니다.

저희 약국에서는 자주 정장약 미야비엠정(일반명 낙산균)을 사용하고 있습니다. 나정 이므로 씹어 먹어도 OK인데, 실은 핥아도 녹습니다(단, 시간은 걸립니다). 저는 정장약 으로 미야비엠 세립이 나오면 "정제에 한번 도전해 볼까?"라고 아이에게 물어보는 경 우가 있습니다.

정제의 후발품을 고를 때에는 크기가 중요

아이가 약을 싫어하는 시기의 피크는 1세 전후~3세인데, 3세가 넘어도 가루약을 못 먹는 아이는 18% 정도 있습니다[2]. 나이가 늘어감에 따라 먹을 수 있는 아이가 증가하 지만, 동시에 복용량도 증가하므로, 못 먹는 경우에는 복용하는 것이 점점 힘들어집니 다. 그럴 때 저는 "정제를 시험해 보지 않으시겠어요?"라고 보호자와 아이에게 물어 봅 니다. 4세 정도가 되면 정제를 먹을 수 있는 경우가 있기 때문입니다. 약제에 따라서는 소아용 정제도 있습니다.

아이가 정제를 먹을 때 중요한 것이 정제의 '크기'입니다. 예를 들면, 가루약의 경우에 는 쓴맛이 있는 클라리스로마이신(상품명 클래리시드 외)의 경우에는 200mg정의 직경

그림 7 ● 클래리시드 200mg정과 클래리시드 50mg정의 모양 비교(필자 작성)

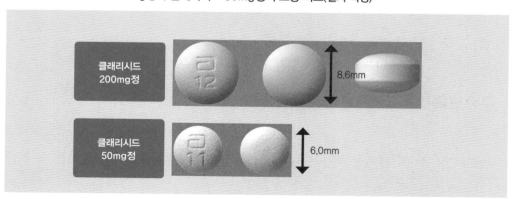

그림 8 ● 뮤코다인정 250mg과 카르보시스테인정 250mg '테바'의 모양 비교(필자 작성)

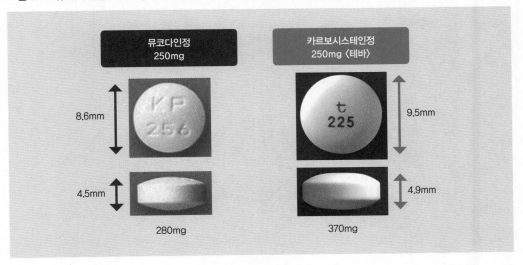

은 8.6mm로 크지만, 50mg정의 직경은 그 70% 정도인 6.0mm입니다(**그림 7**). 50mg 정으로 변경하면 작으므로 먹을 수 있는 경우가 있습니다.

이전에 6세 남자아이가 뮤코다인정 250mg(일반명 카르보시스테인)을 먹을 수 있었 는데, 카르보시스테인정 250mg '테바'로 변경되자, 먹지 못하게 된 사례를 경험하였습 니다. 보호자에게 쪼개거나 분쇄해서 먹이도록 조언한 후에 마음에 걸려 크기를 조사 해 보았습니다. 그러자 뮤코다인정 250mg과 카르보시스테인정 250mg '테바'의 크기 차이는 직경 0.9mm, 두께 0.4mm이고, 무게는 90mg이나 달랐습니다(**그림 8**).

이 결과에 놀라서 다른 후발의약품도 조사해 보았습니다. 그러자, 후발품의 크기(직 경, 두께)와 무게는 제품에 따라 달랐습니다(108페이지 **그림 9**). 뮤코다인정 250mg는 작은 부류에 속하고, 카르보시스테인정 250mg '테바'는 큰 부류에 속했습니다. 뮤코 다인정의 후발품 중에서는 카르보시스테인정 250mg 'JG'가 가장 작아서 소아에게는 먹기 쉽다고 생각됩니다.

또한, 저희 약국 근처에 이비인후과 의원이 있는데, 거기에서 진찰을 받은 환자로부 터 "이 약국에서 주는 프란루카스트정(프란루카스트 수화물)보다 이비인후과 앞에 있는 약국에서 주는 프란루카스트정이 먹기 편하다."라는 얘기를 수차례 들은 적이 있습니 다. 프란루카스트정 선발품은 캡슐제인 오논입니다. 그렇기 때문에 현재는 일반 처방

1장 소아 복약지도의 기초 지식

2장 연령에 맞는 약먹이는 방법

3장 제형별 사용법 지도

4장 Q&A로 보는 약제별 복약 지도

5장 약국에서 경험하는 소아의 부작용

6장 입부·수유부의 상담 대응

7장 도움이 되는 환자 지도 요령

그림 9 ● 뮤코다인정 250mg과 그 후발품의 모양 비교(필자 작성)

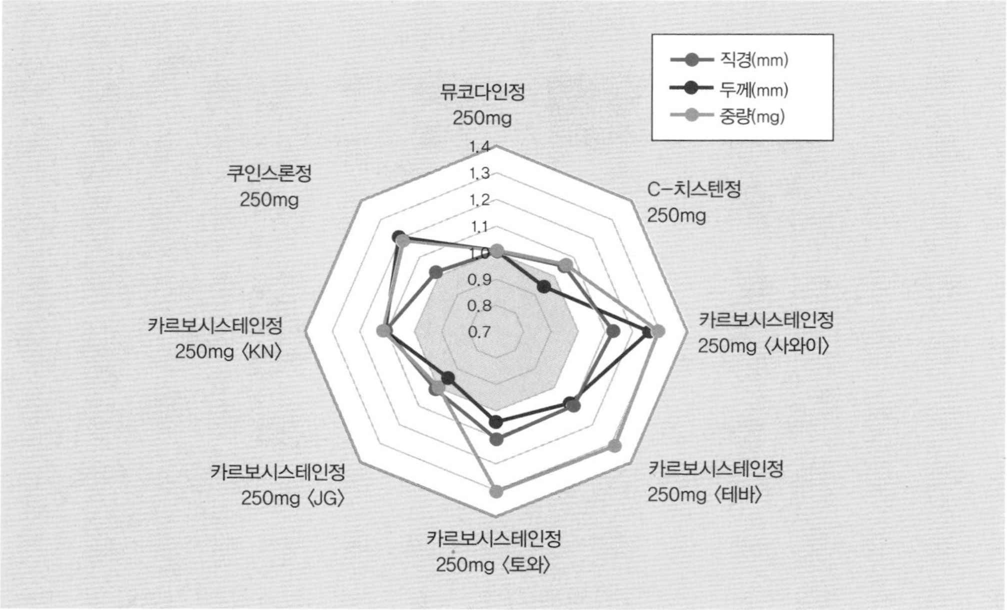

뮤코다인정 250mg의 크기를 1로 했을 때, 각각의 비율을 산출하였다.

에 의해 후발품(정제)을 교부하는 경우가 많아졌다고 생각합니다.

저희 약국에서 주는 프란루카스트정은 프란루카스트정 112.5 'EK'였는데, 이비인후과 근처 약국에서는 프란루카스트정 112.5mg 'CEO'를 채택하고 있었습니다. 저희가 조사해 본 바로는 직경과 무게는 거의 같았으나 두께에 0.7mm의 차이가 있습니다(**그림 10**). 프란루카스트정 112.5mg는 모양을 크게 2가지로 분류할 수 있습니다. 현재, '못 먹는다'는 아이는 없지만, 작은 아이에게는 이러한 차이도 먹는 데 영향을 미칠 가능성이 있다고 생각하고 있습니다.

연락표로 환아의 복약 정보를 의사에게 보고

소아 조제에서는 가루약은 못 먹지만 정제는 먹을 수 있는 아이, 정제를 복용할 때 단(單)시럽이 필요한 아이 등 세세한 대응이 요구됩니다. 의료기관에 매번 처방 조회하는 것은 힘들기 때문에 저희 약국에서는 다음 번 처방의 참고가 될 수 있도록 의료기관에

그림 10 ● 각 사에서 나오고 있는 프란루카스트정 112.5mg의 모양 비교(필자 작성)

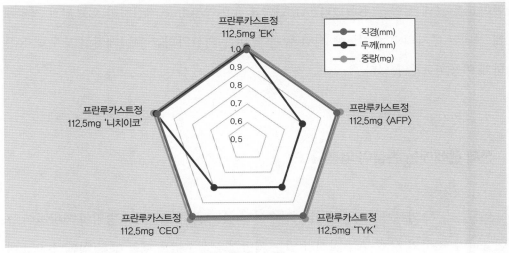

프란루카스트정 112.5 'EK'를 1로 했을 때, 각각의 비율을 산출하였다.

그림 11 ● 우리 약국에서 사용하고 있는 의료기관에 대한 연락표

2016년 9월 13일

소아과 귀하

아래 환자로부터 정제 / 클라리스로마이신 / 단(單)시럽에 대한 희망을 접
수했습니다.

다음번에 아래 사항을 검토해 주시기 부탁드립니다.

정제 / 클라리스로마이신으로 변경

바난 · 클래리시드 처방 시에 / 항상 단시럽 처방

번호	이름	생년월일
1	○○ △△ 님	20 14 년 1 월 15 일
2	님	20 년 월 일
3	님	20 년 월 일

클래리시드로 하면
싫어서 전부 토했다고
합니다
어머니도 클라리스로마이
신 희망

와타나베 약국 카미야마나가 점
우편번호 871-0027
오이타 현 나카츠 시 카미야마나가
Tel:0979-26-
Fax:0979-26-

1장 소아복약지도의 기초 지식

2장 연령에 맞는 약 먹이는 방법

3장 제형별 사용법 지도

4장 Q&A로 보는 약제별 복약 지도

5장 약국에서 경험하는 소아의 부작용

6장 의부 · 소아부의 상담 대응

7장 도움 되는 환자 지도 요령

연락표를 보내고 있습니다(**그림 11**). 연락표에 연락사항을 기입하여 의료기관 직원에게 건네면 환자의 진료기록에 끼워 줍니다. 바쁜 의사와의 커뮤니케이션 도구로 유용하게 이용하고 있습니다.

정제 분쇄에는 손실이 따른다

보통은 근처 의료기관의 처방전을 접수하고 있는데, 때때로 광역병원의 처방전이 들어옵니다. 소아의 정제 분쇄 지시가 있는 처방전을 접수했을 때는 특히 힘듭니다. 소아 약물요법 인정 약제사 자격을 따도 정제 분쇄는 여전히 어렵습니다.

정제는 매번 유발에서 분쇄하는데 아무리 해도 손실이 생깁니다. 그러면 어느 정도 손실이 생길까요? 시미즈 등은 정제를 유발에서 1정씩 분쇄할 때의 손실을 조사하고, 분쇄로 손실되는 약의 양은 정제 종류에 따라 크게 다르다는 것을 보고하고 있습니다 (**그림 12**)[3].

그림 12 ● 1정 분쇄 시의 이용률

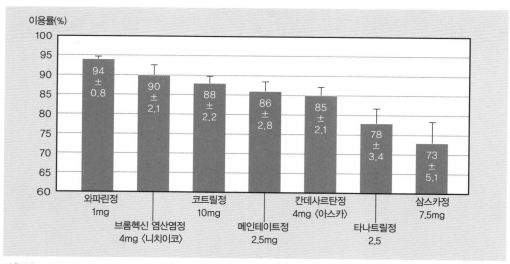

이용률은 오른쪽 식으로 산정. 이용률=(1정 분쇄 후의 중량[g]/1정의 중량[g])×100
막대그래프 내의 값은 평균값±SD(n=20). 또한, 이용률 산출에 이용한 정제 중량은 실측값

(제26회 의료약학회 년회 2016초록집 p2052-17-PM.에서 인용)

그림 13 ● 1정의 이용률 및 이용률 SD(표준편차)와 중량과의 상관관계

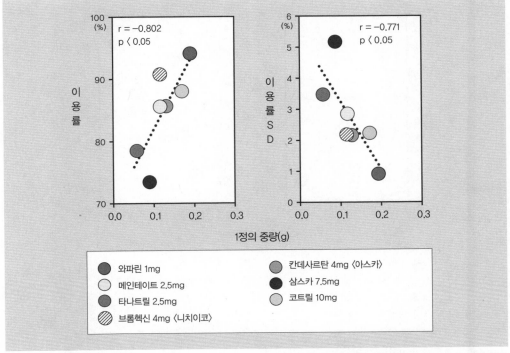

r: 피어슨의 적률상관계수   (제26회 의료약학회 년회 2016초록집 p2052-17-PM.에서 인용)

이 보고에서는 와파린정 1mg(와파린 칼륨)은 이용률이 94±0.8%였던 데 비해서 삼스카정 7.5mg(톨밥탄)은 73±5.1%였습니다. 이용률의 차이는 정제의 중량에 관계되어 가벼운 정제일수록 이용률이 나쁘다는 결과였습니다(**그림 13**). 동시에, 가벼운 정제는 이용률 편차가 크다는 것도 알았습니다.

한편, 현장에서는 여러 정을 한꺼번에 분쇄하면 손실이 적어지는 것 같다는 느낌이 듭니다. 사실은, 분쇄하는 정제의 숫자와 분쇄에 따른 손실의 관계를 조사한 보고도 있습니다. 약간 오래된 논문이지만, 무라카미 등은 정제 2정, 5정, 10정, 20정, 40정을 각각 유발 또는 분쇄기에서 분쇄하고 중량 손실을 측정하였습니다[4]. 그러자 분쇄한 정제의 숫자가 많아지면 손실이 감소한다는 것, 또 분쇄기보다 유발에서 손실이 적다는 결과가 발견되었습니다. 논문을 읽어 본 인상으로는 10정 이상 한꺼번에 분쇄하면 손실이 꽤 감소할 것 같다는 생각이 들었습니다. 분쇄에 따른 손실을 줄이기 위해서는 1회

그림 14 ● 1정의 이용률 및 이용률 SD(표준편차)와 유발에 대한 부착률과의 상관관계

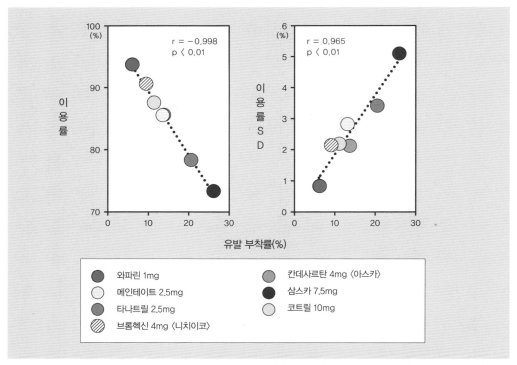

r: 피어슨의 적률상관계수

(제26회 의료약학회 년회 2016초록집 p2052-17-PM.에서 인용)

에 많이 분쇄하는 것이 좋겠지만, 소규모 약국에서는 어렵습니다.

유발에 부착되어 손실되는 양도 많다

그렇다면, 손실의 첫 번째 원인은 무엇일까요? 시미즈 등은 이용률이 나쁜 원인으로 유발에 부착되는 것을 들고 있습니다[3]. 보고에서는 실제로 분쇄한 정제 중량의 5~25%가 유발에 부착되어 있었습니다. 이용률과 이용률의 편차(이용률 SD)는 유발 부착률과 각각 부(-)의 상관과 정(+)의 상관을 보였습니다(**그림 14**).

이와 같이 정제를 분쇄하면 손실이 반드시 발생하므로 저희 약국에서는 손실을 고려하여 조제합니다. 예를 들면, 딱 1일 용량과 일수를 곱한 양이 정제 용량으로 완벽히 나

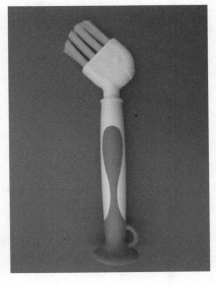

1장 소아 복약지도의 기초 지식

2장 요령에 맞는 약 먹이는 방법

3장 제형별 사용법 지도

4장 Q&A로 보는 약제별 복약 지도

5장 약국에서 경험하는 소아의 부작용

6장 외부·소아부의 상담 대응

7장 도움이 되는 환자 지도 요령

사진 3 ●
저희 약국에서 유발에 부착된 약제를
모으기 위해서 사용하고 있는 브러시

누어지는 경우에도 손실을 생각하여 1정 더 분쇄합니다. 그리고 1정당 중량을 계산하여 필요한 양을 채취하고 있습니다. 당연히 손실을 최소한으로 하도록 노력합니다. 예를 들면, 유발에서 약제를 취할 때는 약숟갈로 뜬 후에 브러시로 모읍니다(**사진 3**). 이렇게 하면 손실을 줄일 수 있습니다.

2005년도 후생노동과학연구 〈소아 약물요법에서의 데이터 네트워크의 실용성과 응용 가능성에 관한 연구〉에서는 16세 이하의 처방전에 있어서 각 시설에서 제품 본래의 제형으로부터 투여 제형을 변경하여 사용한 의약품이 리스트업 되었습니다[5]. 그 중에서 가장 건수가 많았던 것은 와파린정제 분쇄였는데, 2011년 12월에 '와파린 과립 0.2%'가 발매되어 미량 조정이 가능하게 되었습니다. 또한, 분쇄 시에 문제가 되었던 광(光)안정성도 개선되었습니다. 제약회사에게 소아약은 이익이 적은 분야이며, 더구나 환자수가 적은 질환의 경우에는 좀처럼 소아용 제제가 만들어지지 않습니다. 저희 약사도 조제뿐 아니라, 제약회사의 협력을 받을 수 있도록 노력해 가야 하겠습니다.

● 참고문헌
1) 『정제·캡슐제 분쇄 핸드북 제7판』(지호우, 2015)
2) 제43회 일본약제사회 학술대회 2010 ○-10-01-01
3) 제26회 의료약학회 년회 2016 초록집 P2052-17-PM
4) 병원약학 1991;17:381-7.
5) 2005년도 후생노동과학연구 〈소아약물요법에서의 데이터 네트워크의 실용성과 응용가능성에 관한 연구〉

제3화 흡입약은 연령에 맞는 기구를 선택

> ❗ **여기가 포인트**
>
> 유유아의 천식 치료에서는 네뷸라이저에 의한 현탁액 흡입이나 스페이서를 사용한 pMDI 흡입을 한다. 어린 학생인 경우에는 DPI가 사용가능해진다. 교부 후에는 제대로 사용할 수 있는지 여부를 꼼꼼히 확인한다.

　소아의 흡입약은 기관지 천식에 대해 인가받은 것이 압도적으로 많습니다. 천식 치료의 기본적 개념은 흡입 스테로이드로 만성 기도염을 억제하는 것입니다. 장기적으로 관리가 필요한 경우에는 흡입 스테로이드(inhaled corticosteroid; ICS)나 장시간 작용성 β_2 자극약(long acting β_2 agonist; LABA), 양자(兩者) 혼합제가, 급성 발작 시에는 단기간 작용성 β_2 자극약(short acting β_2 agonist; SABA)이 사용됩니다.

　소아의 경우에는 ① 네뷸라이저에 의한 에어졸 흡입, ② 가압 분무식 정량 흡입기(pMDI)에 의한 흡입, ③ 드라이파우더 정량 흡입기(DPI)에 의한 흡입 등 3가지 방법이 있습니다. 소아에게 인가된 흡입약은 그 수가 의외로 한정되어 있습니다. 흡입약의 리스트를 **표4**에 정리했습니다[1].

유유아에게는 풀미코트 흡입약

　유유아의 천식에는 풀미코트(일반명 부데소니드) 흡입약이 자주 처방됩니다. 이 약은 약액을 미스트 상태로 만드는 네뷸라이저를 사용하여 폐 안에 흡입시키는 것으로,

표 4 ● 소아 천식에 보험 적용되는 흡입 스테로이드

종류	상품명	제형	소아용량	비고
프로파노산 플루티카손 에스테르	플루타이드 에어졸	pMDI	통상 1회 50μg, 1일 2회, 최대 200μg/일	–
	플루타이드 로타디스크	DPI		유당 함유
	플루타이드 디스커스	DPI		유당 함유
디프로피온산베클로메타손 에스테르	큐바르	pMDI		알코올 함유
부데소니드	풀미코트 흡입액	현탁액	통상 1회 0.25mg을 1일 2회 또는 0.5mg을 1일 1회, 최대 1.0mg/일	–
	풀미코트 터부헬러	DPI	통상 1회 100 또는 200μg을 1일 2회 흡입, 최대 800μg/일	첨가제 없음
시클레소니드	알베스코	pMDI	통상 100~200μg을 1일 1회, 최소 50μg/일	알코올 함유 프로드러그
살메테롤 크시나포에이트 · 프로파노산 플루티카손 에스테르 배합제	아도에어 에어졸	pMDI	1분무 FP50μg/SLM25μg 제제만 적용 (최대 2분무를 1일 2회)	–
	아도에어 디스커스	DPI	FP100μg/SLM50μg제제만 적용 (1회 FP100μg/SLM50μg을 1일 2회)	유당 함유

pMDI: 가압분무식 정량 흡입기 DPI: 드라이파우더 정량 흡입기

(일본소아알레르기학회 〈소아 기관지 천식 치료 · 관리 가이드라인 2017〉(쿄와기획)에서 인용, 일부 수정)

pMDI나 DPI와는 달리, 평소의 호흡으로 흡입할 수 있는 것이어서 유유아가 사용하기 쉽기 때문입니다. 네블라이저는 평소의 호흡으로 흡입할 수 있어 유유아도 사용하기 쉬운 반면, 흡입장치가 크고, 비싸고, 사용시간이 걸린다는 문제점이 있습니다. 또한, 시판되고 있는 네블라이저에는 성능 차이가 있습니다. 유유아의 경우에는 싫증을 내고 흡입을 싫어하므로, 자고 있을 때에 하는 경우도 있습니다(단, 흡입 효율은 조금 낮아집니다). 유아(幼兒) 이상의 경우에는 흡입구에 마우스피스를 이용하지만, 유아(乳兒)에게는 마스크를 사용합니다(117페이지 **사진 4**). 네블라이저에는 제트식, 메쉬식, 초음파식 등 3개 타입이 있는데, 풀미코트 흡입용으로 현재 가장 많이 보급되어 있는 것은 제트식입니다.

제트식은 압축한 공기를 이용하여 약액을 미스트 상태로 만듭니다. 소리가 크고, 비교적 대형으로 휴대에 부적합하며, 사용 시에 전원이 필요한 경우가 많다는 단점이 있지만, 비교적 값이 싸고 내구성이 우수하여 사용 실적이 풍부합니다[2]. 풀미코트 첨부문서의 용법·용량 관련 사용상 주의에는 "본 약제를 흡입할 때에는 제트식 네블라이저

를 사용할 것"이라고 기재되어 있습니다.

한편, 메쉬식은 진동 등에 의해 약액을 메쉬의 구멍에서 밀어내어 미스트 상태로 만듭니다. 제트식에 비해서 조용하고 소형 경량이고, 휴대성이 우수하고, 전지로 구동 가능하며, 기울여서 사용할 수 있는 등의 장점이 있지만, 메쉬에 약제를 채우기 때문에 일정 기간마다 메쉬를 교환할 필요가 있습니다.

일본소아알레르기학회의 『소아 기관지천식 치료·관리 가이드라인 2017』(쿄와 기획)에는 천식 치료에 사용하는 네뷸라이저로 메쉬식도 게재되어 있습니다[1]. 그 때문에 보호자가 휴대성 등을 중시하는 경우나 아이가 제트식의 소리를 무서워하는 경우에는 메쉬식을 권장해도 좋다고 생각됩니다.

초음파식은 약액에 진동을 주어 미스트 상태로 만드는 것으로, 물을 넣어 가습하면서 이용하는 데 적합합니다. 액체 중에 미세입자가 분산되어 있는 현탁액의 경우에는 진동에 의해 약효 성분이 침전하여 위쪽의 맑은 부분만 흡입하게 되기 때문에 현탁액인 풀미코트 흡입에는 적합하지 않다는 데 주의할 필요가 있습니다.

pMDI는 스페이서를 사용하여 흡입

pMDI와 DPI는 소형이며 휴대하기 쉬운 반면, 흡입 기술 습득이 필요하여 연소자에게는 적합하지 않다는 결점이 있습니다.

pMDI는 가압한 가스와 함께 충전된 약이 일정량 분무됩니다. 그 때문에 pMDI는 흡입력은 필요하지 않지만, 흡기와 분무의 타이밍을 같게 할 필요가 있습니다. 흡기 타이밍을 맞추지 못하는 아이에게는 흡입 보조구(스페이서) 사용이 권장됩니다.

스페이서는 이전에는 메이커가 약과 함께 공급했는데, 현재는 환자가 구입하는 것이 일반적입니다. 시판되고 있는 스페이서의 종류는 많이 있지만, 일본소아알레르기학회와 일본알레르기학회는 임상 검토가 되어 있는 '에어로체임버 Plus'(제조판매업자: 암코), 'PARI 볼텍스'(제조판매업자: 무라나카 의료기), '옵티헤일러'(현재는 '옵티체임버 다

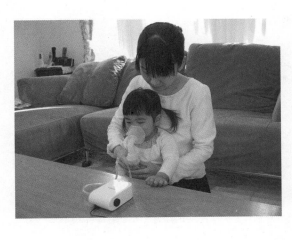

사진 4 ● 네불라이저에 의한 부데소니드
현탁액 흡입

이아몬드'로 판매. 제조판매업자: 필립스·레스피로닉스) 등 3종류의 스페이서를 추천하고 있습니다.

스페이서를 사용하는 이점은 ① 흡입 기술의 개인차가 적어진다, ② 대형 입자가 스페이서 벽에 부착되어 제거됨으로써 흡입 스테로이드의 국소성 부작용 리스크를 경감한다, ③ 입자가 미세화되어 폐 침착에 최적인 미립자가 많이 만들어짐으로써 흡입 효율이 높아진다, ④ 분무 가스에 의한 기도의 직접 자극을 경감한다 – 등입니다[3].

또한, 사용 시의 주의점은 ① 스페이서에 여러 회 분무하지 않는다, ② 분무 후 곧바로 흡입한다, ③ 마스크가 부착된 스페이서를 사용할 때에는 마스크에 얼굴을 밀착시킨다, ④ 정전기를 발생시키기 않도록 취급한다 – 등입니다[3].

또한, 약제에 따라 흡입하기 전에 흔들 필요가 있는 것과 그렇지 않은 것이 있습니다. 플루타이드(프로파노산 플루티카손 에스테르)는 약제가 녹아 있지 않은 현탁 상태입니다. 이러한 현탁 제제의 경우에는 사용 전에 용기를 흔들 필요가 있습니다. 한편, 큐바르와 알베스코는 용해 제제이므로 흡입 전에 꼭 흔들어야 할 필요는 없습니다.

DPI는 일정량의 미세 분말을 흡입력으로 흡입하는 흡입 제제입니다. DPI는 흡입 타이밍을 맞출 필요는 없지만, 약제를 폐에 도달시키기 위해서는 흡기(吸氣) 유속(流速)이 필요합니다. 일반적으로 5세 이상이 되면 사용 가능합니다. 각각의 DPI에 필요한 흡기 유속은 다르기 때문에 제약회사가 마련한 연습 기구를 이용하여 체크하십시오.

이와 같이 각각의 약제에 일장일단이 있으므로 개개의 환아에 맞게 선택합니다.

1장 소아 복약지도의 기초 지식

2장 연령에 맞는 약의 복약 방법

3장 제형별 사용법 지도

4장 Q&A로 보는 약제별 복약 지도

5장 약국에서 경험하는 소아의 부작용

6장 약국·소아부의 상담 대응

7장 도움 되는 환자 지도 요령

그림 15 ● 흡입 스테로이드 사용의 흐름(필자 작성)

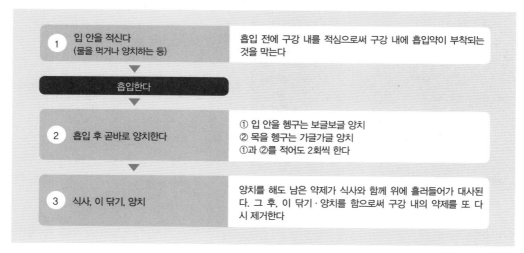

흡입 후 양치질로 칸디다 예방

흡입 스테로이드의 복약지도 시에 반드시 얘기해 주고 싶은 것은, 흡입 스테로이드의 부작용인 구강 내 칸디다 등을 예방하기 위해서 흡입 후에 양치질을 하도록 하는 것입니다. 흡입 스테로이드 사용의 흐름을 그림으로 표현하였습니다(**그림 15**). 흡입하기 전에 우선 물을 먹는 등 입 안을 적셔서 구강 내에 흡입약이 부착되는 것을 막습니다.

흡입 후에는 양치를 합니다. 양치는 반드시 '보글보글, 퉤 – ' 하는 구강 내 세정과 '가글가글, 퉤 – ' 하는 목 안쪽 세정을 각각 2회 하도록 합니다. 저는 "흡입은 아침과 저녁에 이 닦기 전에 하세요."라고 지도하고 있습니다. 또한, 식사를 하면 흡입 스테로이드는 구강 내에서 소화관으로 들어가 대사되므로 식전에 흡입하도록 지도하는 것도 좋다고 생각합니다.

항인플루엔자약 흡입 실패로 이봉성(峰性) 발열이 증가?

연말이 가까워지면 매년 "이번 시즌의 인플루엔자는 어떨까요?", "타미플루나 이나

1장 소아 복약지도의 기초 지식

2장 연령에 맞는 약 먹이는 방법

3장 제형별 사용법 지도

4장 Q&A로 보는 약제별 복약 지도

5장 약국에서 경험하는 소아의 부작용

6장 임부·수유부의 상담 대응

7장 도움 되는 환자 지도 요령

그림 16 ● 인플루엔자에 의한 이봉성 발열(필자 작성)

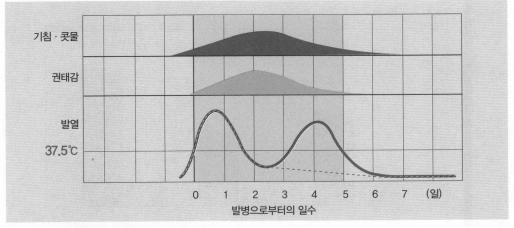

점선이 일반적인 열의 경과, 오렌지색이 이봉성 발열.

비어는 어느 정도 들여 놓을까요?" 등을 약국에서 얘기합니다. 최근에는 항인플루엔자약이 진보한 덕분에 발열해도 비교적 빨리 열이 내리는 아이가 늘고 있습니다. 직장이 있으면 보호자는 아이가 병에 걸려도 그렇게 오래 쉴 수 없습니다. 열이 내리면 학교나 유치원·보육원에 빨리 보내고 싶은 것이 보호자의 심정이지만, 그럴 때에 곤혹스러운 것이 '인플루엔자의 이봉성 발열'입니다. 인플루엔자가 발병하면 고열이 1~3일 계속된 후, 열이 내려 반일~1일 정도 평열이 되고 그 후 다시 발열하는 경우가 있습니다. 이 현상을 이봉성 발열이라고 합니다(그림 16). 원인은 밝혀지지 않았는데, 성인보다 소아, 특히 유유아에게 많다고 합니다.

이봉성 발열과 항인플루엔자약의 관계를 조사한 것이 Koseki 등의 연구입니다[4]. 이나비어(일반명 라니나미비어옥타논산에스테르수화물)와 리렌자(자나미비어 수화물)를 처방 받은 환자의 이봉성 발열 빈도를 관찰한 연구에서 매일 흡입하는 리렌자 쪽이 1회만 흡입한 이나비어보다 이봉성 발열 빈도가 유의하게 적었다는 결과가 나타났습니다. 최근, 1회만 흡입해도 치료가 되는 이나비어가 1일 2회, 5일간 흡입이 필요한 리렌자보다 자주 사용되고 있기 때문에 저는 이 데이터를 보고 놀랐습니다. 논문에서 Koseki 등은 원인은 명확하지 않다고 하면서도 가능성의 하나로서 흡입의 불완전성을 들고 있습니다.

그림 17 ● 이나비어 또는 리렌자 사용 환자의 인플루엔자에 의한 이봉성 발열 발생 빈도 비교

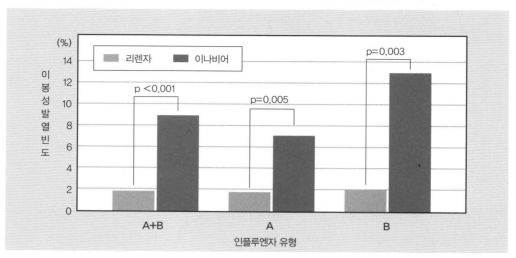

(Influenza and Other Respiratory Viruses.2014;8:151-8.에서 인용)

그림 18 ● 이나비어 흡입 용기에 남은 잔량과 인플루엔자 발병 후 발열에서 회복까지 비교
　　　　잔량이 많은 쪽이 회복이 늦는 경향이 있다.

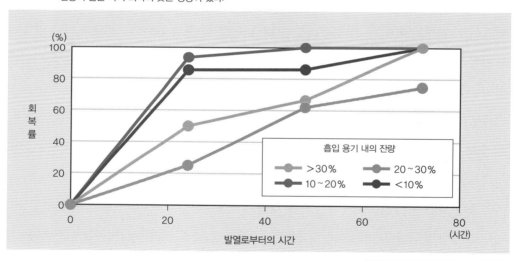

(외래소아과 2013;16:148-52.에서 인용)

　이나비어는 1회 흡입으로 치료가 종료된다는 이점이 있는 한편, 흡입 지도가 치료 효과에 크게 영향을 미칩니다. 특히, 소아의 경우에는 흡입 동작이 어려워서 약국에서의 흡입 지도가 매우 중요해집니다.

　요시다 등은 이나비어를 흡입한 후 용기 내에 남은 약제 잔량과 체온 추이를 비교하고, 흡입 상황과 임상효과의 관계를 조사하였습니다. 그 결과 잔량이 많은, 즉 제대

1장 소아 복약지도의 기초 지식

2장 연령에 맞는 약 먹이는 방법

3장 제형별 사용법 지도

4장 Q&A로 보는 약제별 복약 지도

5장 약국에서 경험하는 소아의 부작용

6장 외부·소아기의 증상별 대응

7장 트러블 보는 환자 지도 요령

그림 19 ● 흡입 양호군과 불량군의 해열까지 걸린 일수 비교

흡입을 제대로 하지 못하는 환아를 흡입 불량군이라고 하였다. 흡입 양호군에 비해서 흡입 불량군의 경우에 유의하게 해열까지 걸린 일수가 연장되었다.

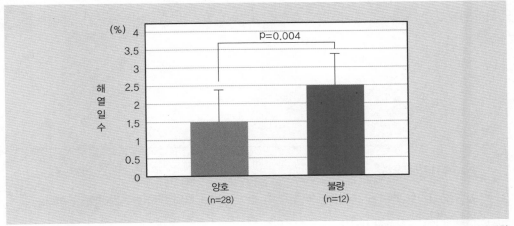

(일본약제사회 잡지 2014;66:933–5.에서 인용)

로 흡입하지 못했던 환자 쪽이 인플루엔자 이병(罹病) 기간이 길어진다는 것을 증명하였습니다(**그림 18**)[5].

한편, 우라카미 등은 흡입 지도 시의 흡입 상태와 해열까지 걸린 일수의 관계로 평가하여 흡입 양호군 쪽이 불량군보다 해열까지 걸린 일수가 짧았다는 것을 보고하고 있습니다(**그림 19**)[6]. 1회밖에 도전할 수 없는 이나비어는 흡입을 제대로 하지 못하면 효과가 나빠지기 때문에 약국에서의 지도가 중요해집니다.

그런데 Koseki 등의 보고에서 이봉성 발열 빈도는 5.2%였습니다. 하지만 소아과 처방전이 많은 저희 약국에서는 빈도가 더 높다는 인상을 갖고 있습니다. 저희 약국에서 반일 이상 열이 내린 후에 다시 발열한 사례의 비율을 조사해 보니, 무려 24%의 환자에게 이봉성 발열이 확인되었습니다[7]. 겨울에 소아의 인플루엔자 처방을 접수하면 이봉성 발열도 염두에 두어 "열이 내린 후에도 주의하십시오."라고 복약지도 시에 얘기해 주는 게 좋을 것 같습니다.

● 참고문헌

1) 일본소아알레르기학회 《소아 기관지 천식 치료·관리 가이드라인 2017》
2) 닛케이 드럭 인포메이션 2017;243:37–8.
3) 닛케이 드럭 인포메이션 2017;239:PE33–4.
4) Influenza and Other Respiratory Viruses.2014;8:151–8.
5) 외래소아과 2013;16:148–52.
6) 일본약제사회 잡지 2014; 66:933–5.
7) 제25회 일본외래소아과학회 초록집 (2015) P127

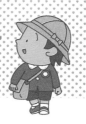

제4화 유유아용 좌약은 기저귀 가는 자세에서 사용한다

> **❗ 여기가 포인트**
> 좌약은 삽입할 때의 환아의 자세와 삽입 후 변이 나왔을 때의 대응 등 사용법을 구체적으로 설명한다

소아에게 자주 처방되는 좌약으로는 아세트아미노펜(상품명 안히바 외)과 돔페리돈(나우젤린 외), 디아제팜(다이아프)이 있습니다. 좌약을 교부할 때는 사용법을 구체적으로 설명하는 것이 중요합니다. ▶ 환자 지도 용지 p.292

유유아에게 사용할 경우에는 기저귀 가는 자세에서 삽입합니다. 환아를 반듯하게 눕히고, 양 다리를 들고, 엉덩이를 앞으로 빼고, 좌약의 뾰족한 부분을 앞으로 하여 항문에 넣습니다. 조금 큰 아이의 경우에는 네 발로 엎드리게 하거나 서서 엉덩이를 내민 자세를 취하게 하고 삽입합니다.

좌약을 냉장고에 보관한 경우에는 냉장고에서 꺼낸 후에 잠시 시간을 두고 실온이 되게 하거나 손바닥으로 데우면 삽입 시의 차가움이나 자극이 경감됩니다.

또한, 삽입 전에 좌약의 표면에 물이나 올리브오일, 베이비오일 등을 바르면 삽입하기 쉬워집니다. 삽입 후에 티슈페이퍼 등으로 항문을 가볍게 누르고 30초~1분 정도 기다리면 좌약이 나오거나 삽입 자극으로 변이 나오는 것을 막을 수 있습니다(**그림 20**).

환아의 체중에 맞추어 '2분의 1개 사용' 등의 지시를 받는 경우가 있습니다. 그 경우에는 어떻게 좌약을 자르면 좋을지 보호자에게 조언이 필요합니다. 좌약은 가위나 커터로 포장씰에 싸여 있는 상태로 자르게 합니다(**그림 21**). 예를 들면, 아세트아미노펜

그림 20 ● 좌약 넣는 법

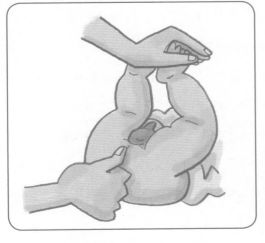

좌약은 작은 아이의 경우에는 반듯이 눕게 하고, 다리를 들고, 엉덩이를 앞으로 내밀게 하고, 항문에 뾰족한 부분을 앞으로 하여 넣는다. 삽입 후에 좌약이 나오는 경우가 있으므로 티슈페이퍼를 사용하여 30초~1분 정도 항문을 가볍게 누르면 좋다.

●좌약 자르는 위치

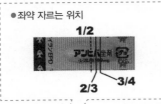

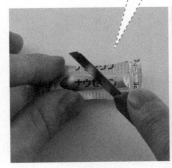
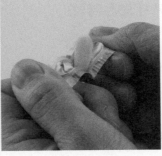

그림 21 ● 좌약 자르는 법
환아의 체중에 맞추어 사용량을 조정한다.
좌약을 가위나 커터로 잘라 양을 조정하고,
앞부분이 뾰족한 쪽만 사용한다.

의 소아 용량은 10~15mg/kg입니다. 안히바 좌제 소아용은 50mg, 100mg, 200mg의 제제가 있으므로 체중에 맞추어 잘라서 사용합니다. 반으로 자를 때에는 비스듬하게 반으로 잘라서 사용하도록 얘기해 주고 있습니다. 커터를 따뜻한 물로 데우면 자르기 쉽습니다. 자른 좌약은 앞부분이 뾰족한 쪽만 쓰고 나머지는 버리도록 합니다.

저희 약국에서는 '2분의 1개', '3분의 2개', '4분의 3개' 등의 지시가 처방의사로부터 내려진 경우에는 자르는 위치를 유성펜으로 표시해서 교부하고 있습니다. 시간이 있을 때에 약국에서 실제로 잘라서 중량을 재서 적절한 절단 위치를 알아 두면 좋을 것

1장 소아복약지도의 기초 지식
2장 연령에 맞는 약 먹이는 방법
3장 제형별 사용법 지도
4장 Q&A로 보는 약제별 복약 지도
5장 약국에서 경험하는 소아의 부작용
6장 입부·소아기의 상담 대응
7장 도움 되는 환자 지도 요령

입니다.

좌약 복약지도에서는 삽입 후에 좌약이 항문에서 빠져나왔을 때의 대응을 설명해 두는 것도 중요합니다. 삽입 직후에 나온 경우에는 어떤 약제라도 바로 다시 집어넣습니다. 한편, 삽입 후 얼마 지나서 배변으로 나온 경우에는 약제에 따라 대처가 다릅니다.

예를 들면, 아세트아미노펜 좌약의 경우에는 좌약이 나온 후 1시간 정도 상태를 보고, 열이 내리지 않을 때에는 별로 흡수되지 않았다고 생각하여 새로운 좌약을 다시 한 번 넣습니다. 디아제팜 좌약은 삽입 후 15~30분 정도에 약효 성분이 유효 농도역(域)에 도달하기 때문에 삽입 후 30분 이상 경과한 후에 좌약이 나온 경우에는 경과를 두고보도록 합니다.

단, 좌약이 나왔을 때의 대응에 관해서는 처방의사에 따라 생각이 다른 경우가 있으므로 각 약국에서 확인해 주십시오.

수용성 기제(基劑)는 실온에서 보존 가능

약국에서는 다양한 좌약을 취급하는데 약에 따라서 융점이 달라서 상온 보존할 수

표 5 ● 기제별 주요 좌약 일람(필자 작성)

기제의 종류		일반명(상품명)
유지성 기제 (체온에서 녹기 때문에 냉장고에서 보관한다)	글리세롤 지방산에스터	디클로페낙나트륨(볼타렌 서포 외)
	경지(hard fat)	모르핀 염산염 수화물(안펙)
		세프티족심 나트륨(에포세린)
		디플루코르톨론발레레이트·리도카인(네리프록트 외)
		아세트아미노펜(알피니, 안히바, 카로날 등)
		페노바르비탈 나트륨(루피알, 와코비탈)
수용성 기제 (체온으로 녹지 않고, 체액에서 녹기 때문에 실온에서 보존 가능)	마크로골	디아제팜(다이아프)
		돔페리돈(나우제린 외)
	소프트 젤라틴	클로랄수화물(에스크레)

있는 약과 냉소(冷所) 보존해야 하는 약이 있습니다. 그 때문에 교부 시에 보존 방법을 적절히 얘기해 주는 것이 중요합니다[1].

좌약을 교부할 때에 "혹시 모르니 냉장고에 보존해 주세요."라고 얘기하는 경우가 많다고 생각하는데, 실제로는 어떨까요?

표 5에 소아에게 사용하는 주요 좌약을 기제(基劑)별로 정리했습니다. 좌약은 기제에 따라 '유지성 좌약'과 '수용성 좌약'으로 나눌 수 있습니다. 유지성 기제에는 반(半)합성유지성 기제인 경지(hard fat) 등이 이용되고 있습니다. 이것들은 융점이 체온보다 낮아서 직장(直腸) 내에서 녹아 주약(主藥)을 방출합니다. 그 때문에 냉장고에서 보존합니다.

한편, 수용성 기제에는 마크로골과 소프트 젤라틴이 이용되고 있습니다. 이것들은 직장 내의 수분을 흡수하여 용해하고 주약(主藥)은 점막 표면에 퍼져 흡수됩니다. 융점이 체온보다 높기 때문에 실온에서 보존할 수 있습니다.

바쁠 때에는 성의껏 설명할 수 없는 경우도 있는데, 특히, 열성 경련에 사용하는 다이아프 좌제 등은 여행지에서 급히 열이 나서 진찰을 받아도 의료기관에 재고가 없을 가능성이 있으므로 환자에게 상온에서 보존할 수 있다는 것을 알려주어 휴대하도록 하면 좋을 것입니다.

● 참고문헌
1) 닛케이 드럭 인포메이션 2017;231:49.

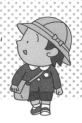

제 5 화 무화과나무 관장은 1세 미만에게는 절반 분량 사용

> **❗ 여기가 포인트**
>
> 무화과나무 관장은 연령에 맞는 규격을 선택. 생후 반년 정도까지는 면봉으로 자극하는 것도 유효.

아이의 변이 며칠간 나오지 않는 경우에 의사로부터 관장을 사용하도록 지도 받는 경우가 있습니다. ▶ 환자 지도 용지 p.296 의료용도 있지만, 여기에서는 OTC약인 무화과나무 관장의 사용법을 소개하겠습니다.

OTC약인 무화과나무 관장은 10mL, 20mL, 30mL의 3종류가 있습니다(상품명은 무화과나무 관장 10, 무화과나무 관장 20, 무화과나무 관장 30). 소아의 경우에는 연령에 맞게 이것들을 구분해서 사용합니다. 1세 미만에게는 무화과나무 관장 10을 1회 1개의 약 절반량(5g) 사용합니다. 1세 이상 6세 미만에게는 1회 10g, 6세 이상 12세 미만에게는 1회 20g, 12세 이상에게는 1회 30g을 사용합니다.

사용법은 뚜껑을 벗기고 가늘고 긴 삽입부가 숨겨질 때까지 충분히 항문에 집어넣습니다.

1세 미만은 기저귀를 갈 때의 자세에서 삽입합니다. 1세가 지나면 몸의 왼쪽을 밑으로 해서 옆으로 눕히고 삽입해 주십시오(**그림 22**). 천천히 주입하고, 다 넣으면 기저귀나 티슈페이퍼로 항문을 잠시 누르고, 되도록 참게 하면 효과를 얻기 쉬워집니다. 종이 기저귀를 재빨리 입히고, 아이가 배변하는 것을 기다립니다. 1세 이상의 소아는 종이기저귀보다는 가능하면 요강이나 화장실에서 배변하게 하십시오.

그림 22 ● 무화과나무 관장의 사용법과 면봉 관장 방법(필자 작성)

● **1세 미만의 경우**
기저귀를 갈 때의 자세에서 관장합니다

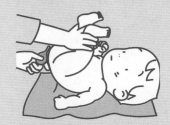

● **1세가 지난 경우**
옆으로 눕히고 관장합니다

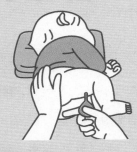

I) 무화과나무 관장 사용법

❶ 엉덩이 밑에 비닐시트나 타월을 깐다
❷ 뚜껑을 벗기고, 올리브오일 등(베이비오일도 OK)을 바른다
❸ 가늘고 긴 부분이 숨겨질 때까지 충분히 항문에 삽입한다. 1세 미만은 기저귀를 갈 때의 자세에서 삽입한다. 1세가 지나면 몸의 좌측을 아래로 하고 옆으로 눕혀서 삽입한다
❹ 관장을 따뜻한 물(40℃정도)에 넣고 체온에 가까워질 때까지 데우면 사용 시의 불쾌감이 경감한다(온도를 너무 올리지 않도록 주의)
❺ 천천히 주입하고 다 넣으면 기저귀나 티슈페이퍼로 항문을 잠시 누르고 되도록 배변을 참게 한다

II) 면봉 관장 방법

❶ 면봉 끝에 올리브오일 등의 윤활유를 바른다
❷ 항문에 얕게(면봉의 하얀 부분이 숨겨질 정도) 삽입하고 항문의 안쪽을 자극한다(이 때에 점막에 상처를 주지 않도록 주의. 부드럽게 살짝 자극한다)

또한, 관장을 따뜻한 물(40℃ 정도)에 넣고 체온에 가까워질 때까지 데우면 사용 시의 불쾌감이 경감합니다. 삽입부에 올리브오일 등(베이비오일도 OK)을 바르면 삽입하기 쉬워집니다. 효과를 얻지 못하는 경우에는 같은 양을 다시 한 번 주입하는데, 두 번째 것을 사용하는 경우에는 1시간 간격을 두는 편이 효과적입니다.

그리고 1세 미만의 유아에게 약 절반량(5g) 사용하는 경우에는 용기의 가운데 부분을 손가락 2개로 가볍게 눌러 양 손가락 끝이 닿을 때까지 주입하면 약 절반량이 됩니다. 남은 액은 폐기합니다. 생후 반년 정도까지는 면봉에 의한 자극으로도 좋을 것입니다.

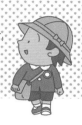

제6화 연고는 도포량과 범위, 바르는 법을 구체적으로 설명

> **❗ 여기가 포인트**
>
> 연고는 의사의 지시를 확인하고, 약국에서도 바르는 법을 지도. 약이 남은 경우에는 사용법과 순응도를 확인한다.

바르는 약에는 보습제, 부신피질호르몬제제(스테로이드), 항균약, 항진균약 등이 있습니다. 소아의 경우에는 아토피성 피부염이나 감염성 피부염, 기저귀 발진, 벌레 물림 등에 사용되는 경우가 많습니다. 바르는 약의 제형에는 연고, 크림, 로션 등이 있으며, 그 제형에 따라 바르기 쉬운 정도와 사용감, 피부 침투성과 자극감, 보습력 등에 차이가 있습니다(**표 6**)[1].

표 6 ● 피부외용약의 제형 및 기제(基劑)와 특징·사용감(필자 작성)

제형	기제	특징·사용감
연고제	유지성 연고제 (바셀린 등)	· 바른 후, 잘 흘러내리지 않는다 · 피부에 부담이 없다 · 끈적거린다(도포할 때에 손에도 묻는다)
크림제	수중유(水中油)형 (O/W형)	· 깔끔하고, 끈적거림도 적고, 연고보다 씻어내기 쉽다 · 연고보다 바르기 쉽다. · 약간 자극성이 나타나는 것도 있다는 인상
	유중수(油中水)형 (W/O형)	· 연고제와 수중유형 크림제의 중간 이미지
로션제	유제성	· 끈적이지 않아서 머리카락이 있는 부분에도 바르기 쉽다 · 약제를 손에 많이 묻히면 흘러내리는 경우가 있다
	용액성	· 냉감(冷感)이 가장 강하여 여름에는 기분이 좋다 · 3타입 중에서 가장 자극이 강하다

외용약을 어느 정도 바르면 되는지 모르는 보호자는 매우 많습니다. 너무 많이 바르는 사람도 있다면 양이 너무 적은 사람도 있습니다. 외용약 복약지도에서는 환자가 약 바르는 법에 관하여 의사에게 어떤 지시를 받았는지를 확인하고, 약국에서도 바르는 법을 지도하면서 순응도를 유지하기 위하여 계속 관찰하며 도와줄 필요가 있습니다.

▶ 리플릿 P.287   ▶ 리플릿 P.288   ▶ 리플릿 P.299

도포량의 기준은 1FTU

외용약에서 처방되는 기회가 많은 것은 스테로이드 외용약입니다. 바르는 법의 지도 시 손가락 끝 단위(finger-tip unit: FTU)라는 외용량 단위가 자주 이용됩니다(**그림 23**)[2]. 1FTU는 "구경 5mm의 튜브에 든 외용약을 어른의 검지손가락 끝에서 제1관절까지 짜낸 양"이라고 정의되어 있고, 약 0.5g에 상당합니다. 이 양을 어른의 손 2개 크기(손바닥뿐 아니라 손가락까지 포함)의 면적에 도포하는 것이 적절한 도포량입니다. 아이에게 바르는 경우에도 어른의 검지 제1관절 분량을 1FTU라고 하고, 어른의 손 2개 크기의 범위에 펴서 발라 줍니다.

그림 23 ● 1Finger Tip Unit(1FTU)의 이미지

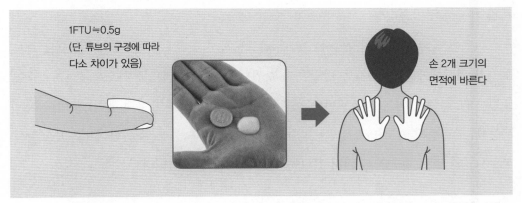

어른의 검지 제1관절의 길이가 1FTU. 로션의 경우에는 손바닥에 1엔 동전 정도의 크기로 짜낸 양이 1FTU. 이것을 손 2개 크기(손바닥뿐 아니라 손가락까지 포함)의 넓이에 펴서 바른다.

로션의 경우에는 손바닥에 1엔 동전 정도의 크기로 짜낸 양이 1FTU입니다. **표7**은 일본알레르기학회의 《아토피성 피부염 진료 가이드라인 2015》(쿄와 기획)에 소개되어 있는, FTU 단위를 사용하여 도포한 경우의 소아에 대한 스테로이드 외용약의 사용량 기준입니다[2].

표7 ● 스테로이드 외용약의 사용량 기준*

연령	얼굴&경부	상지	하지	체간(전면)	체간(후면)
3~6개월	1FTU (0.5g)	1FTU (0.5g)	1.5FTU (0.75g)	1FTU (0.5g)	1FTU (0.75g)
1~2세	1FTU (0.75g)	1FTU (0.75g)	2FTU (1g)	2FTU (1g)	3FTU (1.5g)
3~5세	1FTU (0.75g)	1FTU (1g)	3FTU (1.5g)	3FTU (1.5g)	3.5FTU (1.75g)
6~10세	2FTU(1g)	2.5FTU (1.25g)	4.5FTU (2.25g)	3.5FTU (1.75g)	5FTU (2.5g)

*해외 데이터도 참고하였기 때문에 일본인에게는 약간 적게 외용하는 것이 좋다는 주석이 첨부되어 있다.

(일본알레르기학회 《아토피성 피부염 진료 가이드라인 2015》〈쿄와 기획〉에서 인용, 일부 발췌)

스테로이드 외용약 바르는 법에서 중요한 것은 "문질러서 피부 속으로 침투시키는 것이 아니라, 부드럽게 피부에 얹듯이 반복해서 도포"하는 것입니다. 특히, 아토피성 피부염 환아의 피부는 섬세합니다. 강하게 문지르면 그것이 자극이 되어 증상을 악화시킬 가능성이 있습니다.

스테로이드 외용약은 처방의사가 얇게 바르도록 지도하고 있는 경우가 있으므로 보호자가 의사에게 어떤 지시를 받았는지 확인한 후에 복약지도를 하도록 해 주십시오. 또한, FTU라는 단위는 히루도이드 소프트 연고(일반명 헤파린 유사 물질) 등에도 이용되는데, 프로토픽 연고(타크로리무스 수화물)의 경우에는 연령(체중)마다 1회 도포량의 상한과 1일 도포 횟수가 정해져 있다는 것에 주의가 필요합니다.

튜브 입구를 피부에 직접 대지 않는다

바르는 법의 요령은 연고를 균등하게 넓게 펴서 바르기 위해 1회 도포량을 손이나 손가락으로 떠서 도포할 부위에 군데군데 바른 후에 넓게 펴서 바르는 것입니다. 연고의 튜브 입구는 귀퉁이가 예리한 경우가 있으므로 부드러운 소아의 피부에 직접 닿으면 상처 입을 가능성이 있습니다. 또한, 위생 측면에서도 튜브의 입구를 환아의 피부에 직접 닿게 해서 약을 짜지 않도록 보호자에게 설명합니다.

도포 범위가 넓은 경우에는 손가락 끝에서 손바닥까지 모든 면을 사용해서 펴서 바릅니다. 한편, 도포 범위가 좁은 경우에는 바르고 있는 손바닥에 약제가 부착되는 것을 줄이기 위해서 손가락 안쪽만으로 펴서 바릅니다.

그림 24 ● 유유아에게 연고 바르는 법 요령(필자 작성)

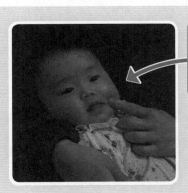

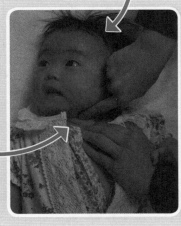

● 얼굴
입 주위는 침 등의 오물을 일단 닦아낸 후에 바른다. 눈 주위는 약이 눈에 들어가지 않도록 바른다

● 두피
머리를 감거나 닦아서 청결하게 한 후에 바른다. 머리카락을 헤치고 두피를 노출시키고, 손가락 끝을 환부 위에 얹듯이 약을 바른다. 머리카락 방향에 맞게 손가락을 움직이면 피부에 잘 스며든다

● 엉덩이
똥을 싸거나 더럽혀져 있다면 좌욕이나 샤워로 씻고 엉덩이나 주름진 부분을 청결하게 한 후 외용약을 바른다. 씻은 후에는 타월로 부드럽게 누르면서 닦고 잘 말린다. 곧바로 기저귀를 채우지 말고 엉덩이를 말린 후 연고를 바른다. 엉덩이의 주름진 부분에도 꼼꼼하게 외용약을 바른다.

● 목
아이의 목 주위는 주름진 부분이 많으므로 주름진 부분을 펴서 외용약을 바른다. 눕히고 턱을 조금 들게 하면 바르기 쉬워진다.

1장 소아 복약지도의 기초 지식
2장 연령에 맞는 약 먹이는 방법
3장 제형별 사용법 지도
4장 Q&A로 보는 약제별 복약 지도
5장 약국에서 경험하는 소아의 부작용
6장 의무·소아부의 상급 대응
7장 도움이 되는 환자 지도 요령

피부 염증이 강한 부분은 흡수율이 높으므로 세게 바를 필요는 없습니다. 피부 표면은 울퉁불퉁하기 때문에 바르는 양이 적거나 세게 바르면 구진(丘疹)의 상부 등 중요한 부분에 연고가 발라지지 않을 수 있습니다[3]. 1FTU를 손바닥 2개 크기의 면적에 도포하면 조금 끈적거리지만, 이것이 적절한 양입니다. 연고를 피부 위에 얹듯이 듬뿍 바르는 것이 중요합니다.

적정한 양을 도포하면 피부 표면이 광택을 띱니다. "연고를 바른 후에 티슈페이퍼가 들러붙는 정도"라고 설명되는 경우도 있습니다. 처음에는 FTU를 이용하여 도포하지만, 익숙해지면 바른 후의 피부 상태로 적절한 도포량을 판단할 수 있게 됩니다. 약국에 올 때에 지난 번 처방 받은 외용약이 많이 남아 있는 것 같다면 순응도가 나쁘거나 바르는 양이 적거나 일부분밖에 바르지 않은 등 사용법이 잘못되었거나 아니면 자기 판단으로 사용을 중지하고 있을 가능성이 있습니다. 복약지도할 때에는 어떻게 바르고 있는가를 보호자에게 묻고, 적절하게 바르는 법을 정성껏 얘기해 줄 필요가 있습니다. 유유아의 피부는 부드럽고, 통통하게 지방이 붙어 있고, 땀을 많이 흘리므로 몸의 부위에 따라 바르는 방법에 요령이 있습니다(131페이지 **그림 24**).

보습제에는 바셀린과 아즈렌 등의 유지성 연고, 아연화 연고, 요소제제, 헤파린 유사물질 등이 있습니다. 입욕 후에 바르도록 지시 받는 경우가 많습니다. 입욕 후에 피부의 수분량은 시간이 지날수록 줄기 때문에 수분을 닦아냈다면 되도록 빨리 보습제를 발라 피부의 수분 증발을 막는 것이 중요합니다. 복약지도할 때에는, 피부의 수분을 유지하기 위하여 "목욕 후에 빨리 발라 주세요."라고 얘기하고 있습니다.

단, 이것만으로 설명을 끝내면 바르는 것을 잊어버린 경우에 입욕 후가 아닌 때에 발라도 효과가 없다고 생각하고 도포하지 않는 보호자가 있을지 모릅니다. 그 때문에 저는 "바르는 것을 잊어버린 후에 발라도 효과는 얻어집니다. 매일 바르는 것이 중요합니다."라고 덧붙이고 있습니다.

● 참고문헌
1) 『스킬 업을 위한 피부 외용제 Q&A 개정2판』(난잔도, 2011)
2) 일본알레르기학회 《아토피성 피부염 진료 가이드라인 2015》(쿄와 기획)
3) 닛케이 드럭 인포메이션 2017;235:PE35-6.

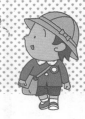

제 7 화 　안약은 "메롱" 하는 포즈에서 점안

유유아에게 안약을 넣는 것은 매우 어려운 일입니다. 눈앞에 안약의 끝부분을 보여주면 곧바로 눈을 감아 버립니다. 열성적인 보호자는 아이의 겨드랑이에 팔을 넣어 움직이지 못하게 하고 안약을 억지로 넣으려고 하는데, 눈물이 나오면 약제가 흘러 버려서 효과는 얻을 수 없습니다. 예전에 제약회사의 리플릿에는 발로 몸을 누르고 억지로 아이에게 안약을 넣는 일러스트가 있었지만, 지금은 보호자의 무릎에 아이의 머리를 올리고 있는 일러스트로 바뀌었습니다.

유유아의 경우에는 취침 중에 점안

저희 약국에서는 "'메롱' 포즈에서 점안"하라고 지도하고 있습니다. ▶ 환자 지도 용지 p.295
아이의 머리를 보호자의 무릎 위에 얹고, 보호자가 소아의 아래쪽 눈꺼풀을 손가락으로 살짝 내리고, 안약을 넣습니다. 아이가 무서워하는 경우에는 눈을 감게 하고, 눈머리 부분에 점안하고, 그 후에 아이에게 눈을 뜨고 깜빡거리게 하도록 설명하고 있습니다[1].
점안약 1방울은 통상 30~50μL입니다. 결막낭(눈꺼풀과 안구 사이의 틈)에 담아둘 수 있는 최대 액량은 성인의 경우에 25~30μL라고 하며, 이 중에서 누액량은 7μL이므로 점안약의 양은 1방울로 충분하다고 생각됩니다[2]. 과량 투여하면 눈에서 비강으로 흐른 약액의 일부가 구강내 점막이나 인두점막에 도달하여 불쾌한 쓴맛을 느끼기 쉬워지므로 "1회에 1방울로 충분"하다는 것을 얘기해 주는 것도 중요합니다.

능숙하게 점안할 수 없는 유유아의 경우에는 "자고 있는 중에 점안해 주세요."라고 얘기하고 있습니다. "자고 있는 중에 점안하면 약이 눈에 고여서 안 좋지 않을까." 걱정하는 보호자가 있는데, 누액은 자고 있는 동안에도 끊임없이 흘러서 눈의 표면을 씻어내고 있으므로 문제는 없습니다.

단, 숙면하고 있지 않을 때 점안하면 깨는 경우가 있으므로 밤중이나 새벽에 깊은 잠을 자는 시간에 넣는 것을 권장합니다. 낮잠 잘 때는 점안의 자극으로 깨는 경우가 많으므로 깨워도 좋은 시간에 넣으면 좋을 것입니다.

● 참고문헌
1) 일본안과의회 〈점안약의 적정 사용 핸드북 - Q&A-〉
2) 조제와 정보 2014;20:1116-9.

제 8 화

툴로부테롤 패취는 피부 발진에 주의

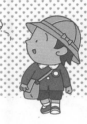

> ❗ **여기가 포인트**
>
> 피부 발진은 첩부 부위를 매일 바꾸고 보습제를 바름으로써 예방할 수 있다. 떨어졌을 때의 대응도 설명한다.

소아에게 사용하는 첩부약에서 처방 빈도가 높은 것은 경피흡수형β_2 자극약인 툴로부테롤(상품명 호쿠날린 외)입니다. 툴로부테롤 패취는 서서히 툴로부테롤을 방출하여 첩부 후 8~12시간이 지나면 혈중농도가 피크에 도달합니다.

천식 발작이나 기침은 새벽에 발생하는 경우가 많으므로 저녁에서 밤 사이에 툴로부테롤 패취를 붙이면 딱 심야에서 새벽 사이에 효과가 피크가 되어 천식발작을 예방할 수 있습니다. 일반적으로는 1일 1회, 밤에 목욕하는 타이밍에 갈아 붙이도록 지도하는 케이스가 많습니다.

투약 시에 첩부하며, 첫날은 2장 사용한다

고민되는 것은 오전 중에 진찰을 받고 이 약이 처방된 환아에 대한 대응입니다. 전신성 첩부약은 효과가 나타나기까지 시간이 걸리므로 되도록 빨리 붙이는 것이 바람직합니다. 그 때문에 저희 약국에서는 의사의 동의를 얻어 "첫날은 귀가 후 곧바로 1장 붙이세요. 그리고 목욕 후에 새로운 약을 갈아 붙이세요."라고 지도하고 있습니다. 즉, 첫

날은 24시간 사용하지 않고, 목욕할 때 갈아 붙이도록 하고, 그 후에는 목욕 시에 갈아 붙이는 사이클로 하고 있습니다.

가장 많은 부작용은 첩부 부위의 발진

소아의 경우에는 아무래도 떼어 버리는 경우가 많으므로 아이의 손이 닿지 않는 등에 첩부합니다. 또한, 손상 피부에 첩부하면 약제의 피부투과성이 높아져 약의 혈중농도가 상승하므로 상처가 있는 부분에 붙이지 않도록 지도합니다.

툴로부테롤 패취에서 가장 많은 부작용은 첩부 부위의 피부증상(발진)입니다. 승인 시의 보고에 소아의 경우에는 9.99%의 환아에서 피부 증상이 확인되어 있습니다(홍반·적용 부위 홍반 [5.2%], 소양증·적용 부위 소양감 [4.7%]).

복약지도할 때에는 피부 발진을 예방하기 위하여 첩부 부위를 매일 바꾸도록 지도합니다. 피부 발진은 패취를 떼어낸 후 첩부 부위를 씻고 보습제를 바름으로써 어느 정도 예방할 수 있습니다.

떨어졌을 때의 대응을 설명

환자나 가족으로부터의 질문 중 많은 것이 떨어졌을 때의 대응입니다. 한 번 떨어져 버리면 다시 첩부해도 약제가 충분히 경피흡수되지 않기 때문에 새로운 패취를 다시 붙일 필요가 있습니다. 떨어진 후 새롭게 다시 첩부해도 호쿠날린의 경구약을 복용할 때보다도 최고 혈중농도가 높아지는 경우는 없으므로 문제는 없다고 메이커는 설명하고 있습니다(**그림 25**)[1].

단, 건강한 성인의 경우에 호쿠날린 패취의 첩부 12시간 후 피부 이행은 24시간 첩부 시의 약 85%에 상당합니다. 즉, 첩부 후 12시간 경과하면 약의 대부분은 흡수되었다고

1장 소아 복약지도의 기초 지식

2장 연령에 맞는 약 먹이는 방법

3장 제형별 사용법 지도

4장 Q&A로 보는 약제별 복약 지도

5장 약국에서 경험하는 소아의 부작용

6장 임부·수유부의 상담 대응

7장 도움이 되는 환자 지도 요령

그림 25 ● 재첩부 시의 혈청중농도 추이 시뮬레이션

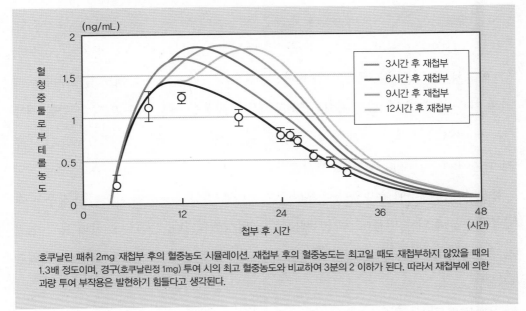

호쿠날린 패취 2mg 재첩부 후의 혈중농도 시뮬레이션. 재첩부 후의 혈중농도는 최고일 때도 재첩부하지 않았을 때의 1.3배 정도이며, 경구(호쿠날린정 1mg) 투여 시의 최고 혈중농도와 비교하여 3분의 2 이하가 된다. 따라서 재첩부에 의한 과량 투여 부작용은 발현하기 힘들다고 생각된다.

출전: 아보트 재팬 〈호쿠날린 패취 제품 기본정보〉

http://hokunalin.jp/doctor/faq/faq4.html#faq3에서 인용

생각해도 좋을 것 같습니다. 저희 약국에서는 "붙이고 곧바로 떨어진 경우에는 새로운 것을 다시 첩부해 주세요. 붙이고 나서 12시간 이상 지나고 떨어진 경우에는 약이 몸에 흡수되어 있으므로 곧바로 새로운 것을 붙이지 말고 다음 첩부 시간이 될 때까지 기다리세요."라고 보호자에게 얘기해 주고 있습니다.

그런데 호쿠날린 패취도 후발품이 자주 사용되고 있습니다. 하지만 선발품의 약물 방출 시스템이 특허로 보호되고 있던 기간이 있었기 때문에 후발품에서는 선발품과 같은 서방성을 내는 기술이 사용되고 있지 않습니다(단, 앞으로 개발될 가능성은 있습니다). 이 때문에 후발품 메이커는 독자적 기술로 툴로부테롤 패취를 만들고 있어 후발품의 경피흡수속도가 선발품과 다르다는 것이 보고되고 있습니다[2]. 그 때문에 일본 소아 알레르기 학회의 《소아 기관지 천식 치료·관리 가이드라인 2017》에서는 후발품 사용에 주의를 촉구하고 있습니다[3].

약국에서는 선발품에서 후발품으로 변경된 타이밍 등으로 인해 환아의 증상 컨트롤 상태에 변화가 없는지를 체크할 필요가 있습니다.

아토피 환아의 경우에는 후발품에 주의

또한, 일본알레르기학회의 《천식 예방·관리 가이드라인 2015》(쿄와 기획, 2015)의 〈7. 약물에 의한 컨트롤〉의 장시간 작용성 β_2 자극약(LAMA) 항목에도 툴로부테롤 패취에 관해 쓰여 있습니다[4]. 거기에 "첩부약은 후발품을 사용할 수 있지만, 약물 저류 (貯留) 시스템의 차이로 인해 피부 상황에 따라서는 선발품과는 경피흡수속도가 다르기 때문에 주의가 필요하다."고 쓰여 있습니다.

툴로부테롤 패취를 선발품에서 후발품으로 바꿔서 천식 증상이 악화되는 경우는 툴로부테롤 패취의 후발품이 출시된 직후부터 발생했습니다. 문헌을 조사해 보니 선발품에서 후발품으로 교체한 결과 생각지 않은 악화를 발견한 **증례 2**가지가 보고되었습니다[5].

2015년의 가이드라인에서 인용된 문헌[2]에서는 실험용 쥐의 각질층을 테이프로 벗겨내고, 툴로부테롤의 피부 투과성을 조사하고 있습니다(**그림 26**). 툴로부테롤의 피부

그림 26 ● 호쿠날린 패취와 후발품의 피부 투과성
(실험용 쥐로 실험. 정상 피부와 박리 피부 간 비교)

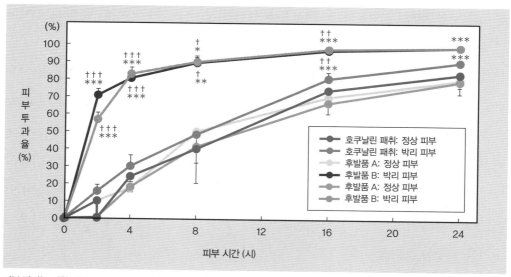

피부 박리는 점착 테이프를 붙였다 떼어냄으로써 했다(tape-stripping). * : $p < 0.05$, ** : $p < 0.01$, $p < 0.001$ vs 정상 피부 실험용 쥐, † : $p < 0.05$, †† : $p < 0.01$, ††† : $p < 0.001$ vs 호쿠날린 패취

(Biol Pharm Bull,2010;33:1763-5.에서 인용)

침투는, 첩부약에서의 방출과 각질층으로의 침투라는 2개의 율속(律速)단계가 있습니다. 정상 피부에 패취를 붙여도 호쿠날린 패취와 그 후발품 사이에는 차이가 없습니다. 하지만 각질층을 벗기면, 후발품의 경우에는 피부침투성이 단숨에 항진합니다. 호쿠날린 패취는 약물 패취에서의 방출이 제어되고 있는 데 반하여, 후발품의 경우에는 패취에서의 방출은 별로 제어되지 않아 각질층에서의 율속단계가 파괴되자, 피부에 대한 약제 투과성을 제어할 수 없게 됨을 이 데이터는 보여 주고 있습니다.

호쿠날린 패취는 첩부약에서의 약물 방출을 컨트롤하기 위하여 결정 레저부아(reservoir) 구조를 채택하고 있습니다(**그림 27**). 패취 안에는 용해한 툴로부테롤 분자와 균일하게 분산한 툴로부테롤 결정이 공존하고 있어 용해한 툴로부테롤은 피부로 이행하고, 동시에 감소한 툴로부테롤 분자를 보충하기 위하여 결정에서 약물의 용해 확산이 일어나 고체(膏體) 중의 용해약물 농도를 일정하게 유지합니다. 즉, 결정이 툴로

그림 27 ● 결정 레저부아 구조로 툴로부테롤 방출을 컨트롤

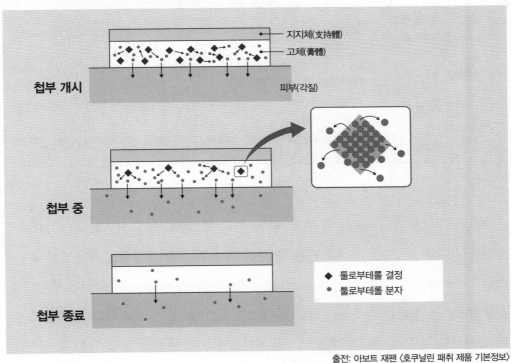

출전: 아보트 재팬 〈호쿠날린 패취 제품 기본정보〉
http://hokunalin.jp/doctor/faq/faq2.html에서 인용

부테롤의 저류조(貯留槽)가 됨으로써 패취 안의 툴로부테롤 분자농도를 장시간에 걸쳐서 일정하게 유지할 수 있습니다. 이 기구(機構)에 의해 패취에서 툴로부테롤이 일정 속도로 방출됩니다.

툴로부테롤 패취에 사용되고 있는 첨가제를 선발품과 후발품 간 비교해 보았습니다 (표 8)[6]. 선발품인 호쿠날린 패취와 후발품의 첨가물은 크게 다릅니다. 툴로부테롤의 물질 특허는 끝났지만, 후발품 개발 시에 이 제제(製劑) 기술의 특허는 아직 끝나지 않았기 때문에 후발품 메이커는 호쿠날린 패취의 레저부아 구조를 사용할 수 없었기 때문입니다. 그 때문에 호쿠날린 패취와 '동등한 유용성'이 얻어지도록 다른 첨가물을 사용하거나 또는 제제 처방을 달리하는 등 선발품의 제제 특허에 저촉하지 않는 방법을 발견하여 제제(製劑)화했다고 생각됩니다(정말 눈물겨운 노력을 했던 것입니다).

표 8 ● 툴로부테롤 패취의 기제와 성분명

기제	제품	성분명
고무계	호쿠날린 패취	폴리이소부틸렌, 폴리부텐, 지환족포화탄화수소수지
	후발품 A	스타이렌 이소프렌 스타이렌 블록공중합체, 테르펜 수지, 폴리부텐, 유동 파라핀, 이소프로필미리스테이트
	후발품 B	올레산, 지방방향족포화탄화수소수지, 디부틸히드록시톨루엔, 스타이렌 · 이소프렌 · 스타이렌 블록공중합체, 폴리부텐, 유동 파라핀
아크릴계	후발품 C	아크릴산2-에틸헥실 · 메타크릴산2-에틸헥실 · 메타크릴산 도데실 공중합체, 스쿠알렌, 이소프로필팔미테이트
	후발품 D	아크릴산2-에틸헥실 · 디아세톤 아크릴아미드 · 메타크릴산 아세트아세트키시에틸 · 메타크릴산 메틸공중합체, 이소프로필미리스테이트

(약국 2013;64:3175-9,에서 인용)

그러면 각각의 인터뷰폼을 봅시다. 여기에서는 툴로부테롤 패치 '니치이코'를 표시하겠습니다(표 9). 〈약물 동태에 관한 항목〉의 '흡수'를 보면 혈중농도시간 곡선하면적 (AUC)0 → 48도, 최고혈중농도(Cmax)도, 선발품과 후발품 간에 큰 차이는 없습니다, 건강인에게 사용하는 경우에는 별로 신경 쓰지 않아도 될 것 같습니다. 하지만 잘 보면 유의차는 없지만, 최고 혈중농도 도달시간(Tmax)이 후발품 쪽이 빠른 것 같이 느껴집니다. 그러면, 다른 후발품의 경우에는 어떨까요? 조사해 보니, 대부분의 후발품이

Tmax가 빨라져 있습니다. 즉, 후발품 쪽이 약간 빨리 방출된다는 것을 알 수 있습니다.

표 9 ● 툴로부테롤 패취 0.5mg '니치이코'의 약물속도론적 파라미터

	판정 파라미터		참고 파라미터	
	$AUC_{0 \to 48}$	C_{max}	T_{max}	$t_{1/2}$
	(ng · hr/mL)	(ng/mL)	(hr)	(hr)
툴로부테롤 패취 0.5mg '니치이코'	5.79±1.05	0.288±0.067	9.6±1.3	10.9±1.4
호쿠날린 패취 0.5mg	5.76±1.09	0.267±0.057	12.0±2.0	9.9±1.2

(툴로부테롤 패취 '니치이코'의 인터뷰폼에서 인용)

단, 이것을 근거로 선발품이 아니면 안 된다고 하는 것은 아닙니다. 약물 동태에서 이 정도까지 커다란 차이가 없으므로 주의해서 사용하면 문제없을 것입니다. 후발품에서 문제가 되는 것은 피부 각질층에 손상을 입어 배리어 기능이 저하한 경우에 한하기 때문입니다.

각질층의 손상이라고 하면, 아토피성 피부염이나 고령자의 건조한 피부 등을 생각나게 합니다. 특히, 천식이 발병(發病)한 아이의 29.3%는 아토피성 피부염을 병발(倂發)하고 있습니다[3]. 피부과에 정기적으로 다니고 있는 아이 혹은 보습제나 스테로이드 외용약을 정기적으로 처방 받고 있는 아이에게 천식 발작이 나타나고 있을 때 등에는 주의가 필요합니다. 약국에서 후발품으로 변경할 때에는 약제가 가진 특성을 고려하는 것도 약사의 일이라고 생각합니다.

● 참고문헌
1) 아보트 재팬 〈호쿠날린 패취 제품 기본정보〉. http://hokunalin.jp/doctor/faq/faq4.html#faq3.
2) Biol Pharm Bull.2010;33:1763-5.
3) 일본소아알레르기학회 《소아 기관지 천식 치료 · 관리 가이드라인 2017》(쿄와기획)
4) 일본알레르기학회 《천식 예방 · 관리 가이드라인 2015》(쿄와기획)
5) 알레르기 · 면역 2008;15:958-63.
6) 약국 2013;64:3175-9

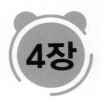

4장

Q&A로 보는
약제별 복약지도

해열진통제와 항균약, 항히스타민제 등
소아 조제에서 자주 다루는 약제에 관하여 보호자로부터
자주 듣는 질문과 답변의 예를 Q&A로 소개한다.

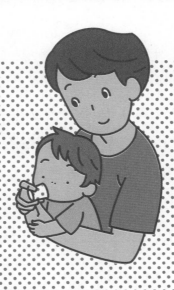

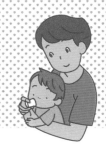

제1화   해열진통약

> **⚠ 여기가 포인트**
>
> Q 해열약은 어느 때 사용하면 좋은가?
> A 발열에 의한 체력 소모가 심한 경우나 괴로워서 잠을 못 자는 경우에 사용하세요.

해열진통약은 감기와 인플루엔자 외에도 인두염과 타박 등의 통증에 그때그때 처방되는 경우가 많습니다. **증례 1**은 감기로 소아과 진찰을 받은 소아에 대한 전형적인 처방전 예입니다.

보호자로부터는 해열약 사용의 타이밍에 관한 질문을 자주 받습니다.

해열진통약은 대증치료약이므로 과도한 발열에 의해 체력의 소모가 심한 경우나 괴로워서 잠을 못 자는 경우, 가족이 불안을 느끼고 있는 경우 등에 상태를 개선시킬 목적으로 사용하는 것이 좋다고 되어 있습니다. 보호자는 "38~38.5℃ 이상이 되면 복용시키세요." 등의 설명을 의사로부터 받고 있는 경우가 많습니다.

증례 1 | **2세 남아**(13.8kg), 감기

[처방전]　아세트아미노펜 좌제 200mg　　3개
　　　　　1회 3/4개　38.5℃ 이상 발열 시

* 그 외, 기침약인 히벤즈산티페피딘(상품명 아스베린)과 거담약인 L-카르보시스테인(뮤코다인 외)이 처방되었다.

표 1 ● 소아에게 처방되는 주요 해열약(필자 작성)

일반명	대표적인 상품명	1회 투여량*	최대량*
아세트아미노펜	● 카로날 원분말, 정 200·300, 세립 20%·50%, 시럽 2%, 좌제 소아용 50·좌제 100·200 ● 안히바 좌제 소아용 50mg·100mg·200mg 외	10~15mg/kg (4~6시간 이상의 간격을 두고 투여)	1일 총량 60mg/kg까지
이부프로펜	● 부루펜 정 100·200, 과립 20% 외	3~6mg/kg/회 1일 2~3회까지	200mg/회, 600mg/일

* 소아약 용량을 기재
소아 해열약의 제1선택약은 아세트아미노펜, 제2선택약은 이부로펜. 소아에게는 이부로펜 이외의 비스테로이드 항염증약(NSAIDs)은 사용해서는 안 된다고 되어 있다.

1회 사용해도 열이 내리지 않는 경우에는 첫 번째 사용에서 4시간 이상 지나면 한 번 더 사용해도 좋다고 얘기해 주고 있습니다. 또한, 때때로 "처방된 약은 전부 사용하지 않으면 안 된다."고 생각하고 있는 보호자가 있으므로 필요한 때에만 사용하도록 복약지도 시에 얘기해 주십시오.

● 소아의 제1선택약은 아세트아미노펜

여기서 소아에게 처방되는 해열진통약에 관해서 정리해 보겠습니다(표 1)[1].

소아 해열진통약의 제1선택약은 아세트아미노펜(상품명 카로날 외)입니다. 소아과에서는 아주 심한 경우가 아닌 한 해열진통약으로 아세트아미노펜이 처방됩니다. 성인에게 사용되는 이부프로펜 이외의 비스테로이드 항염증약(NSAIDs)은 라이증후군이나 인플루엔자뇌증과의 관련이 지적되고 있다는 점, 소아에 대한 안전성이 확립되어 있지 않았다는 점 등의 이유로 소아에게는 사용해서는 안 된다고 되어 있습니다.

제2선택약은 이부프로펜(부루펜 외)인데 적극적으로 사용하는 경우는 없습니다. 하지만 일본신경학회·일본두통학회의《만성두통의 진료 가이드라인 2013》(의학서원)에는 "소아 편두통 급성기 치료의 제1선택약으로 이부프로펜과 아세트아미노펜이 효과적이고 안전하며, 또한 경제적 약제로 이부프로펜은 가장 좋은 진통작용을 보인다."고 쓰여 있습니다[2]. 이것은 성인의 경우에도 마찬가지인데, 두통의 경우에는 이부프로펜

1장 소아 복약지도의 기초 지식

2장 연령에 맞는 약 목안는 방법

3장 제형별 사용법 지도

4장 Q&A로 보는 약제별 복약 지도

5장 약국에서 경험하는 소아의 부작용

6장 입무·소아약의 상담 대응

7장 도움 되는 환자 지도 요령

도 유용합니다. 또한, 아주 드물지만 아세트아미노펜으로 약진(藥疹) 등의 부작용이 나타난 경우에는 이부프로펜을 해열진통약으로 사용하게 됩니다.

> **Q** 열은 없는데 통증에 해열약을 먹여도 괜찮은가?
>
> **A** 해열약에는 열을 내리는 작용뿐 아니라 통증을 완화시키는 작용도 있습니다. 목의 통증이 심할 때나 두통이 있을 때에 먹이면 아이가 편안해집니다.

보호자 중에는 "해열약은 열이 올랐을 때에만 사용한다"고 생각하고 있는 사람이 의외로 많아서 '발열·동통 시'라고 쓰여 있는 약봉지를 보고 "아이가 목이 아프다고 하는데 열이 없어도 카로날을 먹여도 될까요?"라고 약국에 전화를 걸어오는 경우가 자주 있습니다.

감기에 의한 인두염이나 헤르판지나, 용련균에 의한 인두염 등은 목의 심한 통증을 동반합니다. 또한, 발열 초기에는 두통을 동반하는 경우가 있습니다. 그 때문에 해열진통약을 교부할 때에는 진통 효과에 관해서도 미리 설명해 두면 좋다고 생각합니다.

> **Q** 열성 경련 예방에 해열약은 유효한가?
>
> **A** 아이가 발열하면 열성 경련이 걱정되죠…. 열성 경련 가이드라인에는 발열 시에 해열약을 사용해도 열성 경련을 예방할 수 있다고는 할 수 없다고 쓰여 있지만, 아이가 열이 높아서 괴로워 보일 때는 해열약을 사용해 주세요.

열성 경련 기왕력이 있는 아이를 가진 보호자로부터 "경련 예방을 위해서 해열약을 사용하는 편이 좋을까요?"라는 질문을 받는 경우가 자주 있습니다. 확실히 열성 경련은 발열 시에 일어나므로 해열약을 사용하면 열성 경련을 예방할 수 있을 것 같은 느낌이 듭니다. 하지만 답은 "NO"입니다. 해열약 예방 투여에 의한 경련 예방의 유효성을 보여 주는 명확한 증거는 실제로는 없는 것 같습니다.

일본소아신경학회의 《열성 경련 진료 가이드라인 2015》(진단과치료사)에서는 〈해열약은 열성 경련 재발에 영향을 미치는가?〉라는 항목을 마련하고, 그 대답으로 "발열 시의 해열약 사용이 열성 경련 재발을 예방할 수 있다는 증거는 없고, 재발 예방을 위한 사용은 장려되지 않는다."고 하고 있습니다[3]. 실제, 열성 경련 환자를 해열약 투여군과 비투여군으로 나누어 검토하여 해열약은 열성 경련 재발을 예방하지 않는다는 것이 다수 보고되고 있습니다. 그 때문에 예를 들어, 열성 경련 기왕력이 한 번밖에 없는 아이에 대하여 발열 때마다 해열약을 사용할 필요는 없다고 생각됩니다.

그리고 개인적으로 흥미롭게 읽은 것은 앞서 언급한 가이드라인의 "해열약 사용 후 열 재상승에 의한 열성 경련 재발의 증거는 없다."는 대목입니다. 제 경험상 해열약으로 일단 열이 내린 후에 다시 열이 오를 때에 열성 경련이 일어나는 예가 많다는 인상이 있고, 보호자로부터도 같은 질문을 받은 적이 몇 번이나 있습니다. 하지만 가이드라인에 따르면, 해열약 사용으로 발작이 늘었다는 증거는 없고 '근거가 부족하다'고 되어 있습니다.

그러면, 열성 경련 기왕력이 있는 아이에 대한 해열약 예방 투여에 관하여 약국에서 보호자에게 어떻게 설명해야 할까요?

열성 경련인 아이에게 해열약을 사용해도 경련 발작은 예방할 수 없습니다. 단, 사용했다고 해서 경련을 유발하지도 않습니다. 즉, 열성 경련 기왕력이 있는 소아에 대해서도 보통 아이와 마찬가지로 열이 높아 괴로워 보일 때에 해열약을 사용한다고 생각하면 좋을 것 같습니다.

그리고 아세트아미노펜 좌약과 디아제팜(다이아프)을 병용하는 경우 동시에 삽입하면 두 약의 기제 차이가 영향을 미쳐서 디아제팜의 직장 점막에서의 흡수가 저하됩니다. 그 때문에 가이드라인에서는 디아제팜 좌약 삽입 후 30분 이상 지나서 아세트아미노펜 해열약 좌약을 삽입하도록 권하고 있습니다(171페이지 참조).

1장 소아 복약지도의 기초 지식

2장 연령에 맞는 약의 먹이는 방법

3장 제형별 사용법 지도

4장 Q&A로 보는 약제별 복약 지도

5장 약국에서 경험하는 소아의 부작용

6장 의무·수유부의 경련 대응

7장 도움이 되는 환자 지도 요령

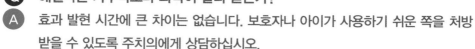

Q 해열약은 가루약보다 좌약이 빨리 듣는가?

A 효과 발현 시간에 큰 차이는 없습니다. 보호자나 아이가 사용하기 쉬운 쪽을 처방받을 수 있도록 주치의에게 상담하십시오.

보호자에게 "좌약 쪽이 가루약보다 빨리 듣는다고 들은 적이 있는데요…."라는 말을 듣는 경우가 있습니다. 정말 그럴까요?

사실은 약사도 많이 가지고 있는 서적 『소아 약 고르는 법·사용법(개정4판)』(남산당, 2015)에는 혈중농도로 비교한 경우, "아세트아미노펜의 경우에는 좌약보다 경구약 쪽이 빨리 잘 듣는다."고 쓰여 있습니다[4].

확실히, 아세트아미노펜을 성분으로 하는 안히바 좌제 소아용과 카로날 세립의 인터뷰폼에 따르면 카로날 세립을 복용했을 때의 혈장 속 아세트아미노펜 농도는 약 30분에 피크에 도달하고 있으나 안히바 좌제 소아용의 피크는 투여 후 약 2시간이라고 되어 있습니다(**그림 1 A, B**).

그림 1 ● 아세트아미노펜의 좌제 소아용과 세립의 혈장 속 미변화체 농도의 추이

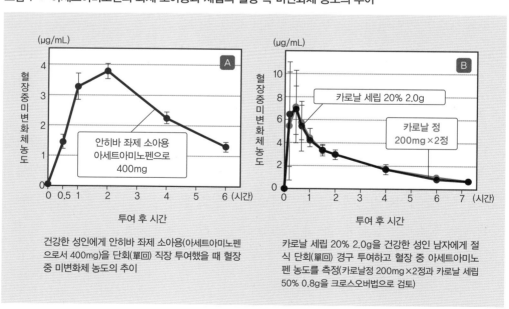

건강한 성인에게 안히바 좌제 소아용(아세트아미노펜으로서 400mg)을 단회(單回) 직장 투여했을 때 혈장 중 미변화체 농도의 추이

카로날 세립 20% 2.0g을 건강한 성인 남자에게 절식 단회(單回) 경구 투여하고 혈장 중 아세트아미노펜 농도를 측정(카로날정 200mg×2정과 카로날 세립 50% 0.8g을 크로스오버법으로 검토)

(안히바 좌제 소아용과 카로날 세입 20%의 인터뷰폼에서 인용, 일부 수정)

약물 동태 파라미터로 비교해도 카로날 세립의 최고 혈중농도 도달시간(Tmax)은 0.43±0.23시간인 데 비하여 안히바 좌제 소아용은 1.60±0.16시간으로 카로날 세립 쪽이 효과가 빨리 나타나는 것을 알 수 있습니다(**표 2**).

　단, 실제로 세립 쪽이 좌약보다 빨리 듣는지 여부에 관해서는 해열 효과로 비교할 필요가 있습니다. 그래서 다시 인터뷰폼을 보았습니다. 안히바 좌제 소아용에서는 '약효약리에 관한 항목'에 "38.0℃ 이상 발열 환아에게 본제 100mg 또는 200mg 좌제를 투여하고 체온 변화를 검토한 결과, 체온은 투여 후 30분 이내에 하강하기 시작하여 1~2시간 후에 피크에 도달하고 4시간 후까지 효과가 지속되었다."고 쓰여 있습니다(**그림 2A**).

표 1 ● 아세트아미노펜 좌약과 세립의 약물 동태

	Cmax(μg/mL)	Tmax(時間)	AUC$_{0\sim\infty}$ (μg · 時間/mL)	t$_{1/2}$(時間)
안히바 좌제 소아용 (아세트아미노펜 양으로 400mg)	4.18±0.31	1.60±0.16	20.36±1.75	2.72±0.26
카로날 세립 20% (2.0g)	9.1±3.2	0.43±0.23	19.20±2.04	2.45±0.21

안히바 좌제는 평균값±표준오차(SE), n=10. 카로날 세립은 평균값±표준편차(SD), n=14의 값.

(안히바 좌제 소아용과 카로날 세립 20%의 인터뷰폼에서 인용, 일부 수정)

그림 2 ● 아세트아미노펜 좌제 소아용과 세립의 해열 작용

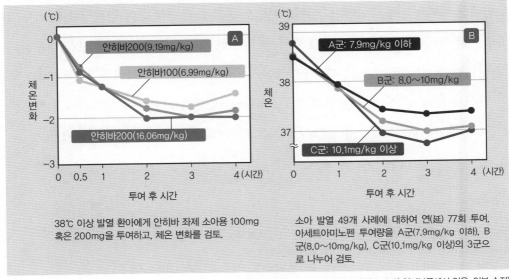

38℃ 이상 발열 환아에게 안히바 좌제 소아용 100mg 혹은 200mg을 투여하고, 체온 변화를 검토.

소아 발열 49개 사례에 대하여 연(延) 77회 투여. 아세트아미노펜 투여량을 A군(7.9mg/kg 이하), B군(8.0~10mg/kg), C군(10.1mg/kg 이상)의 3군으로 나누어 검토.

(안히바 좌제 소아용과 카로날 세립 20%의 인터뷰폼에서 인용, 일부 수정)

1장 소아 복약지도의 기초 지식
2장 연령에 맞는 약 먹이는 방법
3장 제형별 사용법 지도
4장 Q&A로 보는 약제별 복약 지도
5장 약국에서 경험하는 소아의 부작용
6장 의부 · 수유부의 상담 대응
7장 도움이 되는 환자 지도 요령

한편, 카로날 세립에서는 치료에 관한 항목에 '소아의 발열에 대한 카로날 세립 사용 경험'이라고 하여 "발열성 질환 합계 41개 사례에 대해서 아세트아미노펜으로 1회량 15mg/kg을 돈용하여 97.6%의 눈에 띄는 효과·유효율을 확인하였다. 투여 후 3~4시간에 효과가 최대가 되고, 약 2℃의 체온 하강을 확인하였다."고 쓰여 있습니다. 또한, 소아 발열 49개 사례에 대하여 아세트아미노펜 투여량을 3군으로 나누어 검토된 데이터가 보고되고 있습니다(**그림 2B**).

이러한 데이터들로부터 체온 저하 작용 발현 시간은 그다지 큰 차이 없다고 생각할 수 있으며, 오히려 좌약 쪽이 효과의 피크가 빨리 온다는 결과를 알 수 있습니다. 이 시험은 동일 개체로 크로스오버로 비교한 것은 아니고 또한, 이중맹검시험으로 양자를 비교한 것도 아니므로 어디까지나 참고 데이터입니다. 하지만 혈중농도에서 분명한 차이가 있던 것에 비하여 해열 효과에서는 그다지 큰 차이가 없는 것으로도 보입니다.

그러면, 실제로 직접 비교한 시험은 없는 것일까요? 문헌을 조사해 본 결과 양자의 해열 작용과 진통 작용에 주목한 메타해석을 한 보고가 있었습니다[5]. 해열 작용을 투여 1시간 후와 3시간 후로 나누어 검토한 랜덤화 또는 준랜덤화 시험에서 조건에 합치한 3개의 시험을 픽업하여 결과를 해석하고 있습니다. 하지만 그 결과는 투여 1시간 후나 3시간 후나 해열 작용에 유의한 차이가 보이지 않았다는 결론이었습니다.

이러한 데이터들을 종합하면 "아세트아미노펜은 경구 투여 쪽이 경직장 투여보다 혈중농도가 높아지는 것은 빠르지만 효과에서는 큰 차이는 없다."라는 무언가 개운하지 않은 결론이 됩니다. 저희 약국에서는 보호자로부터 "해열제는 좌약과 가루약 어느 쪽이 빨리 듣습니까?"라는 질문을 받으면 "효과에 큰 차이는 없으니까 어머니가 사용하기 쉬운 쪽, 아니면 자녀분이 좋아하는 쪽으로 하세요."라고 대답하고 있습니다.

● 참고문헌
1) 《소아약 용량 가이드 제2판》(지호우, 2017)
2) 일본신경학회·일본두통학회 《만성 두통의 진료 가이드라인 2013》(의학서원)
3) 일본소아신경학회 《열성 경련 진료 가이드라인 2015》(진료와치료사)
4) 요코타 슌페이, 타하라 타쿠조, 하시모토 코타로 편 『소아 약 고르는 법·사용법 개정 제4판』(남산당, 2015)
5) Goldstein, et al. Arch Pediatr Adolesc Med.2008;162;1042–6.

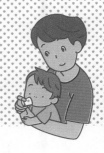

제 2 화 항균약

> **Q** 감기에 항균약을 주셨으면 하는데요.
>
> **A** 감기의 대부분은 바이러스가 원인이기 때문에 항균약은 효과가 없습니다. 오히려 항균약을 복용하면 설사 등을 일으킬 가능성이 있습니다. 감기 증상을 완화시키는 약이 처방되어 있으므로 건네 드리겠습니다.

소아과 처방전을 많이 받다 보면 발열한 아이의 보호자로부터 "항생물질(항균약)은 안 주시나요?"라고 자주 질문 받습니다. "지난번에는 항균약을 주셔서 열이 금방 내렸어요."라는 말을 듣는 경우도 있습니다.

일반적으로 급성 기도 감염증(소위 감기·감모(感冒))의 원인 미생물이 세균인 증례는 적고, 많은 경우 라이노 바이러스나 코로나 바이러스 같은 바이러스이기 때문에 항균약 투여는 불필요합니다. 또한, 여름철에 보육원 등에서 유행하는 헤르판지나, 수족구병, 수영장결막염도 바이러스가 원인인 감염증입니다. 그런데 항균약이 감기에 듣는다고 생각하고 있는 보호자는 적지 않습니다. 약국에서의 알기 쉬운 설명이 매우 중요해집니다.

● 항균약의 적정 사용을 약국에서도 설명

불필요한 항균약 사용은 약제내성균 증가를 초래합니다. 1980년대 이후 새로운 항균약 개발이 감소하는 한편, 항균약 대량 소비에 의하여 항균약 내성균에 의한 감염증, 중증화와 사망 리스크가 높아지는 등 세계적으로 약제내성균의 위협이 증가하고 있습니다. 일본은 항균약 사용량이 많은 나라 중 하나입니다. 특히, 경구 제3세대 세팔로스포린계 항균약, 뉴퀴놀론계 항균약, 마크로라이드계 항균약의 사용량이 많은 것이 지적되고 있습니다.

2015년 5월에 개최된 세계보건기구(WHO)의 총회에서 약제내성 대책에 관한 국제행동계획이 채택된 것을 계기로 일본에서도 2016년부터 5년 계획으로 '약제내성(AMR) 대책 액션플랜'에 노력할 것이 결정되었습니다. 이 액션플랜에서는 항균약 적정 사용을 임상 현장에서 의료종사자가 대응해야 할 가장 중요한 분야의 하나로 자리매김하고 2020년의 인구 천명당 1일 항균약 사용량을 2013년 수준의 3분의 2로 감소시키는 등의 목표를 내걸고 있습니다[1]. 앞으로는 약국에서도 항균약 적정 사용을 촉진하는 활동이 점점 중요해집니다.

액션플랜을 계기로 후생노동성은 2017년 6월에 〈항미생물약 적정 사용 안내(제1판)〉를 공포하였습니다[1]. 안내에는 우선은 불필요한 항균약 사용이 특히 많다고 상정되는 급성 기도 감염증(감모[감기], 급성부비강염, 급성인두염, 급성기관지염)과 급성설사증(살모넬라 장염, 캄필로박터 장염, 장관출혈성 대장균 장염)에 관하여 외래 진료에서의 항균약 적정 사용을 위한 치료 지침을 보여 주고 있습니다.

그러면, 감기에서 항균약이 처방되지 않았을 때에 약제사는 환자나 보호자에게 어떻게 설명하면 좋을까요? 안내에는, 다음과 같은 예가 제시되어 있습니다.

또한, 안내에서는 환자나 가족에 대한 설명 시에 함께 유의해야 할 점으로 "바이러스 감염증입니다. 딱히 유효한 치료는 없습니다.", "항균약은 필요 없습니다." 같은 부

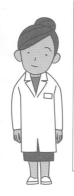

당신의 '감기'는 의사에 의한 진찰 결과 지금 현재 항생물질(항균약)은 필요 없는 것 같습니다. 오히려 항생물질 복용에 의하여 설사 등의 부작용을 일으키는 경우가 있어서 현시점에서는 항생물질 복용은 권장할 수 없습니다. 그 대신에 증상을 완화시키는 약이 처방되어 있으니 드리겠습니다.
단, 여러 가지 질병의 최초 증상이 '감기'처럼 보이는 경우가 있습니다. 3일 이상 지나도 증상이 좋아지지 않거나 점점 나빠지는 경우, 혹은 식사나 수분을 섭취할 수 없게 된 경우에는 다시 한 번 의료기관에서 진찰을 받도록 하십시오.

(후생노동성 〈항미생물약 적정 사용 안내(제1판)〉에서 인용)

정적인 설명만으로는 불만을 갖기 쉽기 때문에 "증상을 완화시키는 약은 나와 있습니다.", "따뜻한 음료를 마시면 코막힘이 나아집니다." 같은 긍정적인 설명에 유의하는 것이 중요하다고 되어 있습니다.

● 소아의 경우 금기 항균약에 주의

약국에서 접수하는 처방전에서 항균약이 처방되는 경우가 있는 질환은 급성인두염과 편도염 등의 상기도염과 세균성 폐렴, 중이염, 만성부비강염, 세균성 장염, 요로감염증, 피부감염증 등입니다. 또한, 약국에서 처방전을 접수하는 경우는 적지만, 패혈증과 세균성 수막염, 감염성 심내막염, 골수염, 관절염, 결핵 등에도 항균약이 사용됩니다.

소아의 감염증에서 특징적인 것이 원인균으로 빈도가 높은 세균 종류가 성인과 다르다는 것입니다. 또한, 아이의 연령에 따라서도 원인이 되기 쉬운 균의 종류는 다릅니다. 태아는 어머니의 태내에서 무균 상태에서 자라 산도에서 처음으로 균(주로 모체의 상재균)에 노출되며, 그 후에 다양한 균에 노출됩니다. 신생아기에는 B군 연쇄구균과 장내 세균에 의한 감염증이 많아집니다. 신생아기가 지나면 포도구균에 의한 피부감염증이 많아지고, 유(乳)아기·유(幼)아기에는 폐렴구균과 인플루엔자균에 의한 수막염과 패혈증 등의 전신증상이 증가합니다[2].

특히 폐렴은 연령에 따라 원인균이 다른 질환 중 하나입니다. 신생아기에는 장내 세균과 B군 연쇄구균이 많고, 그 후 4세 정도까지는 바이러스와 인플루엔자균, 폐렴구균이 주류가 됩니다. 5세 이후가 되면 바이러스 감염증은 감소하고 폐렴 미코플라스마, 폐렴 클라미디아, 폐렴구균, 인플루엔자균이 4대 주요 원인균이 됩니다[3, 4].

항균약 처방전을 접수했을 때에 주의해야 할 것은 소아에게 인가되지 않았거나 연령에 따른 투여 제한이 있는 항균약이 존재한다는 점입니다(154페이지 **표 3**). 이 때문에 반드시 환아의 연령을 확인할 필요가 있습니다.

예를 들어, 테트라사이클린계 항균약은 8세 미만 소아의 경우에는 치아의 착색과 뼈 발육 장애를 일으킬 가능성이 있기 때문에 첨부문서 상에 다른 약제를 사용할 수 없거나 무효의 경우에만 허가를 고려한다고 되어 있습니다.

표 3 ● 소아에게 사용 제한이 있는 항균약

약제	부작용	사용 제한
클로람페니콜	회색증후군	신생아·저출생체중아는 금기
설파제	핵황달	신생아·저출생체중아는 금기
테트라사이클린계 약	치아의 착색과 에나멜질 형성 부전, 뼈로 침착됨, 일과성 골 형성 부전	8세 미만의 소아에게는 다른 약제를 사용할 수 없거나 효과가 없는 경우에만 투여한다
플루오로퀴놀론계 약 (노르플록사신, 토수플록사신, 시프로플록사신* 이외)	유약(幼弱)동물시험에서 관절 장애	소아에게는 금기

* 탄저균에 한해 사용 가능　　　　　　　　　　　　　　　　　　　　　(소아과진료 2017;80:145-9.에서 인용, 일부 수정)

또한, 노르플록사신(상품명 소아용 박시달), 토수플록사신토실산염수화물(오젝스 세립 소아용 외) 등을 제외한 뉴퀴놀론계 항균약은 유약(幼弱)동물시험에서 관절 이상이 확인되고 있어 소아에 대한 사용은 금기로 되어 있습니다[3].

또한, 세프디토렌피복실(메이액트MS 외) 등의 피복실기(基)를 가지고 있는 항균약은 저카르니틴혈증을 동반하는 저혈당을 일으키는 경우가 있기 때문에 주의가 필요합니다(199페이지 참조).

> **Q 지난번과 다른 항균약이 나온 이유는?**
>
> **A 사용되는 항균약의 종류와 용법·용량은 질병에 따라 다릅니다. 항균약은 처방된 분량을 전부 복용하는 것이 중요합니다. 증상이 좋아져도 도중에 중단하지 말고 전부 복용해 주십시오.**

항균약의 차이에 관하여 보호자로부터 질문을 받는 경우가 있습니다. 항균약은 사용할 질환과 그 중증도에 따라 사용법이 다르므로 각각의 가이드라인을 참조로 할 필요가 있습니다.

소아의 감염증에서 가장 자주 사용되는 약 중 하나가 페니실린계 항균약인 아목시실린 수화물(파세토신, 사와실린 외)입니다. 일본소아호흡기학회·일본소아감염증학회의

《소아호흡기감염증 진료 가이드라인 2017》(쿄와기획)을 보면, A군 연쇄구균에 의한 인두·편도염과 시중폐렴(세균폐렴이 의심되는 경우)에 대한 경구 항균약의 제1선택약이라고 되어 있습니다[5]. 또한, 급성중이염과 급성부비강염의 치료에도 제1선택약으로 아목시실린이 사용되고 있습니다[6, 7].

아목시실린과 β락타메이스 저해약인 클라블란산칼륨을 혼합한 배합약도 자주 사용됩니다. 배합비에 따라 오그멘틴 배합정(아목시실린:클라블란산＝2:1), 클라바목스 소아용 배합 드라이시럽(아목시실린:클라블란산＝14:1) 등의 상품이 있습니다. 이것들은 페니실린계가 잘 듣지 않는 β락타메이스 산생(産生) 인플루엔자간균 등에도 효과를 보입니다. 특히, 클라바목스는 앞서 언급한 시중폐렴, 급성중이염, 급성부비강염에서 β락타메이스 산생균의 관여가 의심되는 경우 등에 사용됩니다.

● 페니실린 알레르기에 세펨계

경구 세펨계 항균약에는 제1세대와 제3세대가 있습니다. 제1세대 세펨계는 그람 양성균에 대하여 효과가 강하고 생체이용률이 높다는 특징이 있습니다만, 그람 음성균이나 혐기성균에 잘 듣지 않는다는 결점이 있었습니다. 제2세대, 제3세대는 그람양성균에 대한 효과를 유지하면서 그 결점을 개선해 갔습니다.

세펨계 항균약은 A군 연쇄구균에 의한 인두·편도염, 시중폐렴에는 제2선택약으로 되어 있습니다. 급성중이염에는 세프디토렌이 아목시실린으로 효과가 없는 경우의 제2선택약으로 되어 있습니다. 또한, 페니실린 알레르기가 있는 경우나 EB 바이러스의 가능성이 있을 때에는 페니실린계는 사용할 수 없으므로 세펨계를 사용하는 경우가 있습니다.

● 만성부비강염에 마크로라이드 소량 투여

폐렴 미코플라스마나 폐렴 클라미디아에 의한 폐렴이 의심된 경우의 제1선택약은, 마크로라이드계 항균약인 에리스로마이신(에리스로신 외), 클라리스로마이신(클래리스, 클래리시드 외), 아지스로마이신 수화물(지스로맥 외)로 되어 있습니다[5].

또한, 만성부비강염에는 마크로라이드계 항균약, 특히, 에리스로마이신과 클라리스로마이신의 소량 장기 투여가 자주 처방됩니다. 두 약제 모두 항염증 작용을 목적으로 상용량(常用量)의 절반량 정도가 처방됩니다.

소아에게 허가된 뉴퀴놀론계 항균약은 노르플록사신과 토실산 토수플록사신 염수화물입니다(**표 3**). 시프로플록사신은 탄저병에 한하여 사용하는 것이 허가되어 있습니다. 뉴퀴놀론계 항균약은 과거, 소아용 박시달정 50mg(노르플록사신)밖에 소아에게 인가되지 않았으나, 2010년에 오젝스 세립 소아용 15%(토실산 토수플록사신 염수화물)가 겨우 사용 가능하게 되었습니다.

또한, 이 약은 폐렴 미코플라스마에 허가되지 않은 상태에서 마크로라이드계 항균약에 내성을 가진 폐렴 미코플라스마의 치료에 사용되어 왔습니다만, 학회의 요망에 따라, 2017년에 폐렴 미코플라스마에도 사용할 수 있게 되었습니다.

그리고 이 약의 소아에 대한 용법 용량은 "토실산 토수플록사신 염수화물로 1회 6mg/kg을 1일 2회 경구 투여한다. 단, 1회 180mg, 1일 360mg을 넘지 않게 한다"고 되어 있기 때문에 환아의 체중이 30kg을 넘으면 과량이 되어 보험청구 상에도 문제가 되므로 주의가 필요합니다.

마크로라이드계에서 문제가 되는 것은 '쓴맛'입니다. 주스와 섞으면 쓴맛이 더 강해집니다. 클라리스로마이신이나 아지스로마이신은 먹은 후에 서서히 쓴맛이 나타나 엄청나게 뒷맛이 나쁩니다. 한편, 에리스로마이신도 쓴맛이 있지만, 클라리스로마이신과 아지스로마이신 정도는 아닙니다. 약의 쓴맛을 싫어하는 아이의 경우, 아무리 해도 못 먹는 경우에는 의사에게 에리스로마이신으로 변경할 것을 제안하는 것도 하나의 방법일지 모릅니다.

항균약은 약제에 따라 복용 타이밍과 맛, 약제 상호작용의 주의점이 다르기 때문에

Q 클라바목스는 식후에 먹어도 괜찮은가?
A 식후에는 흡수가 저하되기 때문에 식사 직전 복용을 지켜 주세요.

주의가 필요합니다.

클라바목스(일반명 아목시실린 수화물, 클라블란산칼륨)의 복약지도에서 주의가 필요한 것이 '식사 직전'에 복용시키는 것입니다. 클라블란산은 식사에 의해 흡수가 저하되므로 식전에 복용할 필요가 있다고 되어 있습니다. 한편 같은 성분의 약에 오구멘틴이 있는데, 이것은 식사의 영향을 신경 쓰지 않고 복용할 수 있게 되어 있습니다.

제3세대 세펨계 항균약은 흡수성이 나쁜 점이 문제가 됩니다. 위산을 중화하는 약제와 병용하면 흡수가 억제되므로 병용에는 주의가 필요합니다.

예를 들면, 세프포독심프록세틸(CPDX-PR, 바난 외)정·드라이시럽은 알루미늄 또는 마그네슘 함유 제산약과 병용을 주의하라고 되어 있습니다. 메커니즘은 밝혀지지 않았으나 알루미늄이나 마그네슘에 의해 위내 pH가 상승하여 CPDX-PR의 흡수 저하 및 효과가 감소된다는 것입니다. 세프디니르(CFDN, 세프존 외)의 첨부문서에도 마찬가지로 기재되어 있습니다. 그 외 H2수용체길항약도 CPDX-PR의 흡수를 저해한다고 보고되고 있습니다(**그림 3**)[8, 9].

그림 3 ● 세프포독심프록세틸(CPDX-PR)의 제산약 및 H2수용체길항약과의 상호작용에 의한 혈중농도 변화

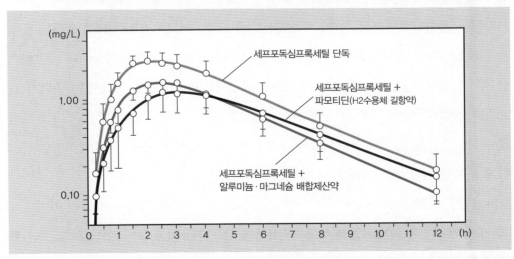

CPDX-PR에 제산약인 수산화 알루미늄겔·수산화 마그네슘 배합제(마록스 외)나 H2수용체 길항약인 파모티딘(가스타 외)을 병용하면 CPDX-PR의 혈중농도가 전체적으로 저하된다.

(Antimicrob. Agents Chemother.1992;36:796-800.에서 인용)

● 제3세대 세펨계는 제산약과 동시 복용을 피한다

그러면, 다른 제3세대 세펨계 항균약의 경우는 어떨까요? 각각의 제약회사에 물어본 결과, 세프디토렌피복실(CDTR-PI, 메이액트MS)과 세프테람피복실(CFPN-PI, 토미론)에 대하여 제산약 병용에 의한 영향이 조사되었습니다[10, 11]. CDTR-PI에 알루미늄겔을 병용해도 Cmax, AUC 모두 유의한 차는 없었습니다. 하지만 CDTR-PR에 H2수용체 길항약인 시메티딘(타가메트 외)을 병용하자 Cmax가 유의하게 저하되었습니다. AUC도 유의하지는 않았지만 저하되었습니다. 한편, CFPN-PI도 제산약과 병용하자 Cmax가 유의하게 저하하고 AUC도 저하 경향을 보였습니다.

CPDX-PR의 흡수 억제는 위내 pH 상승에 의한 유효 성분의 용해성 저하에 의한 것일 가능성이 지적되고 있습니다. CPDX-PR의 용해성은 pH 1.5에서 11mg/mL인데, pH 4.0~6.8이 되면 0.2mg/mL까지 저하됩니다. 수산화 알루미늄겔·수산화 마그네슘 배합제나 파모티딘에 의하여 위내 pH가 상승하면 CPDX-PR의 용해속도와 흡수가 저하된다고 생각됩니다. 다른 제3세대 세펨계 항균약에서도 용출시험 데이터로부터 pH가 염기성을 띠게 되면 용출성이 저하된다는 것을 알았습니다.

CPDX-PR, CDTR-PI와 CFPN-PI의 공통점은, 각각 에스테르화되어 프로드러그화함으로써 흡수성을 향상시킨다는 것입니다. 에스테르화된 것은 장 관내에서 탈에스테르화되어 흡수됩니다. 사실은 이 에스테르화된 프로드러그는 위내 pH를 올리면 흡수가 저하됩니다[12]. 제3세대 세펨계는 위산을 중화하는 약제, 즉 알루미늄이나 마그네슘 함유 제산약이나 H2수용체 길항약, 프로톤펌프저해제와 병용할 경우에는 주의가 필요하다는 것입니다. CFDN의 첨부문서에는 "병용할 때에는 복용 후 2시간 이상 간격을 둔다."고 쓰여 있고, CPDX-PR의 첨부문서에는 "동시에 복용시키지 않는 등 신중하게 투여한다."고 쓰여 있습니다.

이러한 정보를 종합하여 저희 약국에서는 산화마그네슘을 복용하고 있는 아이에게 제3세대 세펨계가 처방되었을 때에는 "식전에 항균약을 먹고, 식후 어느 정도 지난 후에 산화마그네슘을 먹이세요."라고 보호자에게 지도하고 있습니다.

1장 소아 약치료의 기초 지식

2장 연령에 맞는 약 먹이는 방법

3장 제형별 사용법 지도

4장 Q&A로 보는 약제별 복약 지도

5장 약국에서 경험하는 소아의 부작용

6장 엄마·소아과의 상담 대응

7장 도움 되는 환자 지도 요령

● 마크로라이드는 CYP에 관련된 상호작용에 주의

그 외의 항균약에 관해서도 주의점을 열거해 두겠습니다. 마크로라이드계 항균약은 일반적으로 부작용이 적다고 하지만, 약물대사효소 시토크롬 P450(CYP)과의 상호작용에 주의가 필요합니다. 소아의 경우에는 선천성 심질환 등에서 사용하는 디곡신, 면역 억제약(사이클로스포린이나 타크로리무스 등), 항간질약(카르바마제핀), 항정신병약(피모자이드) 등과의 병용에 주의가 필요합니다.

또한, 뉴퀴놀론계 항균약은 금속 이온과 킬레이트를 만들며 또한 CYP1A2를 저해하므로 금속 이온을 포함하는 약 또는 CYP1A2로 대사되는 약제는 병용에 주의합니다. 또한, 뉴퀴놀론계 항균약은 경련을 유발하는 부작용이 있으므로 간질 기왕력이 있는 아이에게는 주의가 필요합니다.

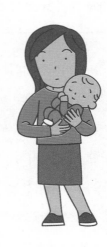

● 참고문헌

1) 후생노동성 《항미생물약 적정 사용 안내(제1판)》(2017년 6월 1일 발행)

2) 『소아과 영역의 약제 업무 핸드북 제2판』(지호우, 2016)

3) 소아과진료 2017;80:145-9.

4) 《소아 감염증 치료 핸드북 2015-2016 제4판》(진료와치료사, 2015)

5) 일본소아호흡기학회 · 일본소아감염증학회 《소아 호흡기 감염증 진료 가이드라인 2017》(쿄와기획)

6) 일본이과(耳科)학회, 일본소아이비인후과학회, 일본이비인후과감염증 · 에어졸학회 《소아 급성 중이염 진료 가이드라인 2013년판》(금원출판)

7) 일본비과(鼻科)학회잡지, 2010;49:143-247.

8) Clin Pharmacol Ther.1989;46:674-85.

9) Antimicrob. Agents Chemother.1992;36:796-800.

10) Chemotherapy.1992;40 (S-2):409-17.

11) Jap J Antibiotics.1990;43:1353-70.

12) DI Online 《사사지마 마사루의 〈약의 법칙〉》(2012년 8월 20일)

제3화   항히스타민약

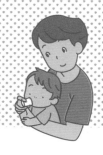

> **Q** 항히스타민약을 먹이면 졸음이 온다?
>
> **A** 특히 낡은 타입의 항히스타민약은 졸음이 강하게 오는 경우가 있습니다. 약의 종류나 먹는 방법을 바꾸면 졸음을 막을 수 있는 경우도 있으므로 아이에게 졸음이 와서 걱정되는 때에는 상담해 주십시오.

항히스타민약은 감기의 코 증상이나 알레르기성 비염 외에도 아토피성 피부염, 두드러기, 접촉 피부염 등의 피부 질환 가려움 등에 사용되는 매우 대중적인 약제입니다.

감기 증후군에 대해서는 콧물, 코막힘, 재채기 등에 대한 대중요법으로 단기간 사용됩니다. 또한, 알레르기성 비염 약물 치료에 대해서는 주로 제2세대 항히스타민약과 코분무 스테로이드가 이용됩니다. 특히, 계절성 알레르기성 비염(꽃가루 알레르기)은 최근에 저연령 발증이 늘고 있어 소아 환자수가 증가 경향에 있습니다.

또한, 아토피성 피부염에 대해서는 스테로이드 외용약의 보조적 치료로 경구 항히스

 증례 2   **3세 여아**(13kg), 꽃가루 알레르기

[처방전]
카르보시스테인 DS 50%
1회 0.3g(1일 0.9g)
페리악틴산 1%
1일 3회 아침 점심 저녁 식후 7일분

[현재 병력]
● 처방전의 약을 교부한 며칠 후에 보호자로부터 약국으로 전화가 와서 "아침에 잘 일어나지 못하고 유치원에서도 낮잠을 오래 자서 걱정"이라는 상담을 받았다.
● 처방의사에게 상담하여 복용회수를 1일 2회(아침 저녁 식후)로 줄이고 상황을 보기로 했다.

1장 소아 복약지도의 기초 지식

2장 증상에 맞는 약과 먹이는 방법

3장 제형별 사용법 지도

4장 Q&A로 보는 약제별 복약 지도

5장 약국에서 경험하는 소아의 부작용

6장 의부·소아부의 상담 대응

7장 도움 되는 환자 지도 요령

그림 4 ● 흥분성 신경, 억제성 신경과 히스타민의 관계(필자 작성)

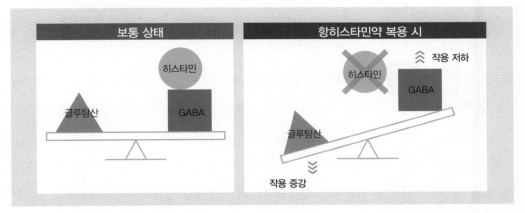

타민약이 이용됩니다[1]. 아토피성 피부염은 가려움을 동반하며, 소파(搔爬)에 의하여 피진(皮疹)이 악화됩니다. 그 때문에 가려움을 경감하기 위해서 항히스타민약이 처방됩니다. 그 외에 두드러기, 접촉 피부염 등에도 피부의 가려움이나 알레르기 증상을 경감시키기 위하여 항히스타민약이 처방됩니다.

그런데 항히스타민약은 히스타민 H1수용체에 대한 선택성이 낮은 제1세대와 선택성이 높은 제2세대로 크게 나누어집니다. 제1세대의 항히스타민약은 중추이행성이 높아 강한 졸음이 나타납니다. 소아는 혈액뇌관문 발달이 미숙하기 때문에 더 강하게 졸음이 나타날 가능성이 있습니다.

항히스타민약에 의한 졸음을 "재우기 편해서 도움이 된다."고 받아들이는 보호자도 있는데, 장시간 너무 많이 자거나 일어났을 때 아이의 기분이 좋지 않거나 하면 역시 걱정됩니다. 실제로 약국에서 "너무 잘 자서 걱정"이라는 보호자의 상담을 받는 경우도 있습니다. **증례 2**는 꽃가루 알레르기에 대해 처방된 항히스타민약에 의하여 졸음 부작용이 나타난 증례입니다. 졸음이 강하게 나타나는 경우에는 처방의사에게 상담하고 낮 동안의 복용은 그만두거나 항히스타민약의 종류를 바꾸고 나서 상황을 봅니다.

단, 중추이행성이 높은 항히스타민약은 최근에 소아과에서는 사용되지 않게 되었습니다. 소아의 경우에는 졸음 이상으로 경련의 역치(閾値)를 낮추는 작용이 문제가 되기 때문입니다[2].

뇌 내는 글루탐산 등이 관여하는 흥분성 신경과, γ아미노낙산(GABA)과 히스타민 등이 관여하는 억제성 신경에 의하여 균형이 유지되고 있습니다(**그림 4** 왼쪽). 히스타민은 알레르기 반응을 일으킬 뿐 아니라 신경전달물질로 작용하여 경련을 억제합니다. 혈액뇌관문 발달이 미숙한 소아가 뇌 내 이행성이 높은 항히스타민약을 복용하면 히스타민의 억제가 풀리고 글루탐산 등에 의한 흥분성이 강해져 경련의 역치가 낮아집니다(**그림 4** 오른쪽). 그리고 무언가의 자극에 의해 경련 발작이 야기되기 쉬워집니다.

이 작용이 특히 문제가 되는 것은 열성 경련이나 간질 환아입니다. 그 때문에 간질이나 경련 기왕력이나 가족력이 있는 환아는 항히스타민약 복용을 삼가거나 혹은 뇌 내 이행성이 낮은 제2세대 항히스타민약(푸마르산 케토티펜 제외)을 처방하는 것이 바람직하다고 되어 있습니다. 간질이나 경련 기왕력이나 가족력이 있는 환아에게 제1세대 항히스타민약이 처방된 경우에는 의사에게 처방 조회하도록 합니다.

 항히스타민약은 열성 경련을 일으키기 쉽다?

A 확실히, 항히스타민약을 복용하면 경련을 일으키기 쉬워질 가능성이 있습니다. 특히, 열성 경련이나 간질 발작 경험이 있는 아이의 경우에는 항히스타민약 복용은 권장되지 않습니다.

소아과 의원 근처의 약국에 있으면 야간에 전화가 자주 울립니다. "열이 높은데 또 좌약을 넣어도 되나요?", "전에 남아 있던 약을 먹여도 되나요?" 등 다양합니다. 그 중에서 가장 절박한 것이 "아이가 경련을 일으켰는데 어떻게 하면 좋을까요?"라는 전화입니다. 겨울에 몇 차례는 걸려옵니다. "구급차를 불렀는데 불안해서…"라는 분도 있습니다. 열성 경련은 다양한 면에서 보호자를 불안하게 합니다.

열성 경련은 생후 6개월~5세의 소아가 38℃ 이상의 고열을 냈을 때 일으키는 경련으로 소아의 경우에는 드물지 않은 질환입니다. 그 발증 피크는 1세이며 약 90%는 3세까지는 발증한다고 합니다. 대부분은 예후가 양호한 단순형 열성 경련으로 발작 기왕력이 1~2회인 경우에는 투약 없이 경과를 관찰하는 경우가 많습니다.

일본소아신경학회의 《열성 경련 진료 가이드라인 2015》(진료와치료사)에서는 "열성 경련 기왕력이 있는 소아에 대해서는 발열성 질환 이환(罹患) 중 진정성 항히스타민약 사용은 열성 경련 지속시간을 길게 할 가능성이 있어 권장되지 않는다."라고 하고 있습니다[1]. 또한, 이 가이드라인에서는 열성 경련 기왕력이 있는 소아에 대한 테오필린(테오도르) 등의 잔틴 제제 사용에 관해서도 "열성 경련 지속시간을 길게 할 가능성이 있어 권장되지 않는다."고 하고 있습니다[3].

이상과 같은 이유에서 콧물이 나온다고 하여 열성 경련 기왕력이 있는 환아에게 안이하게 항히스타민약을 권하는 것은 무서운 결과를 낳을 수 있습니다. 적어도, 다이아프좌제(일반명 디아제팜) 등의 예방약을 사용하고 있는 환아에 대한 항히스타민약이나 테오필린의 처방에는 주의가 필요합니다. 또한, 제1세대 항히스타민약인 말레인산클로르페니라민은 OTC약인 소아용 감기약 여러 종류에도 포함되어 있는 경우가 많으므로 OTC약에도 주의가 필요합니다.

● 인가된 증상과 사용가능 연령을 확인

항히스타민약은 앞서 기술했듯이 다양한 질환에 처방되는데 약제에 따라서는 인가된 증상이 다른 경우에 주의가 필요합니다.

제1세대에서는 있었던 '상기도염에 동반하는 콧물·기침' 인가가 제2세대에서는 없어졌습니다. 그 때문에 감기의 코 증상에 제2세대 항히스타민약을 사용하는 경우에는 인가 외 사용이 됩니다. 이 영향도 있어, 감기의 코 증상에 대한 항히스타민약 처방은 줄어들고 있습니다.

● 참고문헌
1) 일본알레르기학회 《아토피성 피부염 진료 가이드라인 2015》(쿄와기획)
2) 일본신경학회 《간질 치료 가이드라인 2010 추가 보충판 (2014년도)》
3) 일본소아신경학회 《열성 경련 진료 가이드라인 2015》(진단과치료사)

1장 소아 복약지도의 기초 지식
2장 연령에 맞는 약의 먹이는 방법
3장 제형별 사용법과 지도
4장 Q&A로 보는 약제별 복약 지도
5장 약국에서 경험하는 소아의 부작용
6장 의무·수유부의 상담 대응
7장 노인 등의 환자 지도 요령

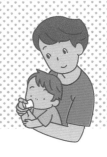

제 4 화　진해약·거담약

Q 기침약은 부작용이 나타나기 쉽다?

A 기침약에는 졸음 등의 부작용이 나타나기 쉬운 강한 약이 있는데, 일본에서는 부작용이 잘 나타지 않는 타입의 기침약이 사용되고 있습니다.

　기침의 원인은 여러 가지 있는데, 감기나 호흡기 감염증에 의해 기도의 염증이 자극되어 일어나는 것이 가장 많습니다. 염증 자체가 자극이 되는 것 외에도 염증에 의해 발생한 분비물을 객출하기 위하여, 또는 그 분비물이 기도를 자극하는 것에 의해 기침이 유발됩니다. 진해약·거담약은 아이가 기침으로 잠들지 못할 때나 기침에 의해 구토하거나 체력이 소모되는 것을 막기 위해 사용됩니다.

　진해약은 작용기서에서 중추성과 말초성으로 나눌 수 있습니다. 미국과 유럽에서는 소아에게는 중추성 비마약성 진해약인 덱스트로메토르판 브롬화수소산염수화물(상품명 메디콘)이 자주 사용되고 있는데, 일본의 소아과에서는 말초성 히벤즈산티페피딘(아스베린)이 가장 자주 사용되고 있습니다[1].

● 코데인류 함유 제제는 12세 미만에게 금기

　코데인인산염수화물로 대표되는 중추성 마약성 진해약은 연수(延髓)의 기침 중추를 직접 억제함으로써 작용을 발휘합니다. 매우 잘 듣지만, 어찌 되었든 부작용이 많으므로 약국에서도 주의가 필요합니다.

　중추성 마약성 진해약에는 기관지의 선분비를 저하시키거나 기관지 평활근을 수축시키는 작용이 있기 때문에 기관지 천식이나 폐기종 같은 폐쇄성 폐질환에는 신중하게 사용하지 않으면 안 됩니다. 유유아에게는 천식에서 유래하는 기침이 많기 때문에 소아과에서는 별로 사용되지 않습니다.

코데인인산염수화물과 디히드로코데인인산염 등의 코데인류는 약물 대사 효소 시토크롬 P450(CYP) 2D6에 의해 모르핀과 디히드로모르핀으로 대사되어 진해 등의 약효를 보입니다. 하지만 유전적으로 CYP2D6 활성이 과잉인 사람 등의 경우에는 모르핀 등의 혈중농도가 상승하여 호흡 억제 등이 발생하기 쉬워집니다. 미국에서는 18세 미만 환자의 경우, 코데인류 함유 제제에 의한 호흡 억제 등 모르핀 중독 관련 증례에 관하여 1969년부터 2015년 5월까지 사망 24사례를 포함한 64사례가 보고되어 전체 사망 사례의 약 90%에 해당하는 21사례가 12세 미만 소아의 증례였다는 것 등을 고려하여 미국 식품의약품국(FDA)은 2017년 4월 20일에 코데인류를 포함한 전문의약품을 12세 미만 소아에게 금기로 할 것을 발표하였습니다.

이 발표를 접하고 일본에서도 2017년 6월의 약사·식품위생심의회 안전대책조사회에서 코데인을 함유하는 의약품에 관하여 12세 미만 소아에 대한 처방을 단계적으로 제한하는 방침이 정해져서 앞으로 처방하지 않게 됩니다[2]. 후생노동성은 2018년 말까지는 코데인류 함유 제제의 12세 미만 소아에 대한 사용을 전면 금기로 하도록 첨부문서 개정을 지시하고 있습니다. 코데인류를 함유하는 의약품은 의료용품뿐 아니라, OTC약으로도 많이 발매되고 있으므로 주의가 필요합니다.

> **Q** 가래약을 먹였더니 오히려 사례들었다?
> **A** 약의 효과로 일시적으로 가래 양이 증가했기 때문이라고 생각됩니다. 조금 지나면 진정되는 경우가 많으므로 복용을 계속해 주십시오.

거담약은 병원체나 이물 등을 가래나 콧물에 의해 체외로 배출하기 쉽게 하는 약입니다. 감기에 의한 상기도염이나 기관지 염증이나 천식, 만성부비강염 등에 사용됩니다.

1장 소아 복약지도의 기초 지식
2장 연령에 맞는 약 복약하는 방법
3장 제형별 사용법 지도
4장 Q&A로 보는 약제별 복약 지도
5장 약국에서 경험하는 소아의 부작용
6장 의부·소아부의 상담 대응
7장 도움 되는 환자 지도 요령

증례 3 **2세 10개월 남아(12kg), 감기**

[처방전] 아스베린 드라이시럽 2%   1회 0.6g(1일 1.2g)
        카르보시스테인 드라이시럽 50%   1회 0.35g(1일 0.7g)

1일 1회 아침저녁 식후 5일분

증례 3의 처방전은 감기라고 진찰 받은 2세 남자아이에게 내려진 처방전입니다. 이 처방에서 주목해야 할 것이 기침약인 아스베린(일반명 히벤즈산티페피딘)과 함께 거담약 카르보시스테인이 처방되어 있다는 것입니다.

기침에는 '습성'과 '건성'이 있습니다. 습성 기침은 염증에 의한 것으로 가래가 끓습니다. 건성 기침은 먼지나 바람 등의 자극으로 일어납니다. 거담약이 필요한 것은 습성 기침입니다.

필자가 제약회사에서 약을 개발하던 10년 이상 전부터 "기침은 원래, 기도 분비물인 가래나 기관에 들어온 이물(異物)을 내보내는 생체 방어 반응이므로 불필요하게 억제하지 않는 편이 좋다."라는 의견이 있었습니다. 그 때문에 진해약으로 기침을 억제하면서 이물을 더 배출하기 쉽게 하기 위하여 거담약이 함께 처방되는 경우가 많습니다.

소아의 경우에 자주 사용되는 거담약은 L-카르보시스테인(상품명 뮤코다인 외)과 암브록솔염산염(뮤코솔반 외)입니다. L-카르보시스테인은 가래의 점액구성성분(시알산과 후쿠스)을 조정해서 가래의 점도를 낮춥니다. 원약인 L-카르보시스테인은 pH가 4 정도인 약산성이기 때문에 약간 신맛이 납니다(드라이시럽에서는 신맛은 억제되어 있습니다). 그 때문에 위산에서 녹도록 설계되어 있는 마크로라이드계 항균약 등과 섞으면 항균약의 쓴맛이 용출하므로 주의가 필요합니다.

암브록솔은 첨부문서의 약효 분류에 '기도 윤활 거담제'라고 쓰여 있듯이 기도액량(특히 폐계면활성제 분비)을 증가시켜 기도 점액의 점도를 저하시킵니다. 원약은 별로 맛이 강하지 않으므로 드라이시럽은 먹기 쉬워 소아의 경우에는 자주 사용됩니다. 특히, 후발품인 뮤코잘 드라이시럽 1.5%는 단맛이 첨가되어 있어 소아의 경우에 곧잘 사

1장 소아 복약지도의 기초 지식

2장 연령에 맞는 약·약이는 방법

3장 제형별 사용법 지도

4장 Q&A로 보는 약제별 복약 지도

5장 약국에서 경험하는 소아의 부작용

6장 외래·소아부의 상담 대응

7장 환자 지도 환자 지도 요령

용되고 있습니다.

또한, 암브록솔은 중성이므로 다른 약과 혼합해도 약이 써지는 경우가 거의 없습니다. 이것도 이 약이 자주 사용되고 있는 이유라고 생각됩니다. 또한, L-카르보시스테인과 암브록솔은 같은 거담약이지만 작용 부위가 다르므로 동일 처방전에 처방되어도 필자의 경험으로는 보험 청구 상으로도 문제가 된 적이 없습니다.

그리고 기침약인 아스베린은 진해거담약으로 거담 작용도 있다고 하는데, 더 효과를 얻기 위해서 거담약이 병용되는 경우도 있습니다.

그런데 거담약을 복용하면 일시적으로 증상이 악화되는 듯이 보이는 경우가 있습니다. 이것은 거담약이 너무 잘 들어서 일시적으로 가래가 다량으로 나와서 사레들기 때문입니다. 보호자가 놀라서 복약을 중지해 버리는 경우도 있으므로 미리 "조금 지나면 진정되는 경우가 많습니다."고 얘기해 주십시오.

> **Q 뮤코다인S의 선발품과 후발품의 차이는?**
>
> **A** 약 성분은 같지만 약 제조 방식에 차이가 있는 경우가 있습니다. 그 때문에 일부 후발품의 경우에 다른 약이나 식품과 섞으면 쓴맛이 나는 경우가 있습니다.

클래리시드 드라이시럽 10% 소아용(일반명 클라리스로마이신) 등 마크로라이드계 항균약 드라이시럽(DS)은 산성 스포츠음료 등과 섞으면 써집니다. 그 약제들은 쓴맛을 느끼지 않게 하기 위하여 중성인 구강 내에서 녹지 않고 산성인 위에서 녹도록 설계되어 있기 때문입니다. 그 외에도 산성인 약이 있습니다. 유명한 것이 뮤코다인DS(L-카르보시스테인)로 pH는 2.76입니다[3]. 클래리시드DS와 뮤코다인DS를 섞으면 매우 써져서 아이가 잘못해서 먹으면 약을 싫어하게 되는 경우가 있습니다.

한편, 클래리시드DS를 뮤코다인 시럽(S)과 섞어도 써지지 않는다는 것은 별로 알려지지 않았습니다. 뮤코다인S는 산성인 카르보시스테인에 pH조정제를 첨가하여 pH를 5.5~7.5로 변화시켰기 때문에 클래리시드DS와 섞어도 써지지 않는 것입니다. 클래리

그림 5 ● 클래리시드 드라이시럽에 뮤코다인시럽(선발품) 및 후발품(A~D)를 섞었을 때의 쓴맛과 pH의 변화

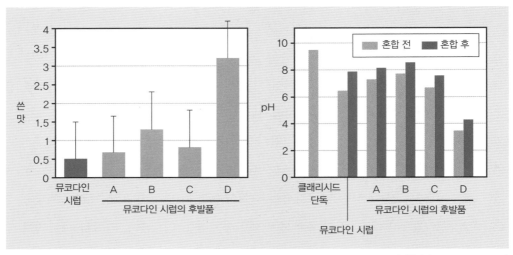

(약학잡지 2008;128:479-85.)

그림 6 ● 뮤코다인 시럽(선발품)에 클래리시드 드라이시럽 및 후발품을 섞었을 때의 쓴맛과 pH의 변화

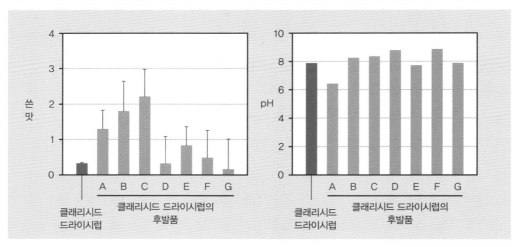

(약학잡지 2008;128:479-85.)

시드DS와 뮤코다인DS가 동시에 처방되어 있다면 뮤코다인DS를 뮤코다인S로 바꾸도록 하면 좋을 것입니다.

그런데 이야기는 여기서 끝나지 않습니다. 실은 여기에 후발 의약품이 들어오면 매우 복잡해집니다. 뮤코다인S의 후발품 중 4종류(A~D)에 대하여 각각의 후발품에 클래리시드DS를 섞었을 때의 쓴맛 강도를 그림 왼쪽에 표시했습니다[3]. 후발품A와 C의 쓴맛 강도는 뮤코다인S와 거의 같지만 B는 쓴맛이 조금 강해지고 D는 쓴맛이 꽤 강

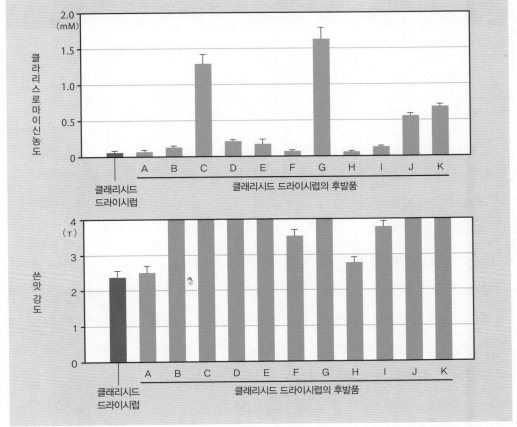

그림 7 ● 클래리시드 드라이시럽 및 후발약 (A~K)를 산성 스포츠 음료에 섞을 때의 클라리스로마이신의 용출성과 쓴맛 강도

(의료약학 2010;36:262-9.에서 인용)

해졌습니다.

왜 이렇게 된 것일까요? 원인은 혼합액의 pH에 있습니다. 후발품 D의 pH는 원래 3.50으로 산성이어서 클래리시드DS에 섞어도 4.27인 산성으로 남아 있습니다(**그림 5 오른쪽**).

이것에 클래리시드의 후발품을 넣으면 이야기는 더욱 복잡해집니다. 뮤코다인S의 선발품에 클래리시드DS의 후발품 7종류(A~G)를 섞으면 후발품 A, B, C에서는 선발품인 클래리시드DS를 섞었을 때와 비교하여 유의하게 쓴맛이 증가하고 있습니다(**그림 6 왼쪽**). 이 때의 pH는 전부 6 이상으로 각 약제에 그다지 차이는 없어(**그림 6 오른쪽**)[3] 혼합에 의한 쓴맛의 차이는 pH로는 설명이 안 됩니다. 클래리시드 드라이시럽 10% 소

169

표 4 ● 클래리시드 드라이시럽과 후발품의 현탁분산성 및 미각 시험 결과

	선발품	후발품								
		A	B	C	D	E	F	G	H	I
현탁분산성	○	×	×	○	○	×	△	○	△	△
미각 시험	○	○	×	×	×	×	×	×	×	○

현탁분산성 평가 ○:현탁분산성 양호 △:교반 종료 후 소량이 물 표면에 뜬다 ×:전혀 섞이지 않고 계속 떠 있다
미각시험 결과 평가 ○:선발품을 ○로 했을 때 선발품과 유의차 없음 ×:선발품과 유의차 있음

(일본약제사회잡지 2008;60:935-8.에서 인용)

아용에는 약제의 생물학적 이용능을 손상시키지 않으면서 쓴맛을 가리기 위하여 고도의 제제 기술이 사용되고 있습니다. 이 제제 기술의 차이가 쓴맛의 차이에 반영되었다고 생각됩니다.

비슷한 비교시험은 클래리시드DS의 후발품이 발매되었을 때 다수 보고되었습니다. 예를 들면, 하제가와 등은 클래리시드DS와 그 후발품을 산성 스포츠음료에 섞었을 때의 클라리스로마이신의 용출성과 쓴맛 강도를 조사하고 있습니다. 클래리시드DS와 그 후발품(A~K) 1.0g을 산성 스포츠음료 25mL에 투입 후 곧바로 교반하고, 30초 후의 여과 액체 중 클라리스로마이신의 농도를 보면 후발품 C, G, J, K에서 높은 수치를 보이며, 이것들은 쓴맛 강도도 강해졌습니다(**그림 7**)[4].

또한 다른 보고에서, 야마후지 등은 클래리시드DS와 그 후발품의 ① 물에 대한 현탁분산성, ② 맛-을 비교하고, 이 2가지 점에서는 선발품이 후발품보다 우수하다는 것을 보여주고 있습니다(**표 4**)[5]. 평가는 후발품의 종류에 따라서도 달랐습니다.

의료비 증가가 국가 재정을 압박하고 있는 현재 상태를 생각하면 사용하는 약제를 될 수 있는 한 후발품으로 변경할 필요가 있습니다. 하지만 소아의 경우에는 '맛'이라는 평가기준을 가미하여 약을 선택할 필요가 있습니다. 여기에서 소개한 것과 같은 산성 조건 하에서의 용출성 차이는 첨부문서에서는 알 수 없습니다. 실제로, 자신의 오감을 사용해서 검토하여 더 좋은 후발품을 선택하는 것도 약제사의 역할이라고 생각합니다.

● 참고문헌
1) 소아내과 2015;47:638-40. 2) 후생노동성 통지 (藥生安發 0704 제2호) 3) 약학잡지 2008;128:479-85.
4) 의료약학 2010;36:262-9. 5) 일본약제사회 잡지 2008;60:935-8.

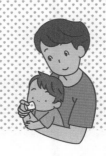

제5화 그 외 소아에게 처방되는 약

> **Q** 다이아프 좌제 두 번째는 언제 넣는가?
>
> **A** 의사 선생님에게 어떤 설명을 들으셨습니까? 1회째 사용 후 8시간 지나도 37.5℃ 이상의 발열이 계속되고 있다면 2회째 좌약을 넣어 주십시오.

　열성 경련은 발열 후 24시간 이내에 발생하는 경우가 압도적으로 많으므로 발열 후 24시간은 효과를 지속시키기 위해서도 2회째의 투여가 중요합니다. 일본소아신경학회의 《열성 경련 진료 가이드라인 2015》(진료와치료사)에서는 발열 시의 디아제팜(상품명 다이아프) 투여량, 투여방법에 관하여 "37.5℃를 기준으로 하여 1회 0.4~0.5mg/kg(최대 10mg)을 삽입하고 발열이 지속된다면 8시간 후에 같은 양을 추가한다"고 하고 있습니다[1].

　또한, 가이드라인에서는 디아제팜 사용상 주의사항으로 "사용 시는 진정·휘청거림 등의 부반응(副反應) 출현에 유의하고, 이러한 기왕력이 있는 경우에는 소량 투여를 하는 등의 배려를 하면서 주의 깊은 관찰이 필요"라고 하고 있습니다.

　다이아프는 수용성 좌약으로 아세트아미노펜 좌약(카로날 외)과 동시에 투여하면 혈중농도 증가가 억제됩니다. 그 때문에 반드시 다이아프 좌제를 먼저 넣고 30분 지난 후에 아세트아미노펜 좌약을 넣도록 지도해 주십시오. 잘못해서 먼저 아세트아미노펜 좌약을 넣은 경우에는 기다리지 말고 곧바로 다이아프 좌제를 넣도록 지도해 주십시오. 경련 발작 리스크가 높은 환아가 발열한 경우에는 다이아프 좌제를 빨리 삽입하여 열성 경련을 예방하는 것이 중요합니다.

　증례 4와 같은 처방전을 접수한 적은 없으십니까? 소아과 약을 취급하고 있는 약국에서는 경험이 있을 것입니다. 통합실조증 환자의 처방전이 아닙니다. 리스페달(일반명 리스페리돈)은 소아기의 자폐증 스펙트럼증 외에도 주의 결여·다동증(ADHD) 등의 발달 장애를 가진 아이에게 비인가로 사용됩니다.

　이 처방전은 틱 증상 아이의 처방전입니다. 틱이라는 것은 본인이 하려고 하는 게 아닌데, 몸의 일부가 빠르게 움직이고 그것이 몇 번이나 반복되는 상태를 말합니다. 눈 깜박임이나 고개 젓기 등 몸 움직임뿐 아니라(운동 틱) 입이나 코, 혹은 목 움직임의 경우에는 말을 반복하는 것으로 나타납니다(음성 틱).

　틱은 흔한 증상으로 한 번이라도 틱을 경험한 적이 있는 아이는 10~24%라고 합니다. 틱 증상은 일과성으로 100명 중 95명은 그대로 잊어버리듯 증상은 사라져 갑니다. 단, 나머지 5%는 틱이 계속되어 만성형으로 이행합니다(유병률은 0.05% 정도). 특히, 음성 틱과 운동 틱이 동시에 일어나는 투렛 증후군은 사춘기 이후에도 계속되는 경우가 있습니다[2].

　약은 생활에 지장이 없으면 사용되지 않습니다. 약물요법의 목적은 완전히 증상을 없애는 것이 아니라 심한 증상을 가볍게 하기 위한 것입니다. 달리 말하면, 이러한 처방전을 가지고 온 환자는 틱으로 학교나 친구와의 관계에 지장을 초래하고 있을 가능

증례 4　**7세 여아(23kg), 틱**

[처방전]　리스페달 내용액 1mg/mL 1회 0.1mL(1일 0.1mL)
　　　　　　1일 1회 취침 전 14일분

성이 있습니다.

약물은 도파민 D2 수용체 길항약, 즉 항정신병약이 자주 이용됩니다(**표 5**)[3]. 이것은 틱의 원인이 흑질선조체인 D2 수용체의 과감수성(Hypersensitivity)에 있기 때문입니다.

즉, 피질-선조체-시상-피질 회로의 탈억제에 의한 운동 항진이라고 생각되고 있습니다. 과거에는 자주 할로페리돌(상품명 세레네이스 외)이 이용되었습니다. 하지만 추체외로증상이 발현할 가능성이 있으므로, 그 빈도가 적다고 간주되는 리스페리돈을 사용하는 경우가 많아지고 있습니다. 그래도 이상운동증 등 불수의 운동이 일어나는 경우가 있으므로 주의가 필요합니다. 또한, 고프로락틴 혈증에 동반하는 부작용에도 주의가 필요합니다.

먹기 시작하면 증상이 완화되고 비교적 조기에 효과가 보입니다. 때때로 증상이 나타나는 경우도 있지만 증상을 완전히 억제하는 것은 반드시 필요하지는 않고, 증상을 가볍게 해서 즐거운 학교생활을 할 수 있으면 된다는 생각으로 치료합니다.

● ADHD 합병례에 메틸페니데이트는 금기

틱 환아에 대한 처방에서 주의할 것은 2가지입니다. 먼저, ADHD 기왕력을 가지고 있는 아이는 틱을 합병하는 경우가 있습니다. 투렛 증후군 환자는 약 절반의 경우에 ADHD를 합병하고 있다는 보고가 있을 정도입니다. ADHD에서는 메틸페니데이트 염산염(콘서타)이 치료에 사용됩니다. 콘서타정은 메틸페니데이트 방출 제어형 서방제

표 5 ● 소아 틱 장애에 이용하는 향정신병약과 그 용량

일반명	대표적 상품명	성인 초기량	소아 초기량	통상 유지용량
피모자이드	오랍	2.0mg/일	0.02mg/kg/일	~0.1 mg/kg/일
할리페리돌	세레네이스	0.5mg/일	0.01mg/kg/일	~0.05mg/kg/일
리스페리돈	리스파달	0.5mg/일	0.01mg/kg/일	~0.05mg/kg/일

(소아내과 2010;42증간호:786.에서 인용, 일부 수정)

1장 소아·부작지도의 기초 지식
2장 연령에 맞는 약 먹이는 방법
3장 제형별 사용법 지도
4장 Q&A로 보는 약제별 부작 지도
5장 약국에서 경험하는 소아의 부작용
6장 임부·수유부의 상담 대응
7장 도움 되는 환자 지도 요령

제인데, 도파민 흡수를 억제하므로 틱 증상을 악화시킵니다. 이 때문에 투렛 증후군을 포함한 운동성 틱을 가진 환아에게는 금기이며, 아토목세틴(스트라테라) 등 다른 약제로 변경할 필요가 있습니다. 참고로 강박성 장애 합병률도 높아서 투렛 증후군에서는 30~40%라고 합니다.

또 하나 알아두어야 할 것은 용련균 감염증 후에 틱이 발현되거나 악화되는 경우입니다. 이것은 용련균 감염을 계기로 자기항체가 만들어져 뇌 기능을 상해하여 틱을 발현시키거나 악화시키는 경우가 있기 때문에 PANDAS(Pediatric Autoimmune Neuropsychiatric Disorders Associated with Streptococcal infection; 용련균 감염증에 관련된 소아 자기 면역성 신경성 심질환)라고 불리고 있습니다.

자기항체가 생기기 쉬운 정도는 체질에 따라 달라서 반드시 용련균 감염으로 틱이 발생하는 것은 아닙니다. PANDAS가 원인이라고 생각되는 케이스는 투렛 증후군의 5% 정도라고 합니다. 오히려 용련균 감염증의 경우에는 우선 떠오르는 것은 급성 사구체 신염이나 류마티열이라고 생각합니다. 어찌 되었든 용련균 감염증의 경우 빠른 단계에서 항균약을 복용하고 제대로 치료하면 PANDAS는 예방할 수 있으므로 약국에서 적절한 복약지도가 필요합니다.

 스테로이드는 부작용이 무섭기 때문에 쓰고 싶지 않은데요.
 우선은 의사 선생님의 지시대로 약을 사용하시는 게 중요합니다. 부작용은 의사 선생님과 약제사가 체크하므로 안심하십시오.

의약품인 스테로이드는 항염증 작용과 면역 억제 작용을 목적으로 다양한 질환의 치료에 사용됩니다. 스테로이드는 강력한 항염증작용, 항알레르기작용, 면역억제작용에 의해 잘 사용하면 극적으로 효과를 보이는 반면 대사계, 조혈계, 내분비계, 중추계에도 작용하여 다양한 부작용을 낳기 때문에 일반적으로 '무서운 약'이라는 이미지가 정착되어 있습니다.

스테로이드의 부작용을 생각할 때에는 전신 투여와 국소 투여를 나누어 생각할 필요가 있습니다. 국소 투여로 전신성 부작용이 일어날 가능성은 매우 적지만, 전신 투여의 경우에는 다양한 부위에 부작용이 일어날 염려가 있습니다.

경구 스테로이드의 부작용은 심각도에 따라 복용을 계속하면 생명 예후에도 영향을 미치는 major side effects와 그렇지 않은 minor side effects로 나누어 생각할 필요가 있습니다[4]. 감염증 등 major side effects가 일어난 경우에는 생명 예후가 나빠지거나 회복하지 않은 경우가 있으므로 스테로이드를 감량하거나 중지하게 됩니다.

한편, 만월상안모(문페이스)나 다모(多毛) 등 minor side effects의 경우에는 복약을 그만두면 빠르게 회복하고 생명 예후에는 영향을 미치지 않기 때문에 부작용이 나타나도 반드시 약을 줄이거나 중지하지는 않습니다. 단, 비만이나 만월상안모 등의 부작용은 본인의 정신적 스트레스가 크므로 충분한 케어가 필요합니다.

보호자 가운데는 스테로이드가 처방된 환아에게 약을 복용시키는 것을 주저하여 그 결과 복약 순응도가 저하되는 경우가 있습니다.

복약지도에서는 보호자의 불안을 공감해 주면서 부작용은 의사와 약제사가 체크하므로 너무 걱정하지 말고 먼저 치료를 우선하여 처방의의 지시대로 약을 사용하는 것이 중요하다고 보호자를 이해시키는 것이 중요합니다. 급성질환에 단기간 사용하는 경우 등에는 "일시적으로 사용하여 증상을 억제하는 약입니다." 등과 같이 치료 전망을 얘기해 주는 것도 유효합니다.

경구 스테로이드를 장시간 복용하고 있는 환자의 경우에는 부신피질기능이 저하되어 체내에 필요한 스테로이드 호르몬을 경구 스테로이드에 의존하는 상태가 되고 있습니다. 그 때문에 약 먹는 것을 잊거나 자기 판단에 의한 급격한 중단으로 체내에 필요한 스테로이드 호르몬이 부족하면 식욕 부진과 전신 권태감, 구역질, 두통 등 스테로이드 이탈 증후군이 높은 확률로 나타나는 것에 주의가 필요합니다. 복약지도에서는 복약 순응도를 유지하는 지도가 불가결합니다.

1장 소아 복약지도의 기초 지식

2장 연령에 맞는 약 먹이는 방법

3장 제형별 사용법 지도

4장 Q&A로 보는 약제별 복약 지도

5장 약국에서 경험하는 소아의 부작용

6장 업무·수익면의 상담 대응

7장 도움 되는 환자 지도 요령

스테로이드를 오랫동안 계속 먹으면 키가 크지 않는지?

A 확실히 소아의 경우에는 먹는 스테로이드 약을 장시간 복용하면 성장 장애가 생기는 경우가 있습니다. 스테로이드는 갑자기 복용을 그만두면 구역질이나 권태감 등 부작용이 나타나므로 의사 선생님의 지시대로 복용할 필요가 있습니다. 걱정되면 의사 선생님과 상담해 보세요.

경구 스테로이드의 소아 특유 부작용으로 성장 장애가 있습니다. 성장은 뼈끝에 있는 성장 연골판이 골화(骨化)해 감으로써 커지는데, 스테로이드는 이 과정을 저해하는 외에도 성장 호르몬 분비나 인슐린양 성장인자 등의 작용을 억제함으로써 성장 장애를 일으킵니다.

예를 들면, 소아의 경우 경구 스테로이드를 고용량·장시간 투여하는 질환의 대표적인 예로 신증후군이 있습니다. 치료에서는 면역 억제 작용을 얻기 위하여 1mg/kg/일 이상의 고용량 경구 스테로이드가 1개월 이상 사용되는 경우가 많은데, 소아의 경우에는 프레드니솔론 0.75mg/kg/일 이상을 6개월간 투여한 결과 유의하게 성장 장애를 초래한다는 보고가 있습니다[5].

스테로이드의 성장 억제는 용량 의존성이 있어 프레드니솔론 환산으로 0.5mg/kg/일 이상에서는 거의 모든 증례에서 신장이 크기 어려워집니다. 0.25mg/kg/일로 낮추면 신장이 크는 예도 있지만 성장 억제를 초래하지 않는 안전한 용량은 없다는 의견도 있습니다[6].

● 격일 투여로 성장 장애 회피

성장장애 예방에는 스테로이드 격일 투여가 일반적으로 권장되고 있습니다. 신장질환이나 신장 이식을 위하여 스테로이드가 연일 투여되고 있던 환자가 격일 투여로 변경됨으로써 성장이 가속되어 성장 장애가 개선된다는 것이 보고되고 있습니다. 지정 난병의 하나로 치료에 경구 스테로이드를 사용하는 소아 특발성 관절염 환자의 경우에도 격일 투여로 성장 장애에 이르지 않았다는 보고가 있습니다. 한편, 소량 투여라도 장시간 복용하면 성장이 저해된다는 보고도 있습니다. 최근에는 성장 장애를 피하기 위하여 스테로이드 대신에 면역 억제약 사용이 검토되는 경우도 있습니다.

골다공증도 경구 스테로이드의 중대한 부작용 중 하나로 장기 복용 환자의 경우에는 매우 높은 비율로 골절이 일어난다고 알려져 있습니다. 성인의 경우에는 골다공증 예방에 비스포스포네이트 제제가 자주 이용됩니다. 하지만 소아의 경우에는 스테로이드 유발 골다공증에 대한 비스포스포네이트 제제의 예방 효과는 증명되어 있지 않습니다. 그 이상으로 뼈의 대사 회전을 극도로 억제하기 때문에 뼈 성장과 리모델링이 억제됨으로써 뼈 강도는 오히려 저하될 가능성도 지적되고 있습니다. 비타민D 제제, 선택적 에스트로겐 수용체 모듈레이터 등의 약물 치료에는 충분한 증거가 없습니다. 따라서 장시간 스테로이드를 복용하는 환자에게는 스테로이드 대신에 면역 억제약 처방이 검토되는 경우가 많은 것 같습니다.

Q 스테로이드 복용 중에 백신을 접종해도 괜찮은가?
A 백신은 상황에 따라 접종하는 경우가 있는 것 같습니다. 의사에게 상담해 보세요.

스테로이드를 복용하면 면역력이 저하되어 감염증에 걸리기 쉬워집니다. 감염증에 걸리면 중증화되는 경우가 있어 가능한 한 예방접종이나 감염 대책을 세우는 것이 장려되고 있습니다. 일본소아신장병학회의 《소아 특발성 신증후군 진료 가이드라인 2013》(진료와치료사)에서는 불활화 백신은 스테로이드나 면역 억제약 내복 중이라도 접종하는 것이 바람직하다고 쓰여 있습니다[7]. 단, 증상의 증악기, 고용량 스테로이드(프레드니솔론 환산, 2mg/kg/일 또는 20mg/일 이상) 내복 시는 접종하지 않도록 기재되어 있습니다.

생백신에 관해서는 원칙적으로 접종하지 않는다고 되어 있으나 가족 내에 대응 질환 기왕력이나 백신 접종력이 없는 사람이 있는 경우에는 적극적으로 예방접종을 하는 것을 권장하고 있습니다. 그리고 장시간에 걸쳐 고용량 스테로이드나 면역 억제약을

1장 소아 복약지도의 기초 지식
2장 연령에 맞는 약 먹이는 방법
3장 제형별 사용법 지도
4장 Q&A로 보는 약제별 복약 지도
5장 약국에서 경험하는 소아의 부작용
6장 임부·수유부의 상담 대응
7장 도움 되는 환자 지도 요령

내복하는 경우에는 전문의의 판단에 의해 항균약 예방 투여를 하는 경우도 있습니다.

 Q 항간질약은 어떤 맛?

A 약에 따라 맛이 다릅니다. 먹기 힘든 맛도 있으므로 아이가 싫어하는 경우에는 상담해 주세요.

소아과 조제를 하는 약국에서는 반드시 약의 맛을 보는데, 항간질약을 맛본 적이 있는 약제사는 적다고 생각합니다. 사실을 말하면 필자도 없었습니다. 항간질약을 핥아본 계기가 된 것은 어떤 아이에 대한 문의였습니다.

이제 곧 4세가 되는 남자아이(체중 14kg). 기침이 계속되어 근처 의원에서 진찰을 받고 처방전을 지참하였습니다(**증례 5**). 그 때에 어머니로부터 현재 근처 광역병원에서 간질(부분 간질) 치료를 받고 있다는 것을 들었습니다. 테그레톨 세립(일반명 카르바마제핀)을 장기 복용하고 있는데, 약을 먹고 있는데도 발작을 일으킨다는 것이었습니다.

이 환아는 지금까지는 A약국에서 테그레톨 세립을 조제 받았는데, 그 옆에 있는 B약국에서 조제 받자 같은 선발의약품인 테그레톨 세립을 틀림없이 교부하고 있음에도 불구하고 "약 맛이 달라!"라며 싫어했다고 합니다. B약국이 저희 약국에 상담해 와서 처음으로 테그레톨 세립의 맛을 보게 되었습니다.

테그레톨 세립은 단맛은 없고 뒷맛이 조금 쓴 정도인데, 핥아본 후에 혀가 마비되는 감각을 느꼈습니다. 처음 핥은 항간질약의 맛은 충격적이었습니다. 동시에, 이제까

증례 5 **4세 남아(14kg), 간질**

[처방전] **뮤코잘 드라이시럽 1.5%** 1회 0.3g(1일 0.9g)
베라친 드라이시럽 소아용 0.1% 1회 0.2g(1일 0.6g)
1일 2회 아침저녁 5일분

표 6 ● 첨부문서나 인터뷰폼에 기재되어 있는 항간질약의 맛(필자 작성)

상품명	일반명	첨부문서·인터뷰폼의 기재
알레비아틴산 10%	페니토인	냄새 및 맛은 없다*
테그레톨 세립 50%	카르바마제핀	맛은 처음에는 없는데, 나중에 살짝 쓰다*
페노발산 10%	페노바르비탈	냄새는 없고, 맛은 약간 쓰다
프리미돈 세립 99.5% '니치이코'	프리미돈	냄새는 없고, 맛이 살짝 쓰다*
엑세그란산 20%	조니사미드	맛은 처음에는 없는데, 나중에 살짝 쓰다
데파켄 세립 20%, 40% 데파켄 시럽 5%	발프로산나트륨	멘톨 같은 특이한 맛(세립), 단맛(시럽)
자론틴 시럽 5%	에토숙시미드	기재 없음
세르신산 1%	디아제팜	맛은 달고, 나중에 약간 쓰다
벤자린 세립 1%	니트라제팜	기재 없음
네르본산 1%		기재 없음
리보트릴 세립 0.1%, 0.5%	클로나제팜	기재 없음
란드센 세립 0.1%, 0.5%		기재 없음
마이스탄 세립 1%	클로바잠	기재 없음
가바펜 시럽 5%	가바펜틴	기재 없음
토피나 세립 10%	토피라메이트	냄새는 없고, 맛은 쓰다*
테케프라 드라이시럽 50%	레비티라세탐	기재 없음
다이아목스 분말	아세타졸아마이드	냄새는 없고, 맛은 살짝 쓰다*
다이아코밋 드라이시럽	스티리펜톨	기재 없음
사브릴산	비가바트린	기재 없음

*원약의 맛으로 기재

지 몇 번이나 조제해 왔는데 한 번도 맛을 조사한 적이 없다는 것을 반성하였습니다.

일반적으로 첨부문서나 인터뷰폼에는 제제의 맛이 쓰여 있습니다. 예를 들면, 지스로맥 세립(아지스로마이신 수화물)에서는 첨부문서에 '특이한 방향(芳香)'이 있고, 단맛이 있다'고 쓰여 있습니다. 또한, 오젝스 세립(토실산 토수플록사신 수화물)은 인터뷰폼에 '냄새 : 방향, 맛 : 감미'라고 되어 있습니다. 하지만 소아에게 처방되는 항간질약에 관해서는 의외로 대부분의 약에서 맛에 대한 기재가 없습니다(표6).

그렇다면 실제로는 어떤 맛일까요? 저희 약국에 있는 항간질약(180페이지 **사진 1**)의 맛을 보았습니다. 아무리 그래도, 동료에게는 부탁할 수 없으므로 혼자서 맛을 봤습니

사진 1 ● 저희 약국에 있는 항간질약

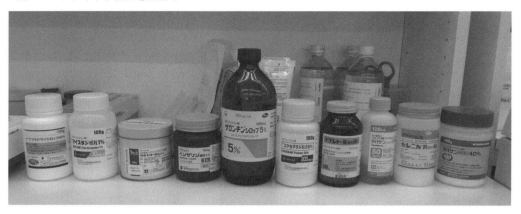

표 7 ● 소아에게 사용하는 각종 항간질약과 그 맛(필자의 개인적 감상)

상품명	일반명	맛 본 결과
데파켄 시럽	발프로산나트륨	달다: 민트향
데파켄 세립		단맛은 없지만 쓴맛도 없다. 독특한 맛이 약간 난다
세레니카 R 과립		맛은 달지 않고, 나중에 살짝 쓴 정도로, 크게 신경 쓰이지 않는다(씹어 본 감상)
테그레톨 세립	카르바마제핀	단맛은 없고, 나중에 약간 쓴 정도
엑세그란산	조니사미드	핥고 나서 곧바로 쓴맛을 알 수 있다. 그리고 나서 전체적으로 쓴맛이 확산된다
자론틴 시럽	에토숙시미드	조금 강한 맛. 쓰지는 않지만 독특한 맛으로, 아이는 싫어할 것 같다
벤자린 세립	니트라제팜	의외로 심플한 단맛(설탕 같음). 약간 쓰다
리보트릴 세립	클로나제팜	입에 넣으면 바로 녹는다. 살짝 달고, 전혀 쓴맛이 없음
마이스탄 세립	클로바잠	처음에는 살짝 단 정도. 나중에 약간 써지지만, 신경 쓰일 정도는 아니다.
케프라 드라이시럽	레비티라세탐	맛을 너무 강하게 집어넣은 탓인지 맛이 매우 진하다. 원약도 조금 쓴지 뒷맛도 좋지 않다

다. 결과가 **표 7**입니다.

이번에 알게 된 점은 ① 시럽은 향이 강하다, ② 오래된 약은 그다지 쓰지 않으며, E 케프라 드라이시럽(레비티라세탐)과 같은 새로운 약은 맛있지 않다, ③ 이번에 조사한 10종류의 항간질약 중에서는 엑세그란산(조니사미드)이 가장 쓰다는 3가지였습니다.

1장 소아 특약지도의 기초 지식

2장 연령에 맞는 약 투여는 방법

3장 제형별 사용법 지도

4장 Q&A로 보는 약제별 특약 지도

5장 약국에서 경험하는 소아약 부작용

6장 의무·수유부의 복약 상담 대응

7장 문제되는 환자 복약 지도 요령

① 시럽은 향이 강하다

시럽은 맛있을 것 같은 이미지였는데, 의외로 향이 강해서 먹기 힘들다고 느끼는 아이도 있지 않을까 생각했습니다. 특히 자론틴 시럽(에토숙시미드)의 맛은 강렬했습니다. 맛이 진하게 첨가되었고, 향도 강한 인상입니다. 쓰지는 않지만 첨가된 맛 때문에 토할 뻔했습니다. 데파켄 시럽(발프로산나트륨)은 달고 멘톨 향기가 있어 개인적으로는 좋았는데, 멘톨 향기를 싫어하는 아이도 있을지 모르겠습니다.

② 옛날부터 있는 세립(과립)은 그다지 쓰지 않다. E케프라 드라이시럽 같은 새로운 드라이시럽 쪽이 첨가한 맛이 강해서 먹기 힘들 가능성

데파켄세립, 세레니카 R 과립(발프로산나트륨), 테그레톨세립(카르바마제핀), 벤자린세립(니트라제팜), 리보트릴세립(클로나제팜), 마이스탄세립(클로바잠)의 단맛은 강하지 않지만, 쓴맛도 그다지 강하지 않았습니다. 하지만 E케프라 드라이시럽은 첨가한 맛이 강해서 원래의 맛이 없어진 느낌이 들었습니다. 따라서 첨가한 맛이 강해서 먹기 힘들 수가 있습니다.

③ 이번에 시험해 본 중에서는 엑세그란산이 가장 썼다

엑세그란산(조니사미드)은 첨부문서에 "맛은 처음에는 없지만, 나중에 약간 쓰다."고 쓰여 있었지만, 먹고 나서 곧바로 입안에 쓴맛이 퍼졌습니다. 꽤 확실한 쓴맛으로 이번에 먹은 중에서는 가장 쓴 느낌이었습니다. 먹기 힘들다는 아이를 위해서도 식품 등과 섞었을 때의 궁합 등도 조사해 볼 필요가 있다고 느꼈습니다. 기회가 있다면 다른 항간질약에 관해서도 조사해 보고 싶습니다.

● 참고문헌
1) 일본소아신경학회 《열성 경련 진료 가이드라인 2015》(진료와치료사)
2) 호시카 아키노리 『틱과 투렛 증후군을 잘 알 수 있는 책』(고단샤, 2010)
3) 소아내과 2010;42증간호:786
4) 타카쿠 후미마로 등 《치료약 매뉴얼 2016》(의학서원)
5) 닛케이 드럭 인포메이션 2017;239:PE1-12.
6) 일본소아신장병학회 잡지 2009;22:13-8.
7) 일본소아신장병학회 《소아 특발성 신증후군 가이드라인 2013》(진단과치료사)

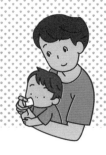

제 6 화　건강기능식품

> **Q** 건강기능식품으로 아이의 키가 크는가?
>
> **A** 건강기능식품의 주성분은 아미노산인 아르기닌이라는 성분입니다. 아르기 닌의 발육에 대한 유효성은 과학적으로 증명되어 있지는 않습니다.

　소아과에서 가장 바쁜 아침 시간이 지났을 즈음에 아버지가 아이와 함께 처방전을 가지고 저희 약국에 오셨습니다. 투약이 끝났을 때에 아버지가 "아이의 키를 크게 하는 영양제가 있는데, 그걸 먹으면 진짜로 키가 크나요?"라고 질문하셨습니다. 아이는 남자아이로 초등학교에 다니고 있습니다. 듣고 보니 확실히 나이에 비해서는 조금 작았는데, 발육상 특별히 문제는 없어 보였으므로 질문에 조금 놀랐습니다.

그림 1 ● 건강기능식품* 을 섭취하고 있는 소아의 비율

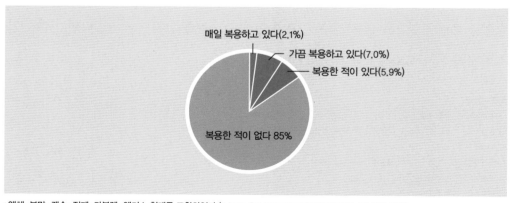

*액체·분말·캡슐·정제·타블렛·엑기스 형태를 포함하였다.(J Nutr Sci Vitaminol.2009;55:317-25.에서 인용)

● 건강기능식품을 이용하는 아이는 증가 경향

건강식품·건강기능식품의 추정 시장 규모는 2015년도 1조 5,785억 엔으로 조사가 시작된 2013년도부터 시장 확대 경향이 계속되고 있습니다. 또한, 이용자수도 5,758만 명으로 이미 OTC 약의 시장 규모를 능가하고 있습니다. 이러한 가운데, 성인뿐 아니라 소아를 대상으로 한 건강기능식품도 유통되고 있습니다.

조금 오래되었지만, 2009년에 국립건강·영양연구소로부터 아이의 15%가 건강기능 식품을 이용한 경험이 있다는 데이터가 보고되어 있습니다(**그림 1**)[1]. 이 가운데 2.1% 는 일상적으로 건강기능식품을 복용하고 있었습니다.

그러면, 아이는 어떤 영양제를 섭취하고 있을까요? 가장 많은 것은 비타민과 미네랄 을 포함한 건강기능식품으로 67.5%를 차지하고 있습니다(**그림 2**). 다음으로 많은 것 이 어유(魚油), 소위 DHA나 EPA 등의 지방산으로 비타민과 미네랄 이외의 영양제 중 44.6%를 차지하고 있습니다. 또한 자일리톨, 프로틴, 허브, 식초(건강식초) 등도 자주 사용되고 있습니다.

그런데 이 아버지가 상담한 '아이의 신장을 크게 하는 영양제'의 주성분은 아르기 닌, 소위 아미노산입니다. 하수체전엽에서 분비되는 성장 호르몬은 시상하부에서 유 래하는 소마토스타틴에 의해 억제되어 있습니다. 아르기닌은 소마토스타틴 분비를 억

그림 2 ● 소아가 섭취하고 있는 건강기능식품의 종류

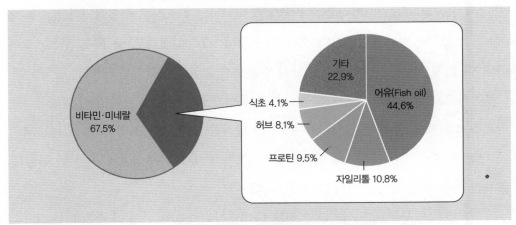

왼쪽 원그래프는 비타민·미네랄과 그 밖의 것의 비율. 오른쪽 원그래프는 비타민·미네랄 이외의 내역.

(J Nutr Sci Vitaminol.2009;55:317-25.에서 인용)

제함으로써 성장 호르몬의 유리를 항진한다고 얘기되고 있습니다. 아르기닌은 성장기에 부족하므로 소아기에는 필수 아미노산으로 되어 있습니다. 아르기닌을 많이 섭취하면 그만큼 소마토스타틴 분비가 억제되어 성장 호르몬이 분비되므로 신장이 커진다는 논리입니다.

● 아르기닌의 발육에 대한 유효성에 증거는 없다

그러면, 사람의 경우에 아르기닌의 발육에 대한 효과는 증명되어 있을까요? 국립건강·영양연구소의 웹사이트에 있는 건강식품 소재 정보 데이터베이스의 아르기닌에 관한 항목을 봅시다.[2] 거기에는 아르기닌의 '뼈·근육' 및 '발육·성장'에 대한 유효성을 보여 주는 보고는 없다고 쓰여 있습니다.

실제로 2013년에 일본소아내분비학회도 〈'신장을 크게 하는 효과가 있다.'고 선전하는 영양제 등에 관한 학회의 견해〉를 공표하고, 그 가운데에서 "'성장 호르몬 분비 촉진약'이 듣는다고는 전혀 생각할 수 없다."고 부정하고 있습니다[3].

이 견해에서는 효과에 관하여 부정적으로 생각하는 2가지 이유가 설명되어 있습니다. 첫 번째 이유는 용량과 흡수율의 관점에서 효과에 의문부가 붙는다는 것입니다. 아르기닌은 성장 호르몬이 제대로 분비되고 있는지 여부를 조사하기 위한 '성장 호르몬 분비 자극 시험'에서 성장 호르몬 분비를 자극하는 약으로 이용되는데, 그 때 사용되는 약의 양은 500mg/kg이라는 고용량으로, 더구나 점적주사로 투여됩니다(체중 30kg이라면 15g). 즉, 아르기닌을 영양제로 같은 양을 경구 섭취해도, 흡수나 대사를 고려하면, 아주 일부밖에 시상하부에 도달하지 않을 가능성을 생각할 수 있다는 것입니다.

부정적으로 생각되는 또 하나의 이유는 이론상으로는 성장 호르몬 분비를 자극하는 물질을 섭취해도 실제로 효과를 얻는다고는 단정할 수 없다는 점입니다. 실제로, 과거에 성장 호르몬 분비 자극 작용을 가진 약(스프레이 제제) 개발이 시도된 적이 있는데, 효과를 얻을 수 없었다는 것이 밝혀졌습니다.

아르기닌은 일상적으로 섭취하고 있는 아미노산이므로 비교적 안전하다고도 할 수 있지만, 서두에서와 같은 질문을 받는다면 효과에 관해서는 과학적으로 증명되어 있는 것은 아니라는 것을 보호자에게 알기 쉽게 설명해야겠습니다.

주치 약사나 건강서포트약국 제도가 시작되어 건강식품이나 건강기능식품에 관한 상담을 약국에서 받을 기회는 앞으로 점점 늘어갈 것이라고 생각됩니다. 약국에서 건강식품이나 건강기능식품에 관한 문의를 받으면 유효성과 안정성, 상호작용 등의 정보가 망라되어 있는 국립건강·영양연구소 웹사이트 내의 〈'건강식품'의 안전성·유효성 정보〉(http://hfnet.nih.go.jp)가 참고가 됩니다.

영양제를 이용하고 있는 어머니일수록 아이에게도 영양제를 먹이고 있다는 것이 알려져 있습니다. 투약 중에 어머니가 영양제를 사용하고 있다는 것을 알았다면 다른 어떤 약과 함께 먹어도 되는지의 문제 등도 있기 때문에 "자녀분도 건강기능식품을 먹고 있지 않나요?"라고 꼭 물어봐 주십시오.

  임부의 올바른 엽산 섭취 방법은?
엽산은 식품 섭취로는 흡수율이 나쁘기 때문에 영양제로 섭취할 필요가 있습니다.

미국예방의학전문위원회(U.S. Preventive Services Task Force; USPSTF)는 의학잡지 JAMA의 2017년 1월 10일호 지면에서 아기의 이분척추증을 예방하기 위해서 임신 가능성이 있는 모든 여성에 대해 400~800μg/일의 엽산 영양제를 매일 먹을 것을 권장하는 성명을 냈습니다[4,5]. 마침 같은 시기에 일본선천이상(先天異常)학회로부터도 "엽산 영양제 섭취로 신경관폐쇄장애 발증 리스크를 줄입시다."라는 메시지가 발표되었습니다[6].

신경관폐쇄장애를 예방하기 위한 엽산의 적극적 섭취는 2000년에 당시의 후생성(현재 후생노동성)에서도 통지가 발표되었는데[7], 아직 충분히 주지되지 않은 것 같습니다. 소아과 의원 근처의 약국에는 임신 중인 어머니도 많이 오십니다. 약제사는 임부의 올바른 엽산 섭취에 관해서도 알아 두어야 할 것입니다.

이분척추증은 임신 중 척추골형성부전에 의해 일어나는 신경관폐쇄장애의 하나입

1장 소아 복약지도의 기초 지식

2장 연령에 맞추는 약 먹이는 방법

3장 제형별 사용법 지도

4장 Q&A로 보는 약제별 복약 지도

5장 약국에서 경험하는 소아의 부작용

6장 임부·수유부의 기본 대응

7장 도움이 되는 환자 지도 요령

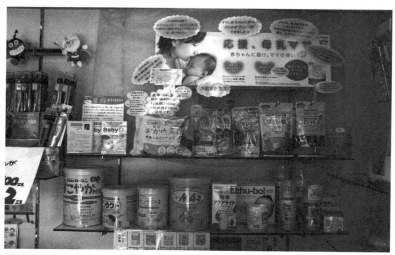

니다. 중추신경계의 토대가 되는 신경관이 만들어지는 임신 4~5주경에 발생하며, 발
증률은 분만 1만 건에 6건이라고 합니다[7]. 제2차 세계대전 중 점령 하의 네덜란드에서
식량난으로 이분척추증이 증가한 것으로부터 영양 환경이 신경관 발달에 크게 관여할
가능성이 밝혀졌습니다.

그 후, 영국의 임상연구에서 과거에 신경관폐쇄장애를 가진 아이를 임신한 이분척
추증 리스크가 높은 사람에게 임신 전부터 임신 12주까지 엽산을 섭취하게 한 결과 재
발 방지 효과가 72%에 오르는 것이 밝혀졌습니다(MRC Vitamin Study). 이 결과를 접
하고 미국질병예방센터(CDC)가 처음으로 임신 전부터 400㎍/일의 엽산 섭취를 권장
하는 권고를 하였습니다.

엽산은 수용성 비타민B군에 속하며, 널리 식품 중에 포함되어 있습니다. 그 중에서도
간, 녹황색 채소, 콩, 소맥맥아, 발효식품 등이 좋은 공급원이 됩니다(표 1).

하지만 식품 속의 엽산은 프테로일폴리글루타메이트로 체내에 흡수되기 위해서는
모노글루타민산으로 변환할 필요가 있습니다(그림 3). 그 때문에 프테로일모노글루타
메이트를 영양제로 섭취하는 것을 권장하게 되었습니다.

식품 속 엽산의 흡수율은 50%에 지나지 않습니다. 또한, 온실에서 보존된 야채의 엽
산은 3일간 70% 이상 분해되고, 조리 중 수분 중에 95%가 유출되며, 나아가 열에도 불

표 1 ● 식품 중 엽산의 함량

식품(100g당)	엽산(㎍)	식품(100g당)	엽산(㎍)
밥	3	딸기	90
인스턴트 라면	12	온주(溫州)귤	24
인스턴트 볶음면	13	키위	36
고구마	46	은어(양식·구운 것)	38
감자튀김	35	참고등어(통조림)	14
아몬드(튀김, 맛 첨가)	46	연어(구운 것)	40
시금치(삶은 것)	110	남방젓새우	230
브로콜리(삶은 것)	120	가리비(생)	87
아스파라거스(삶은 것)	180	생 성게	360
파란 피망	27	말린 멸치	230
콜리플라워	88	간, 송아지(생)	1000
무말랭이	99	간, 닭(생)	1300
김치	45	달걀 노른자	140
바나나	25	우유	5

(후생노동성 난치성질환극복사업·연구반 엽산보급위원회 http://yousan-labo.jp/index.php에서 인용)

안정합니다. 영양제 엽산의 흡수율은 85%로 고율입니다. 이것은 별로 알려지지 않아서 엽산은 야채로 충분히 섭취할 수 있다고 생각하는 사람은 적지 않습니다.

2000년에 후생노동성이 발표한 〈엽산 섭취에 관한 적절한 정보 제공 추진〉[7]을 읽어 보면, "임신을 계획하고 있는 여성에게는 신경관폐쇄장애 발증 리스크를 낮추기 위해

그림 3 ● 엽산의 화학구조식(필자 작성)

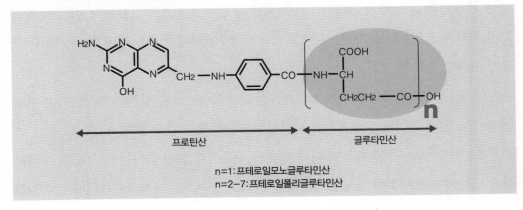

n=1: 프테로일모노글루타민산
n=2-7: 프테로일폴리글루타민산

그림 4 ● 국내 이분척추증 발증 빈도의 연차 추이

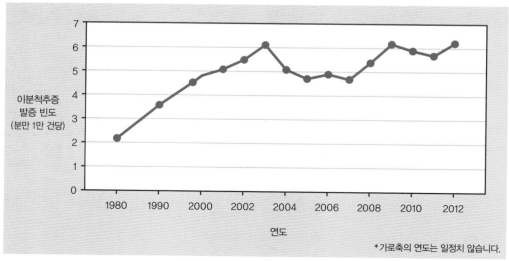

(후생노동성 난치성질환극복사업 · 연구반 엽산보급연구회 http://yousan-labo.jp/index.php에서 인용)

서 임신 1개월 전부터 임신 3개월까지의 사이에 엽산을 비롯한 기타 비타민 등을 많이 포함한 영양 균형을 갖춘 식사가 필요"하다고 쓰여 있습니다. 또한, "식품으로부터의 엽산 섭취에 더하여 영양보조식품으로부터 400μg/일의 엽산을 섭취하면 신경관폐쇄 장애 발증 리스크 감소를 기대할 수 있다는 취지의 정보 제공을 할 것"도 제시되어 있습니다. 포인트는 ① 임신 전부터 섭취한다, ② 식품 섭취에 더하여 영양보조식품으로 섭취한다는 2가지 점입니다.

신경관폐쇄장애 발생률은 미국과 유럽에서는 감소하고 있으나, 일본에서는 감소 경향이 보이고 있지 않습니다(**그림 4**)[8]. 영양제 섭취는 매우 간단한 일인데, 일본에서는 임신 중에도 엽산 영양제 섭취는 10~20%에 그친다는 보고도 있습니다. 약국이 앞으로 발휘해야 할 '건강 서포트 기능'으로서도 지역주민에게 이러한 문제를 전달해 갈 필요가 있다고 생각합니다.

사토 등은 약사가 약국에서 엽산의 중요성을 전달함으로써 엽산의 이해도가 깊어져서 환자가 실제로 엽산을 섭취하기 시작했음을 증명하고 있습니다[9].

문제는 전달하는 측인 약국도 아직 체제가 만들어져 있지 않다는 것입니다. 오하라 등은 엽산의 이분척추증 리스크 저하에 관한 약사의 지식을 조사하였습니다[10]. 확실히

62.7%의 약사가 엽산이 이분척추증 리스크를 저하시킨다는 것을 알고 있었습니다. 하지만 엽산 섭취 시기를 '임신 전부터'라고 대답한 약사는 응답자의 약 절반인 51.0%였습니다. 나아가, 엽산의 필요 섭취량이 400μg/일이라고 대답할 수 있었던 분은 27.4%라는 결과가 나왔습니다.

186페이지의 **사진 1**은 저희 약국의 영양제 코너입니다. 등록 판매자 자격을 가지고 있는 직원이 엽산 영양제를 골라서 선반에 배치하고, POP도 만들어 주었습니다. 직원 전원이 엽산에 관하여 공부하고, 충분히 이해한 후에 판매하고 있습니다. 다양한 직종과 협력하여 임신 시 엽산의 중요성과 섭취방법을 환자와 지역분들에게 전달해 가야겠습니다.

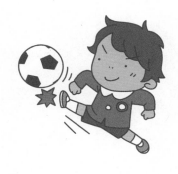

● 참고문헌
1) J.Nutr. Sci. Vitaminol.2009;55:317-25.
2) 국립건강・영양연구소 〈건강식품'의 소재정보 데이터베이스〉(http://hfnet.nih.go.jp/contents/detail601lite.html)
3) 일본소아내분비학회 〈키를 크게 하는 효과가 있다'고 선전하고 있는 영양제 등에 관한 학회의 견해〉(2013년 3월 29일)(http://jspe.umin.jp/public/kenkai.html)
4) JAMA.2017;317:183-9
5) JAMA.2017;317:190-203.
6) 일본선천이상학회로부터의 메시지 〈엽산 건강기능식품 섭취로 신경관폐쇄장애 발증 리스크를 줄입시다〉(http://jts.umin.jp/new/JTS_message2017.pdf)
7) 후생성 통지: 자모제72호・건의지정제78호(http://www.mhlw.go.jp/houdou/2006/02/dl/h0201-3a3-03c.pdf)
8) 후생노동성 난치성질환극복사업・연구반 엽산보급연구회(http:yousan-labo.jp/index.php)
9) 약학잡지 2007;127:1781-7
10) 의약품정보학 2012;13:167-72.

1장 소아 복약지도의 기초 지식
2장 연령에 맞는 약 먹이는 방법
3장 제형별 사용법 지도
4장 Q&A로 보는 약제별 복약 지도
5장 약국에서 경험하는 소아의 부작용
6장 임부・수유부의 상담 대응
7장 도움 되는 환자 지도 요령

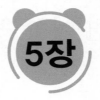

5장

약국에서 경험하는 소아의 부작용

소아의 경우에는 항균약에 의한 설사, β_2자극약에 의한 빈맥과 진전,
항히스타민약에 의한 졸음과 경련 유발 등의 부작용이 문제가 된다.
약제별로 일어나기 쉬운 부작용을 파악하고,
환아와 보호자에 대한 대응을 해야 한다.

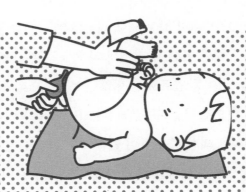

제1화 문의가 많은 부작용은 졸음, 대변 이상, 발진

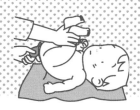

> **❗ 여기가 포인트**
>
> 미취학 아동은 부작용 증상을 호소하는 것이 어렵다. 대응이 늦어지면 위중해지는 경우도 있으므로 주의한다.

    소아, 특히 미취학 아동은 스스로 증상을 호소할 수 없으므로 제3자가 알아채기 쉬운 증상이 발견되는 경향이 있습니다. 저희 약국에서 보호자의 전화 문의 내용을 조사한 결과, 부작용에 관한 문의가 전체의 약 10%를 차지했습니다(28건/315건)[1]. 부작용 증상이 많았던 것이 졸음(9건), 대변 이상(8건), 발진(5건) 등이었습니다.

    부작용은 ① 졸음이나 대변 이상 등 평소에 자주 보는 부작용으로 경우에 따라서는 복용을 계속하는 것, ② 발진 등 별로 보이지 않던 부작용으로 증상이 나타나면 곧바로 복약을 중지해야 하는 것으로 나눌 수 있습니다. ①로는 졸음이나 항균약에 의한 대변의 묽어짐, 항히스타민약에 의한 졸음 등이 있습니다. 한편, ②로는 약제 알레르기(약물 과민증)나 약리 효과에 의한 저혈당과 천식 상태가 있습니다. 나아가 부작용에는 항인플루엔자약에 의한 이상 행동 등 약제와의 관련이 명확하지 않는 것이나, 대변이나 소변의 색깔 변화 등 부작용이라고 판단해야 할지 어려운 것도 있습니다. 그 중에는 대응이 늦어지면 위중해지는 부작용도 있기 때문에 주의가 필요합니다.

● 참고문헌

1) 일본약제사회 잡지 2008;60:607–11.

제 2 화

약국에서 자주 접하는 항균약에 의한 설사

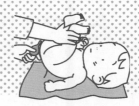

> **❗ 여기가 포인트**
>
> 항균약에 의한 설사는 약국에서 자주 접하는 부작용. 증상이 나타나도 경도인 경우에는 치료를 계속한다.

항균약을 복용하면 설사를 한다는 것은 많은 보호자가 알고 있습니다. 그 때문에 항균약을 복용하고 대변이 묽어지면 "항생물질의 부작용이 아닌지?"라고 약국에 전화가 걸려옵니다.

증례 1

2세 10개월 남아(13.4kg)

[처방전 1] 4월 8일 휴일 진료 당번의사
　　　　　 메이액트MS 소아용 세립 10% 1회 0.5g(1일 1.5g)
　　　　　 1일 3회 아침 점심 저녁 식후 2일분

● 일요일(4월 8일)에 갑자기 열이 나서 휴일 진료 당번의사에게 진찰을 받고 메이액트 MS 소아용 세립 10%(일반명 세프디토렌피복실)를 처방 받았다.

[처방전 2] 4월 9일, 주치 소아과
　　　　　 미야비엠 세립 1일 0.5g(1일 1.5g)
　　　　　 1일 3회 아침 점심 저녁 식후 4일분

● 다음 날(4월 9일)에 열은 내렸지만 설사(물찌똥)를 하고 있다는 이유로 주치 소아과에서 진찰 받음
● 메이액트는 중지하고 미야비엠 세립(낙산균)이 처방되었다.

그림 1 ● 항균약에 의하여 설사를 초래하는 기전

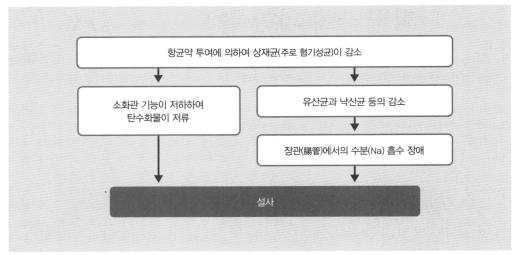

(약국 2011;62:356−60.에서 인용)

증례 1은 일요일에 갑자기 열이 나서 휴일 진료 당번의사가 진찰한 2세 남자아이입니다. 휴일 진료 당번의사로부터 메이액트MS 소아용 세립 10%(일반명 세프디토렌피복실)가 처방되었습니다(처방전 1). 다음 날, 열은 내렸지만 심한 설사를 하고 있다고 하여 주치 소아과에서 진찰을 받고 정장약인 미야비엠 세립(낙산균)이 처방되었습니다(처방전 2).

항균약에 의한 설사는 항균약 투여에 의한 상재균(주로 혐기성균) 감소가 원인입니다(**그림 1**)[1]. 상재균이 감소하면 소화능력이 저하하고 소화되지 않은 탄수화물이 저류(貯留)합니다. 또한, 유산균이나 낙산균은 장내 pH를 산성이 되게 하여 미네랄 흡수를 촉진하는 역할을 하고 있는데, 항균약에 의하여 유산균과 낙산균이 감소하면 장내 pH가 올라가서 미네랄, 특히 나트륨 흡수가 저해되며, 나아가 물 흡수도 저해됨으로써 설사가 일어나기 쉬워집니다.

저희 약국에서도 '변이 묽어졌다' 정도의 증상도 포함하면 항균약을 처방 받은 환아의 30%에서 설사를 확인할 수 있습니다[2](196페이지 별도 게재 기사). 항균약에 의한 설사는 항균약의 계통에 구별 없이 일어날 가능성이 있고, 특히 연령이 낮은 아이에게 발생 빈도가 높은 경향이 있습니다.

일반적으로 항균약으로 인해 설사를 해도 설사 증상이 심하지 않으면 항균약은 중지하지 않고 정장약을 병용하며 상태를 봅니다. 항균약 복용을 계속해도 도중에 설사 증상이 개선되는 예도 있습니다.

증례 1의 남아의 경우에는 이 이상의 항균약은 필요 없지만, 설사 증상이 심하다는 판단에서 주치 소아과에서는 정장약인 미야비엠 세립만이 처방되었습니다. 설사는 그 후 조금씩 회복되었습니다.

항균약은 다 먹는 게 중요하다고 얘기해 주자

항균약에 의한 설사는 약국에서 종종 접하는 부작용입니다. 일반적으로 변이 조금 묽어진 정도라면 감염증 치료를 우선하여 치료를 계속하도록 보호자에게 얘기합니다. 그런 때에는 항균약을 다 먹으면 증상은 가라앉는다는 것을 얘기해 줍니다.

항균약 복용에 동반하여 설사를 초래하면 복약 순응도 저하로 이어집니다. 부작용 출현 가능성에 관하여 투약 시에 미리 설명하고, 필요에 따라 설사 예방을 위한 정장약을 적절히 복용하도록 얘기해 주는 것이 순응도 향상으로 이어지지 않을까 생각합니다.

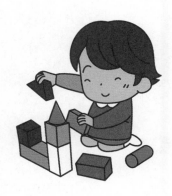

● 참고문헌
1) 약국 2011;62:356–60.
2) 일본약제사회 잡지 2016;68:233–5.

1장 소아 복약지도의 기초 지식

2장 연령에 맞는 약 먹이는 방법

3장 제형별 사용법 지도

4장 Q&A로 보는 약제별 복약 지도

5장 약국에서 경험하는 소아의 부작용

6장 의무·소아보의 상담 대응

7장 도움 되는 환자 지도 요령

항균약에 의한
설사 발증률은?

항균약에 의한 설사는 약국에서는 종종 접하는 부작용인데, 발증률 등은 의외로 밝혀져 있지 않습니다. 문헌을 조사하자, 제3세대 세펨계 항균약은 전부 10% 이하, 저희 약국에서 자주 교부하는 세프포독심프록세틸(상품명 바난 외)은 겨우 1.4%였습니다[1]. 하지만 '변이 묽어졌다'는 예도 포함하면 실제로는 더 많다는 인상이 있습니다. 그래서 저희 약국에서 항균약이 처방된 아이의 변 상태에 관하여 청취 조사를 했습니다[2].

조사에서는 변의 굳기를 7단계로 나눈 국제적인 분류, 브리스톨 스케일(**그림 A**)을 보호자에게 보여 주어 항균약 투여 후 아이의 변 상태 변화를 조사했습니다. 정장약을 복용한 예와 확실히 항균약에 의한 것이라고는 생각할 수 없는 설사를 초래한 예(바이러

그림 A ● 브리스톨 스케일

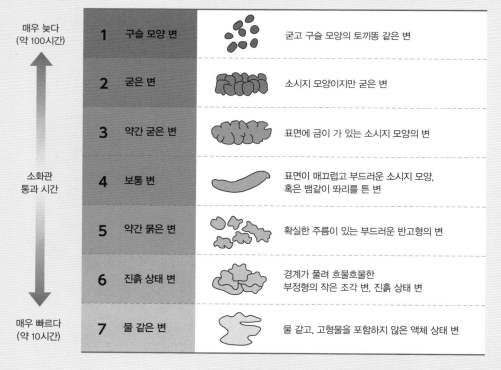

매우 늦다 (약 100시간)	**1**	**구슬 모양 변**		굳고 구슬 모양의 토끼똥 같은 변
	2	**굳은 변**		소시지 모양이지만 굳은 변
	3	**약간 굳은 변**		표면에 금이 가 있는 소시지 모양의 변
소화관 통과 시간	**4**	**보통 변**		표면이 매끄럽고 부드러운 소시지 모양, 혹은 뱀같이 똬리를 튼 변
	5	**약간 묽은 변**		확실한 주름이 있는 부드러운 반고형의 변
	6	**진흙 상태 변**		경계가 풀려 흐물흐물한 부정형의 작은 조각 변, 진흙 상태 변
매우 빠르다 (약 10시간)	**7**	**물 같은 변**		물 같고, 고형물을 포함하지 않은 액체 상태 변

그림 B ● 항균약 복용 후의 설사 빈도

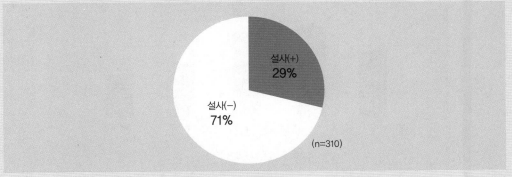

(일본약제사회 잡지 2016;68:233-5.에서 인용)

그림 C ● 항균약 계통(마크로라이드계, 세펨계, 페니실린계)에 따른 설사 빈도 차이

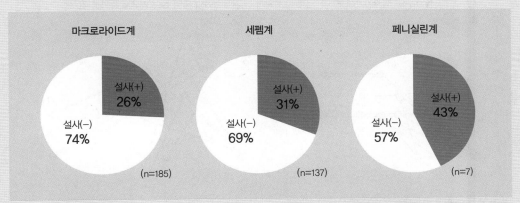

(일본약제사회 잡지 2016;68:233-5.에서 인용)

스성 장염이나 세균성 설사 등)는 제외하였습니다. 2013년 3월~5월말의 약 3개월간에 연 429명(남녀비 52:48, 평균 연령 2.9±2.4세)에게 청취 조사를 한 결과(유효회답수 310명), 브리스톨 스케일에서 1단계 이상 변이 묽어진 예가 항균약을 복용한 아이의 29%에서 확인되었습니다(**그림 B**).

설사 빈도를 항균약 계통별로 보면 마크로라이드계에서 26%, 세펨계에서 31%이며, 사례수는 적지만 페니실린계에서는 43%로 가장 많았습니다(**그림 C**). 또한, 연령별로 보면 항균약에 의한 설사 빈도는 1세가 피크이고, 연령과 함께 감소하였습니다(**그림 D**).

증상의 경과에는 2가지 패턴이 있었습니다. 항균약 복용 중에 설사가 계속된 예가 약

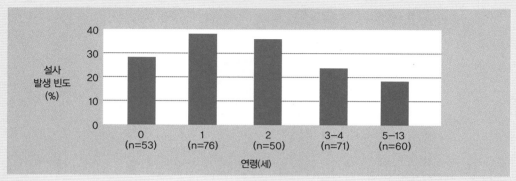

(일본약제사회 잡지 2016;68:233-5.에서 인용)

그림 E ● 항균약에 의한 설사 증상의 경과

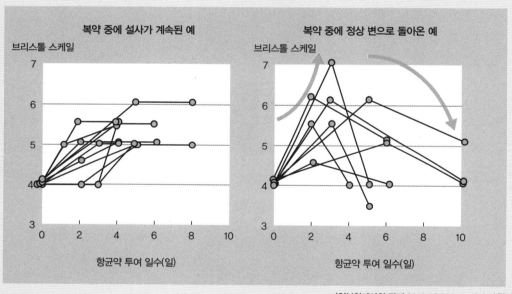

(일본약제사회 잡지 2016;68:233-5.에서 인용)

60%, 복약 직후에 설사를 했지만 그 후 서서히 회복하여 항균약을 복용하고 있는 동안
에 정상적인 변으로 돌아온 예가 약 40% 있었습니다(**그림 E**). 항균약 복용을 계속해도
도중에 개선되는 예가 있다는 것을 흥미롭게 느꼈습니다.

● 참고문헌
1) 소아과임상 1998;51:2409-14.
2) 일본약제사회 잡지 2016;68:233-5.

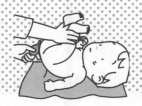

제 3 화 · 세프디토렌에 의한 저혈당

> **❗ 여기가 포인트**
>
> 피복실기(基)를 가지고 있는 제3세대 세펨계와 경구 카바페넴계 항균약에서는 부작용인 저혈당에 주의.

제3세대 세펨계 항균약과 경구 카바페넴계 항균약에는 장관 흡수를 높이기 위해서 피복실기(基)가 붙어 있습니다. 세프디토렌피복실(상품명 메이액트MS 외)에 의한 저혈당 부작용에는 이 피복실기(基)가 관계하고 있습니다.

세프디토렌에 의한 저혈당 증례는 저희 약국에서도 1가지 있습니다(**증례 2**). 어느 토요일 저녁 일이 끝나고 약력(藥歷)을 쓰고 있는데, 아버지라고 생각되는 사람이 처방전

증례 2

1세 6개월 남아(10.5kg), 중이염

[처방전]　① 세프디토렌피복실 세립 소아용 10% 1회 0.33g(1일 1.0g)
　　　　　　　　1일 3회 아침 점심 저녁 식후 5일분
　　　　　　② 오플로삭신 이과(耳科)용액 0.3% 5mL 1회 3～5방울
　　　　　　　　1일 2회 아침과 취침 전에 양쪽 귀에 사용

[증례의 경과]

● 이비인후과에서 중이염이라고 진단 받아 메이액트MS(일반명 세프디토렌피복실)가 처방되었다.
● 복약을 시작한 지 3일째 오후에 남아가 축 늘어져 있어서 보호자가 광역병원에 데리고 갔는데, 저혈당증이라고 진단 받았다.
● 남아는 세프디토렌피복실 복용 중에 아침 식사를 할 수 없었는데, 그것이 저혈당의 원인이라고 판명되었다.

을 손에 들고 약국에 들어와서 "며칠 전에 아들이 약을 먹고 저혈당이 되었습니다. 걱정돼서 그러는데, 여기서 조제해 주지 않을래요."라고 불안한 듯이 말하였습니다.

즉시 약 수첩을 보여 달라고 하여 저혈당을 일으켰을 때의 처방을 확인하자, 이비인후과 의원에서 진찰을 받아 세프디토렌이 처방되어 있었습니다.

아버지에 따르면 세프디토렌 복용 시작 후 3일째 오후에 축 늘어져 있어서 걱정이 되어 광역병원에서 진찰을 받은 결과 저혈당증이라고 진단받았다고 합니다. 남자아이는 이 날 우연히 아침식사를 못 먹었다고 합니다.

2012년 PMDA의 주의 사항

기억에 있는 분도 많으리라 생각하지만 2012년에 의약품의료기기종합기구(PMDA)로부터 〈피복실기(基)를 가진 항균약 투여에 의하여 소아 등의 위중한 저카르니틴혈증과 저혈당에 관하여〉라는 주의 사항이 발표되었습니다[1].

앞서 기술한 바와 같이 제3세대 세펨계 항균약이나 경구 카바페넴계 항균약에는 장관 흡수를 높이기 위하여 피복실기(基)가 붙어 있습니다(그림 2). 피복실기(基)는 대사되어 피바린산이 되고, 카르니틴과 결합하여 소변 중으로 배설됩니다. 이 대사 과정에서 카르니틴이 사용되므로 혈중 카르니틴 농도가 저하됩니다.

혈중 카르니틴이 저하되면 문제가 되는 것이 지방산 대사입니다. 지방산, 특히 장쇄 지방산의 β산화에는 카르니틴이 필수입니다. 어디에서 사용되는가 하면, 지방산이 미토콘드리아 내막 안에 들어갈 때 필요해집니다(202페이지 그림 3).

카르니틴은 성인의 경우에는 필요량의 10~25%는 체내에서 합성되고 있지만, 유유아기는 합성능이 미숙하여 섭취량이 적으면 곧바로 결핍증이 되기 때문에 소아, 특히 유유아에 대해서 피복실기(基)를 가진 항균약을 투여할 때에는 혈중 카르니틴 저하에 동반되는 저혈당 증상(의식 레벨 저하, 경련 등)에 주의할 필요가 있습니다.

저카르니틴혈증이 되었다고 해서 곧바로 저혈당이 되는 것은 아니지만, **증례 2**의 남

그림 2 ● 피복실기(基)를 가진 항균약과 카르니틴과의 대사(필자 작성)

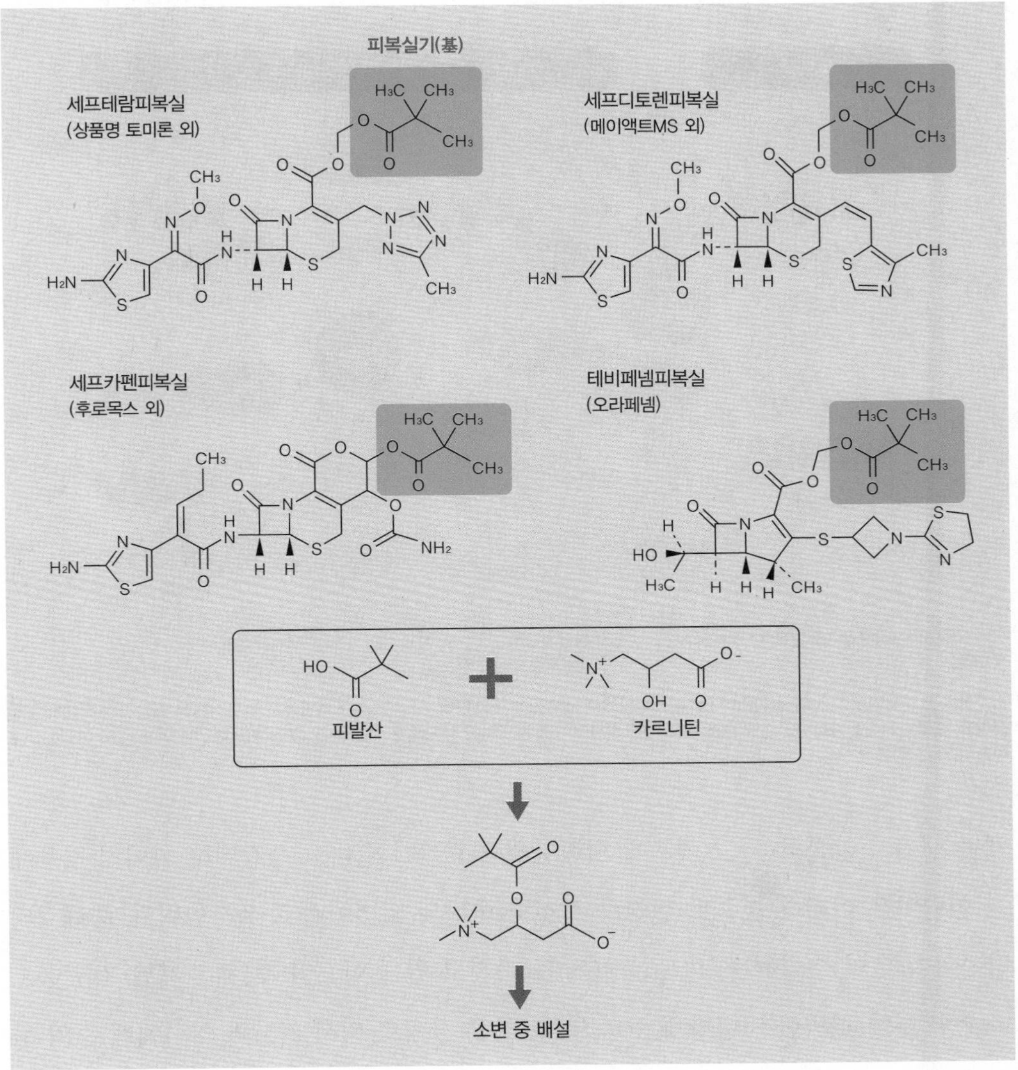

자아이의 경우, 아침식사를 먹지 않았습니다. 신체가 기아 상태가 되면 부족한 포도당을 보충하기 위해서 간이 당신생(糖新生)을 하여 지방산의 β산화가 필요해집니다. 하지만 이 남자아이는 세프디토렌에 의하여 저카르니틴혈증이 되어 있기 때문에 간에서 당신생을 충분히 할 수 없어 그 결과, 저혈당이 된 것이라고 생각됩니다.

제3세대 세펨계 항균약이라도 세프디니르(세프존 외), 세픽심 수화물(세프스판, 세피나), 세프포독심프록세틸(바난 외)에는 피복실기(基)는 붙어 있지 않으므로 이러한 문

그림 3 ● 지방산이 미토콘드리아 내막으로 수송될 때 카르니틴의 관여(필자 작성)

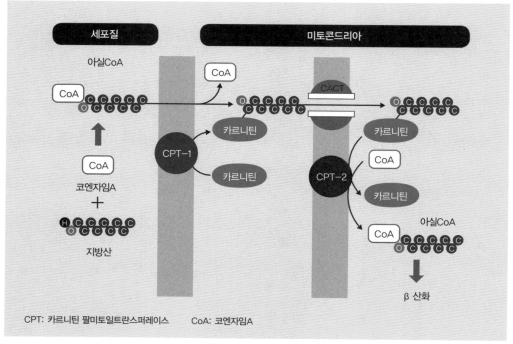

지방산은 코엔자임A(CoA)와 결합하여 아실CoA 상태로 세포질에 존재한다. 아실CoA는 외막에서 카르니틴과 결합하여 복합체를 형성하고, 카르니틴아실카르티닌 전위효소(CACT)에 의하여 미토콘드리아 내막으로 수송된다. 그 후 CPT-2에 의해 다시 아실CoA로 전환되어 β산화를 받는다.

제는 생기지 않습니다. 그 때문에 저혈당을 일으키기 쉽다고 생각되는 아이의 경우에는 항균약을 이러한 것들로 변경하는 것도 하나의 방법이라고 생각합니다. **증례 2**의 남자아이의 약 수첩에는 '피복실기(基)를 가지고 있는 항균약(제3세대 세펨, 경구 카르바페넴) 투여에 의한 저혈당에 주의!'라고 붉은 글씨로 써서 의사와 약사에게 주의 환기하였습니다.

● 참고문헌

1) 의약품의료기기종합기구(PMDA)의 의약품 적정 사용 요청 〈피복실기(基)를 가진 항균약 투여에 의한 소아 등의 위독한 저카르니틴혈증과 저혈당에 관하여〉(2012년 4월) http://www.pmda.go.jp/files/0001439329.pdf

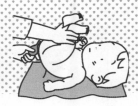

제 4 화   β₂자극약에 의한 빈맥, 진전

❗ **여기가 포인트**

제형 변경 시에 특히 주의. 복약 순응도에 대한 영향을 고려하고, 부작용 전달 방법도 연구

β₂자극약은 천식 발작이나 천식성 기침에 자주 이용됩니다. 기관지확장약이며, 천식 발작 시나 기관지염 증상을 완화하고 호흡을 편하게 하는데, 한편으로 환아에 따라서는 부작용으로 빈맥이나 손끝의 떨림(진전)이 나타나는 경우가 있습니다.

204페이지 **증례 3**은 11세의 여자아이로 감기에 걸려 기침이 나오기 때문에 메프친 미니(일반명 프로카테롤염산염수화물)가 처방되었습니다. 처방전 약을 교부한 다음 날 낮에 어머니가 불안한 목소리로 "어젯밤과 오늘 아침에 '약을 먹였더니 몸이 떨렸다'고 아이가 말하는데, 약의 부작용은 아닌가요?"라고 묻는 전화가 있었습니다. 즉시 처방의사에게 연락한 결과, 이 약의 복용은 잠시 중지하게 되었습니다.

β₂자극약의 빈맥은 가루약보다 정제 쪽이 많다?

β₂자극약으로 빈맥이나 진전이 나타나면 환아나 보호자는 불안해집니다. 신기하게도 가루약이 처방된 환자에서는 이러한 호소를 듣는 경우가 적고 정제, 특히 프로카테롤정으로 처방이 바뀌면 호소가 많아지는 경향이 있습니다. 그래서 프로카테롤과 마찬

11세 여아(41 kg), 감기, 인두염

[처방전] ① **프란루카스트정 112.5mg** 1회 1정(1일 2정)
카르보시스테인정 250mg 1회 2정(1일 4정)
메프친 미니정 25μg 1회 1정(1일 2정)
1일 2회 아침, 취침 전 10일분
② **클라리스로마이신정 소아용 50mg** 1회 1정(1일 2정)
1일 2회 아침, 저녁 식후 7일분
③ **카로날정 200** 1회 2정
38.5℃ 이상의 발열 시 10정

[증례의 경과]
● 감기에 걸려 발열. 목의 통증이 있고, 기침도 나오고 있다. 병용약은 없다.
● 메프친 미니(일반명 프로카테롤염산염수화물)를 1정에서 2정으로 증량. 귀가하고 저녁치 복용
● 다음 날 낮에 불안한 목소리로 "어젯밤과 오늘 아침에 '약을 먹었더니 몸이 떨렸다'고 아이가 얘기하는데, 약의 부작용은 아닌가요?"라는 어머니의 전화가 옴. 처방의사에게 연락하고 메프친 미니의 복용을 잠시 중단하기로 하였다.

그림 4 ● β₂자극약의 제형별 부작용 발생 빈도(승인 시)

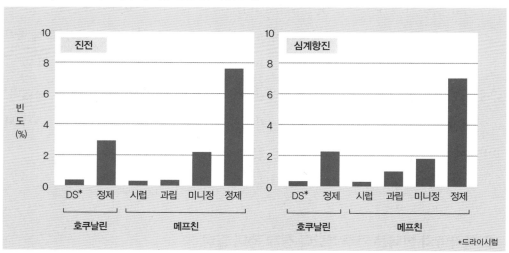

(호쿠날린과 메프친의 인터뷰폼을 바탕으로 필자 작성)

가지로 β₂자극약인 툴로부테롤(상품명 호쿠날린 외)의 부작용 건수를 인터뷰폼에서 조사해 본 결과 역시, 진전과 심계항진 모두 산제(드라이시럽)보다 정제 쪽이 발증 빈도가 높았습니다(**그림 4**).

표 1 ● β₂수용체 작동약의 고유활성에 기반한 분류

분류	일반명(상품명)
풀 아고니스트	유산 이소프로테레놀 브롬화 메틸 아트로핀(스트메린D 에어졸)
스트롱 파셜 아고니스트	프로카테롤염산염수화물(메프친 외), 인다카테롤말레산염(온브리즈), 포르모테롤푸마르산 염수화물(옥시스)
위크 파셜 아고니스트	툴로부테롤 염산염(호쿠날린, 베라틴 외), 살부타몰 황산염(설타놀, 베네틀린 외), 살메테롤 크시나포에이트(세레벤트, 아도에어[배합제])

(알레르기 · 면역 2009;16:1604-14.에서 인용, 일부 수정)

한편, 약제별로 보면 진전이나 심계항진의 발생 빈도는 툴로부테롤보다 프로카테롤 (메프친) 쪽이 높았습니다. 각각의 인터뷰폼에서 인용한 데이터여서 정확한 비교는 아니지만, 복약지도를 하다 보면 확실히 프로카테롤은 빈맥이나 진전 등의 부작용이 많다는 인상이 있습니다.

여기에는 두 약의 β₂수용체에 대한 고유활성 차이가 영향을 미치고 있는 것으로 생각됩니다. 고유활성이란 수용체에 결합했을 때 최대 효과를 발휘하는 능력으로 고유활성이 높은 완전 작동약을 풀 아고니스트(full agonist), 고유활성이 낮은 부분 작동약을 파셜 아고니스트(partial agonist)라고 분류합니다. 파셜 아고니스트 중에서도 고유활성이 강한 것을 스트롱 파셜 아고니스트, 약한 것을 위크 파셜 아고니스트라고 부릅니다(**표 1**)[1].

프로카테롤은 스트롱 파셜 아고니스트에, 툴로부테롤은 위크 파셜 아고니스트에 분류됩니다. 프로카테롤은 고유활성이 강한 만큼 부작용도 나타나기 쉽다고 생각됩니다.

부작용 정보는 상대의 이해도에 맞춰 전달한다

저희 약국에서는 툴로부테롤 드라이시럽에서 프로카테롤정으로 약이 변경되는 아이가 자주 있습니다. 복약지도 시에 아이와 보호자에게는 "이 약을 먹으면 때때로 가슴이

1장 소아 복약지도의 기초 지식

2장 요령에 맞는 약 먹이는 방법

3장 제형별 사용법 지도

4장 Q&A로 보는 약제별 복약 지도

5장 약국에서 경험하는 소아의 부작용

6장 입무 · 소아부의 상담 대응

7장 도움 되는 환자 지도 요령

두근두근하거나 손이 떨리거나 하는 경우가 있으니까 그 때에는 전화하세요."라고 얘기해 주고 있습니다. 하지만 프로카테롤의 부작용을 너무 강조하면 생각지도 못한 순응도 저하를 초래하는 경우가 있으므로 주의가 필요합니다.

할머니에게 이끌려서 약국에 온 9세 여자아이에게 프로카테롤정을 교부했을 때에 위와 같이 전달한 결과, 다음 날 낮에 할머니로부터 "식후 복용했더니 가슴이 두근거리고 속이 안 좋다고 손녀가 얘기하고 있습니다."라는 전화가 있었습니다. 하지만 자세히 물어봤더니 실은 할머니가 약사의 설명을 듣고 프로카테롤을 먹이는 것이 무서워져서 복용시키지 않았다는 것이 판명되었습니다. 복용해도 괜찮다고 전화로 얘기했는데, 그래도 먹이지 않아 결국 야간에 천식 증상이 악화되어 응급 외래 진찰을 받았다고 합니다.

부작용 설명에 대해서 특히 나이 드신 분들은 과민 반응을 하는 경우가 있습니다. 정보는 상대의 이해도에 맞춰 전달할 필요가 있습니다. 이런 일 이후 프로카테롤의 부작용을 설명할 때에는 조심하고 있습니다.

● 참고문헌
1) 알레르기 · 면역 2009;16:1604-14.

제 5 화

트라닐라스트에 의한 난치성 방광염

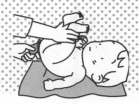

> **❗ 여기가 포인트**
>
> 켈로이드나 반흔 치료에 이용하는 트라닐라스트에는 알레르기성 출혈성 방광염 부작용이 있다. 복용 시에는 배뇨통이나 혈뇨의 출현에 주의한다.

　트라닐라스트(상품명 리자벤)는 화학전달물질 유리 억제 작용을 가진 항알레르기약인데, 켈로이드·비후성 반흔 예방과 열상(화상) 치료에 자주 이용됩니다. 하지만 부작용으로 난치성 방광염을 일으키는 예가 1980년대부터 보고되고 있습니다. 소아의 경우에도 수술이나 상처, 열상 등의 치료에 사용되기 때문에 소아의 부작용 보고도 있습니다[1].

증례 4

3세 남아(16kg)

[주요 증상]
배뇨 시 통증, 육안으로 확인 가능한 혈뇨

[기왕력]
1세 때에 아목시실린 내복으로 피진(皮疹)이 생긴 적이 있다. 그 외, 특기할 사항 없음.

[증례의 경과]
- 5월 11일 저녁식사 준비 중에 잘못해서 열탕이 환아의 어깨에서 체간에 걸친 부위에 튀었다.
- A피부과에서 '1도 화상' 진단을 받고 감염 예방을 위한 소독과, 켈로이드·비후성 반흔 예방을 위해서 트라닐라스트(상품명 리자벤) 5mg/kg/일 복용을 시작하였다.
- 열상은 회복했지만, 6월 5일부터 배뇨통과 혈뇨가 출현. 백혈구뇨, 혈뇨 및 단백뇨 이외의 이상은 없어 바이러스성 출혈성 방광염이라고 판단.
- 하지만 방광자극증상과 뇨소견이 개선되지 않아 6월 9일에 B의원에 검사 입원.
- 초음파 검사에서 방광점막에 부종이 있는 것 이외에는 이상 소견이 없고, 10일간의 입원 중에 뇨는 정상화하여 바이러스성 출혈성 방광염이라고 진단 받고 퇴원.
- 퇴원 후, 트라닐라스트를 복용하기 시작하자 7월 10일에 다시 배뇨통을 호소하여 B의원으로부터 C병원에 소개되었다.

증례 4는 피부과에서 진찰을 받고 '1도 화상' 진단으로 트라닐라스트 5mg/kg/일의 복용을 시작한 3세 남자아이입니다. 열상은 회복되었지만 6월 5일부터 배뇨통과 혈뇨가 출현하였습니다. 바이러스성 출혈성 방광염이라고 판단되었지만, 방광자극증상과 뇨소견이 개선되지 않아 6월 9일에 병원으로 옮겨 입원하게 되었습니다.

10일간의 입원 중에 뇨는 정상화하여 바이러스성 출혈성 방광염이라고 진단 받고 퇴원하였습니다. 그런데 퇴원 후 입원 중에는 먹지 않았던 트라닐라스트 복용을 재개하자, 7월 10일에 다시 배뇨통이 왔습니다.

일반 뇨검사에서는 혈뇨와 백혈구뇨가 있었지만, 뇨중 세균은 음성입니다. 초음파 검사에서는 방광벽의 비후(肥厚) 및 부종이 확인되었습니다. 약제 유발성 림프구 자극 시험(DLST; drug-induced lymphocyte stimulation test)에서 양성을 보여 트라닐라스트에 의한 알레르기성 출혈성 방광염이라고 진단되었습니다.

본 증례는 트라닐라스트를 중지하고, 수분을 대량 섭취시키고, 이뇨를 촉진한 결과 3일 후에는 방광 증상이 소실하고, 3주 후의 뇨검사에서는 이상 소견이 보이지 않았습니다.

트라닐라스트에 의한 알레르기성 출혈성 방광염의 원인은 알려지지 않았습니다. 방광 생검(生檢)에서는 점막하부종과 호산구침윤을 확인하고, 호산구성 방광염의 소견을 보이는 것이 많은 듯하지만, 이것은 이 약의 본래 약리작용과 정반대의 작용입니다.

부작용이 나타난 경우에는 트라닐라스트 복용을 중지하고, 호산구성 방광염 치료에 준하여, 2차 감염 예방으로서 항균약 투여, 항히스타민약과 글리시리진산-암모늄·글리신·L-시스테인염산염 수화물 배합제(강력네오미노파겐C 외) 등에 의한 항알레르기 요법, 스테로이드 요법 등이 행해집니다.

● 참고문헌
1) 일아신지(日兒腎誌) 2005;18:123-6.)

제 6 화 항히스타민약의 중추작용에 주의

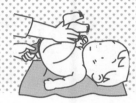

> **❗ 여기가 포인트**
>
> 중추이행성이 낮은 제2세대가 주류가 되었지만, 열성 경련이나 간질 기왕력이 있는 환자에게는 주의가 필요.

　항히스타민약에는 중추억제작용이 있어 졸음을 촉진한다고 알려져 있습니다. 항히스타민약은 뇌 내 이행성이 높은 제1세대와 뇌내 이행성이 비교적 낮은 제2세대로 크게 나누어집니다. 사이프로헵타딘 염산염 수화물(상품명 페리악틴 외)과 d-말레인산클로르페니라민(폴라라민 외) 등 제1세대 항히스타민약은 뇌 내 이행성이 높아 첨부문서에는 "자동차 운전 등 위험을 동반하는 기계 조작은 하지 않도록 충분히 주의할 것"이라고 기재되어 있습니다.

　한편, 제2세대 항히스타민약은 히스타민 H_1 수용체 선택성이 높아진 것과 함께 뇌 내 이행성이 저하되어 있습니다. 특히, 펙소페나딘 염산염(알레그라 외), 로라타딘(클래리틴 외), 데스로라타딘(데자렉스), 빌라스틴(빌라노아)은 사용상 주의에 운전 등에 관한 기재가 없습니다. 또한, 에바스틴(에바스텔 외), 에피나스틴 염산염(알레지온 외), 베포타스틴베실산염(탈리온 외)에 관해서는 운전 등에 대한 주의가 기재되어 있지만, 제1세대 항히스타민약보다도 약한 표현이 되어 있습니다.

　항히스타민약에 의한 졸음이 강하면 유유아가 장시간 낮잠을 자거나 아동이 수업 중 졸음을 호소하거나 하는 경우가 있습니다. 이러한 호소가 있을 때에는 처방의에게 얘기하여 야간만 복용하게 하거나 약을 변경하는 등의 대응이 필요해집니다.

유유아, 미취학아의 경우에는 흥분성 항진도

그런데 항히스타민약의 중추성 부작용으로는 소아의 경우 졸음뿐만 아니라 흥분성 항진도 있습니다. 미취학아동, 그것도 유유아 등 연령이 낮은 아이에게 종종 보입니다.

증례 5는 설사와 콧물을 주요 증상으로 하여 소아과에서 진찰 받은 1세 7개월의 남자 아이입니다. 3일 후 재진했을 때에 "페리악틴을 먹기 시작하고 짜증을 낸다."고 어머니가 호소하였습니다. 그 결과 페리악틴 처방은 중지되었는데, 그 후 40℃ 가까운 열이 나서 진찰 받았을 때에 페리악틴이 다시 처방되었습니다(처방전 2).

 증례 5 **1세 7개월 남아(9.3kg), 설사·콧물**

[처방전 1] 3월 14일
미야비엠 세립 1회 0.33g(1일 1g)
뮤코다인DS 50% 1회 0.2g(1일 0.6g)
페리악틴산 1% 1회 0.1g(1일 0.3g)
　　　　　1일 3회 아침 점심 저녁 식후 5일분

[증례의 경과]
- 구토는 하지 않지만 설사를 하고 콧물이 나오고 있었기 때문에 3월 14일에 근처 소아과 의원에서 진찰 받음.
- 3일 후 재진. 어머니가 약국에서 "페리악틴을 먹기 시작한 후 아이의 기분이 나빠졌다."고 얘기함.
- 처방의사에게 상담한 결과, 페리악틴 처방이 중지되었다.

[처방전 2] 3월 24일
① **바난 드라이시럽 5%** 1회 0.6g(1일 1.8g)
　뮤코다인DS 50% 1회 0.2g(1일 0.6g)
　페리악틴산 1% 1회 0.1g(1일 0.3g)
　1일 3회 아침 점심 저녁 식후 5일분
② **안히바 좌제 소아용** 100mg 1회 1개
　38.5℃ 이상의 발열 시 항문에 삽입 5개

[증례의 경과]
- 3월 24일, 40℃ 가까운 열이 나서 소아과 의원에서 재진하고, 다시 페리악틴이 처방되었다.
- 약국에 온 어머니에게 페리악틴의 부작용에 대한 주의를 촉구하고, 신경 쓰이는 일이 있으면 바로 전화하도록 얘기했다.
- 5일 후 재진 시에 어머니가 "페리악틴 복용 중에 난폭하게 굴어 벽에 머리를 박는 일이 있었다." 고 얘기했기 때문에 의사는 이 약을 당분간 처방하지 않기로 결정하였다.

그림 5 ● 흥분성 신경, 억제성 신경과 히스타민의 관계(필자 작성)

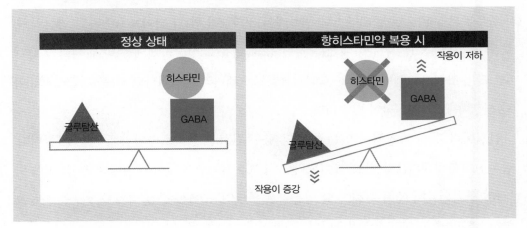

지난번 일이 있었기 때문에 어머니에게는 주의를 촉구하고 신경 쓰이는 일이 있으면 바로 전화해 주세요 라고 얘기했습니다. 그러자 5일 후 재진했을 때에 "이번에는 페리악틴 복용 중에 난폭하게 굴어 머리를 벽에 박았습니다. 의사도 당분간은 페리악틴을 처방하지 않겠다는 말을 했다."고 얘기해 주었습니다.

그런데 항히스타민약은 왜 이러한 이상행동을 일으킬까요?

뇌 내에는 글루탐산 등의 흥분성 신경전달물질과 γ아미노낙산(GABA)과 히스타민 등의 억제성 신경전달물질이 서로 균형을 이루며 기능하고 있습니다(그림 5). 그런데 항히스타민약에 의해 히스타민의 억제가 풀리면 균형이 무너져 흥분성이 증가하여 이상한 행동을 일으킵니다. 특히 유유아기에는 억제성 신경이 미발달하였으므로 어른보다도 흥분작용이 현저히 나타날지 모릅니다.

또한, 페리악틴에는 항히스타민 작용 이외에 항세로토닌 작용도 있습니다[1]. 이 작용도 이상한 행동에 관계하고 있을 가능성이 있습니다.

항히스타민약과 열성 경련

소아에 대한 항히스타민약 처방에서는 경련 역치를 낮추는 작용도 문제가 됩니다. 특

1장 소아 복약지도의 기초 지식

2장 연령에 맞는 약 먹이는 방법

3장 제형별 사용법 지도

4장 Q&A로 보는 약제별 복약 지도

5장 약국에서 경험하는 소아의 부작용

6장 의부·수유부의 상담 대응

7장 도움이 되는 환자 지도 요령

히 주의가 필요한 것은 저연령아와 간질 기왕력이 있는 아이입니다.

첨부문서를 읽으면 클레마스틴 푸마레이트(타베질 외)와 사이프로헵타딘 염산염 수화물(페리악틴 외)은 유유아에게는 경련 등의 이유로 신중하게 투여하게 되어 있습니다. 또한, 사이프로헵타딘과 d-말레인산클로르페니라민(폴라라민 외)은 저출생체중아와 신생아에 금기로 되어 있습니다.

간질이나 경련 기왕력이 있는 아이의 경우 진정성 항히스타민약 투여는 피합니다. 일본신경학회의 《간질 치료 가이드라인 2010》(의학서원)에서는 임상적 질문(CQ3-9) "간질 환자의 경우에 주의해야 할 병용약은 무엇인가"에서 간질 역치를 낮추는 약물로 항히스타민약이 소개되어 있습니다[2].

나아가, 항히스타민약은 열성 경련 기왕력이 있는 환아에 대해서도 권장하지 않습니다. 열성 경련은 유유아기에 일어나는 38℃ 이상 발열 시에 일어나는 발작성 질환으로 감염증이나 대사 이상 등의 원인이 보이지 않는 것이라고 정의되어 있습니다[3]. 소아의 3~11%에게 확인되는 자주 있는 질환으로 실제, 약국에서 발작을 일으켜 그대로 병원으로 반송되는 경우도 있습니다.

일본소아신경학회의 《열성 경련 진료 가이드라인 2015》(진료와치료사)에서는 열성 경련 기왕력이 있는 소아에 대한 진정성 항히스타민약 사용에 관하여 "발열성 질환 이환 중 진정성 항히스타민약 사용은 경련 지속시간을 길게 할 가능성이 있어 권장되지 않음"이라고 하고 있습니다(표 2)[3].

표 2 ● 열성 경련 기왕력이 있는 소아에게 주의해야 할 약제에 관한 임상적 질문

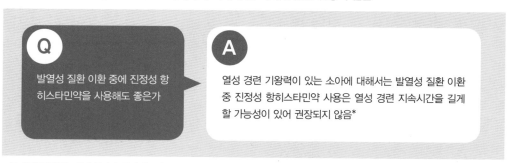

Q	A
발열성 질환 이환 중에 진정성 항히스타민약을 사용해도 좋은가	열성 경련 기왕력이 있는 소아에 대해서는 발열성 질환 이환 중 진정성 항히스타민약 사용은 열성 경련 지속시간을 길게 할 가능성이 있어 권장되지 않음*

*단. 열성 경련에는 원래 증거가 적기 때문에 증거 수준 C등급(권장할 만한 근거가 명확하지 않음)이라고 되어 있다.

(일본소아신경학회 《열성경련 진료가이드라인 2015》(진단과치료사)에서 인용. 일부 개정)

그림 6 ● 열성 경련과 항히스타민약 투여의 유무

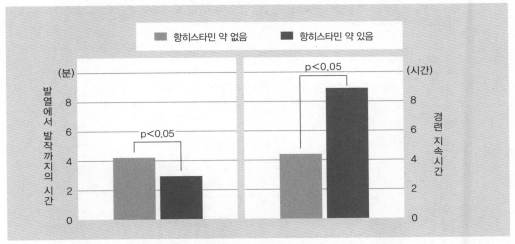

열성 경련을 일으킨 환아의 발열에서 발작까지의 시간, 경련 지속시간을 항히스타민 복용군과 비복용군으로 나누어 비교하였다.

(Int J Gen Med,2012;277-81.에서 인용, 일부 수정)

PubMed에서 〈febrile seizure〉와 〈antihistamine〉으로 검색해 보면 오래된 논문은 1949년부터 있습니다[4]. 열성 경련을 일으킨 환아는 항히스타민 약 복용률이 22명 중 10명(45.5%)이었던 것에 비하여 비열성 경련군에서는 44명 중 10명(22.7%)으로, 유의하게 적다는 보고입니다. 대상 선정 방법 등에 다소 문제가 있다는 느낌도 들지만, 과거부터 항히스타민약과 열성 경련의 관계는 지적되고 있었습니다.

그런 가운데 2012년에 발표된 흥미로운 보고를 발견하였습니다. 사우디아라비아의 병원에 열성 경련으로 후송된 환아를 항히스타민약 복용자와 비복용자로 나누어 발열부터 경련까지의 시간 및 경련 지속시간을 비교한 보고입니다(그림 6)[5]. 항히스타민약을 복용하고 있던 환아는 복용하고 있지 않은 환아와 비교하여 경련까지의 시간은 유의하게 짧고 또한, 경련 지속시간은 유의하게 길다는 것을 알았습니다. 두 그룹 사이에 남녀비, 연령, 열성 경련 기왕력에 차이는 없어서 적어도 항히스타민약을 복용하면 열성 경련을 조장할 가능성이 있다는 것을 알았습니다.

비슷한 연구는 국내에서도 이루어지고 있습니다[6]. 40명의 열성 경련 환아(단순형 열성 경련이 14명, 복합형이 25명)를 항히스타민약 복용 유무로 구분하였는데, 항히스타민약을 복용하고 있던 환아 쪽이 발열에서 경련까지의 시간은 짧고, 경련 지속시간은 길

그림 7 ● 열성 경련과 항히스타민약의 관계
열성 경련을 일으킨 환아의 발열부터 발작까지의 시간, 경련 지속시간을 제1세대 및 제2세대 항히스타민약 복용군과 비복용군으로 나누어 비교하였다.

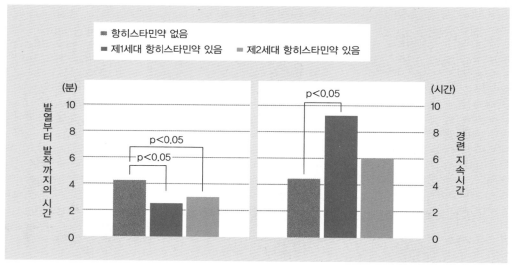

(Pediatr Int.2010;42:277-9.에서 인용, 일부 수정)

다는 결과였습니다. 이 연구도 열성 경련 환아에게 항히스타민약을 투여하면, 억제성 히스타민 작동성 뉴런을 억제하여 발작 역치를 낮춘다고 결론내리고 있습니다.

또한, 이 연구의 흥미로운 부분은 제1세대와 제2세대 항히스타민약을 나누어 비교하고 있다는 점입니다. 확실히 제1세대 항히스타민 약 쪽이 발열에서 경련까지의 시간 단축 및 경련 지속시간 연장이 현저했습니다. 단, 제2세대 항히스타민약 복용자에게서도 유의하게 발열에서 경련까지의 시간을 단축하고, 또한, 유의하지는 않지만 지속시간도 약간 길어져 있습니다(그림 7).

이러한 논문들을 읽으면 콧물이 나온다고 해서 열성 경련 기왕력이 있는 환아에게 안이하게 항히스타민약을 먹여서는 안 된다는 것을 알 수 있습니다. 적어도, 다이아프 좌제(일반명 디아제팜) 등의 열성 경련 예방약을 사용하고 있는 환아의 경우에는 항히스타민약 복용은 삼갈 필요가 있다고 생각합니다.

또한, OTC약인 소아용 감기약에는 대부분 제1세대 항히스타민약인 클로르페니라민산염이 들어 있습니다. 부담 없이 입수할 수 있고 맛도 달아서 먹이기 쉬우므로 아이를 병원에 데리고 갈 수 없는 엄마는 자주 사용하지만, OTC약을 취급하는 약국으로서는 안이하게 권장하지 않도록 유의할 필요가 있습니다.

● 참고문헌

1) J Pharmacol Exp Ther.1961;131:73–84.

2) 일본신경학회 《간질 치료 가이드라인 2010》(의학서원)

3) 일본소아신경학회 《열성 경련 진료 가이드라인 2015》(진료와치료사)

4) J Am Med Assoc.1949;141:18–21.

5) Int J Gen Med.2012;5:277–81.

6) Pediatr Int.2010;42:277–9.

1장 소아 특약지도의 기초 지식

2장 연령에 맞는 약 먹이는 방법

3장 제형별 사용법 지도

4장 Q&A로 보는 약제별 특약 지도

5장 약국에서 경험하는 소아의 부작용

6장 임부·수유부의 상담 대응

7장 드물게 보는 환자 지도 요령

제 7 화   디아제팜 좌약에 의한 휘청거림은 근이완작용이 원인

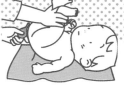

> ❗ **여기가 포인트**
>
> 디아제팜의 부작용 증상은 휘청거림과 졸림 외에도 흥분과 과민 등 다채롭다. 휘청거림에 의한 넘어짐·부상에 대하여 보호자에게 주의를 환기시킨다.

열성 경련 예방약 디아제팜 좌약(상품명 다이아프)은 다채로운 부작용을 발생시킵니다. 이것을 미리 보호자에게 설명해 두지 않으면 부작용이 나타났을 때에 놀라게 됩니다. 다이아프 좌제의 인터뷰폼에서는 4,560 사례 중에 부작용은 '휘청거림' 229건(5.02%), '졸음' 206건(4.52%), '흥분' 16건(0.35%)라고 되어 있지만, 약국에서 보호자에게 물어보고 느낀 인상으로는 발생 빈도가 더욱 높은 느낌이 듭니다. 조금 오래된 논문이지만 《The New England Journal of Medicine》(NEJM)지에 디아제팜의 부작용에 관하여 보고되어 있습니다(**표 3**)[1].

표 3 ● 디아제팜 좌약의 부작용

운동실조(증), (보행)실조	30.0%
무기력	28.8%
흥분성 또는 과민	24.2%
불명료한 말투(unclear speech)	5.9%
과(過)활동	5.9%
불면	5.2%
환각	0.7%
기타	1.3%
무언가의 부작용이 있던 예	38.6%

(N Engl J Med.1993;329:79-84.에서 인용, 일부 수정)

가장 조심할 필요가 있는 것은 휘청거림(운동실조, 보행실조)입니다. 다이아프가 속하는 벤조디아제핀계의 항불안약에는 근이완작용이 있습니다. 그 때문에 넘어져서 머리를 부딪칠 가능성이 있습니다.

또 하나, 별로 알려지지 않은 부작용으로 흥분이나 과민 증상이 나타났다는 얘기도 보호자로부터 자주 듣습니다. 벤조디아제핀계 항불안약은 대뇌피질 등 상위중추로부터의 억제를 해방하여 흥분성을 높입니다. 마치 술이 들어가서 기분이 좋아진 상태와 비슷합니다. 물건을 던지거나 난폭하게 굴거나 하는 경우가 있다는 것을 보호자에게 인식시켜 환아가 부상을 입지 않도록 주의시키는 것이 필요합니다.

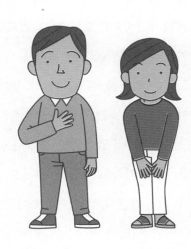

● 참고문헌
1) N Eng J Med.1993;329:79-84.

1장 소아 복약지도의 기초 지식

2장 연령에 맞는 약 먹이는 방법

3장 제형별 사용법 지도

4장 Q&A로 보는 약제별 복약 지도

5장 약국에서 경험하는 소아의 부작용

6장 의부·소아부의 상담 대응

7장 도움이 되는 환자 지도 요령

| 제 8 화 | 약물 알레르기는 예측 불가능하며 증상이 다채롭다 |

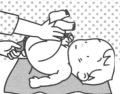

> **❗ 여기가 포인트**
>
> 약물 알레르기에서 가장 빈도가 높은 것은 피부 증상(약진). 아나필락시스나 간·신장 장애 등에도 주의한다.

항균약에 의한 설사나 β₂자극약에 의한 떨림, 항히스타민약에 의한 졸음 등 약리작용에서 유래하는 부작용에 비해 본래의 약리작용과는 다른 기서에 의해 발생하는 것이 '예측불가능한 부작용'입니다. 접할 기회는 그다지 많지 않습니다.

이 중에서 가장 대표적인 것이 약물 알레르기입니다(**그림 8**)[1]. 약물 알레르기는 다른 이름으로 약제과민증이라고도 하며, 알레르기 기서에 기반하여 발증합니다. 일반적으로 단백질인 인플릭시맙(상품명 레미케이드 외) 등의 항체의약품이나 인슐린 등의 커다란 펩타이드에는 면역을 직접 자극하고 항체를 생산시키는 것도 있지만, 대부분의 약은 분자량이 작기 때문에 약 자체가 면역원이 되는 경우는 거의 없습니다. 하지만 약이나 그 대사물이 생체내 단백질과 결합하고 항원성을 가지는 것이 있어 이러한 약이나 그 대사물을 '합텐'이라고 부릅니다.

예를 들면, 페니실린계 항원약을 소아에게 복용시키면 두드러기가 자주 나타난다고 알려져 있습니다. 이것은 페니실린계 항균약이 분해되어 그 일부가 단백질과 결합하여 항원성을 가짐으로써 두드러기를 유발한다고 생각되고 있습니다. 출현하는 증상은 아나필락시스(전신 증상)나 간 장애, 신장 장애, 약리성 폐렴 등 다채롭지만, 가장 빈도가 높은 것은 피부 증상(약진)입니다.

1장 소아 복약지도의 기초 지식

2장 연령에 맞는 약 먹이는 방법

3장 제형별 사용법 지도

4장 Q&A로 보는 약제별 복약 지도

5장 약국에서 경험하는 소아의 부작용

6장 외부·수액부위 상담 내용

7장 도움이 되는 환자 지도 요령

그림 8 ● 약물 알레르기(약제과민증)의 작용 기구

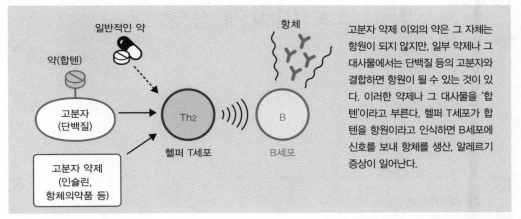

고분자 약제 이외의 약은 그 자체는 항원이 되지 않지만, 일부 약제나 그 대사물에서는 단백질 등의 고분자와 결합하면 항원이 될 수 있는 것이 있다. 이러한 약제나 그 대사물을 '합텐'이라고 부른다. 헬퍼 T세포가 합텐을 항원이라고 인식하면 B세포에 신호를 보내 항체를 생산, 알레르기 증상이 일어난다.

(아동 케어 2016;6:148−52.에서 인용, 일부 수정)

약진은 체내에 섭취된 약제나 그 대사물에 의하여 피부나 점막에 생긴 발진의 총칭입니다. 약진은 다양한 부위에서 다양한 피부 병변을 나타냅니다. 광선과민증이나 고정약진, 두드러기, 파종상홍반구진(播種狀紅斑丘疹) 등 일과성이어서 외래에서 대응할 수 있는 가벼운 증례가 있는 반면, 아나필락시스나 스티븐존슨증후군(SJS), 중독성표피괴사증(Toxic epidermal necrolysis; TEN)과 같이 생명에 관련된 것도 있습니다.

일본에서 소아 약제에 동반한 부(副)반응에 관하여 5,412명의 소아를 대상으로 한 조사에 따르면, 부작용 중 약제 알레르기라고 생각되는 증례는 0~3세 아동군에서 2.4%였습니다[2]. 알레르기 원인 약물로 가장 많은 것은 항균약이며, 다음으로 해열진통약, 예방접종, 소염효소약 순이었습니다. 약제 알레르기는 알레르기 병력이 있는 경우 일어나기 쉽다고 생각되고 있습니다.

● 참고문헌

1) 아동케어 2016;6:148−52.

2) 소아과진료 2008;71:1193−200.

제 9 화   아세트아미노펜에 의한 약진으로 얼굴에 홍반

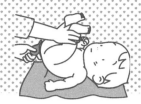

> **❗ 여기가 포인트**
>
> 아세트아미노펜 투여 중지 후에도 증상이 1개월 이상 계속되는 케이스도 있다. 대체약으로는 이부프로펜이 적당.

약을 복용 중인 환아에게 발진이 발견되면 보호자는 "약의 부작용이 아닌지?"라고 의심하여 야간에도 전화를 걸어옵니다. 대개는 단순한 발진이거나 바이러스성 질환에 의한 발진으로 약이 원인이 아닌 경우가 많지만 약의 부작용이 포함되어 있을 가능성도 있으므로 청취와 진찰 권장이 중요합니다.

대체약으로 이부프로펜을 제안

증례 6은 아세트아미노펜에 의한 약진이 의심되는 2세 남아입니다. 열이 아침부터 38℃까지 올라가서 진찰을 받고 감기라고 진단 받아 처방약을 받았습니다. 그런데 안히바 좌제(일반명 아세트아미노펜)를 사용한 결과 얼굴에 홍반이 나타났기 때문에 곧바로 진찰을 받았는데, 의사는 이 약에 의한 홍반이라고 판단하였습니다. 이후, 이 남자아이에게는 아세트아미노펜은 사용하지 않았습니다. 이 남아의 경우 홍반은 1개월 후에도 남아 있었다고 합니다.

그 후, 이 남아는 대학병원 피부과에서 아세트아미노펜과 디클로페낙 나트륨(볼타렌

1장 소아 복약지도의 기초 지식

2장 연령에 맞는 약 먹이는 방법

3장 제형별 사용법 지도

4장 Q&A로 보는 약제별 복약 지도

5장 약국에서 경험하는 소아의 부작용

6장 임부·수유부의 상담 대응

7장 도움 되는 환자 지도 요령

증례 6

2세 남아(11kg), 감기

[처방전]
① 클래리시드 드라이시럽 10% 소아용 1회 0.9g(1일 1.8g)
1일 2회 아침 저녁 식후 3일간
② 뮤코잘 드라이시럽 1.5% 1회 0.2g(1일 0.6g)
베라틴 드라이시럽 소아용 0.1% 1회 0.2g(1일 0.6g)
1일 3회 아침 점심 저녁 식후 3일간
③ 안히바 좌제 소아용 100mg 1회 1개
38.5℃ 이상의 발열 시 5개

[증례의 경과]
● 열이 아침부터 38℃까지 올라서 진찰을 받음. 감기라고 진단받아 상기 처방전을 받았다.
● 다음 날 아침 안히바(일반명 아세트아미노펜) 좌약을 넣은 결과 얼굴에 홍반이 나타났기 때문에 곧 바로 진찰을 받음. 아세트아미노펜에 의한 홍반이라고 진단 받았다. 홍반은 1개월 후에도 남아 있었다.
● 그 후, 대학병원 피부과에서 패취 테스트를 하고, 아세트아미노펜에 나타나는 특이한 약진이라는 것이 판명되었다.

외), 록소프로펜 나트륨 수화물(록소닌 외)의 패취 테스트를 받고, 아세트아미노펜에 나타나는 특이한 약진이라는 것이 판명되었습니다.

그런데 아세트아미노펜은 소아 해열약의 제1선택약으로 발열 시의 해열뿐 아니라 진통약으로도 널리 사용되고 있습니다. 이 약을 사용할 수 없게 되면 발열 시에는 다른 해열진통약을 사용할 필요가 있습니다.

이 남자아이는 피부 패취 테스트에서는 디클로페낙과 록소프레폰이 음성이었는데, 서적 『소아의 약 선택법·사용법(제4판)』(남산당, 2015)에는 두 약 모두 "소아 해열약으로 절대로 사용해서는 안 된다"고 기재되어 있으므로 사용할 수 없습니다[1]. 소아 해열약의 제2선택약은 이부프로펜(부루펜 외)이므로 이 환아에게는 이부프로펜을 제안하였습니다. 이부프로펜의 경구부하시험이 실시되어 안전성이 확인되었습니다. 그 후, 이 남자아이는 아세트아미노펜 대신에 브루펜 과립도 사용하였는데, 아세트아미노펜에서 보였던 부작용을 발증하는 일은 없었습니다.

● 참고문헌
1) 『소아의 약 선택법·사용법(제4판)』(남산당, 2015)

제 10 화 카르보시스테인의 약진은 밤에 먹으면 일어나기 쉽다

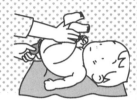

❗ 여기가 포인트

카르보시스테인의 고정약진 보고는 의외로 많으며, 소아의 발증례도 있다. 복용 후 2~3일 경과한 후 발증하는 것이 특징.

과거, 제약회사에서 약국으로 전직한 직후인, 약사 1년차 시절에 "뮤코다인을 복용하고 약진이 나타났다."라는 환자가 있었습니다. 의사에게 상담한 결과 "이제까지 빈번히 처방해 왔는데, 이러한 경험은 처음"이라는 말을 들은 기억이 있습니다. 그로부터 10여 년이 지나 2016년의 일본약제사회 학술대회에서 L-카르보시스테인(상품명 뮤코다인 외)의 고정약진 이야기를 들을 기회가 있었습니다[1].

증례 7

8세 여아

[주요 증상]
우측 전흉부에서 액와(腋窩)에 걸친 색소 침착 (수년 전부터 이 부위에 통증을 수반하는 홍반이 출현하여 색소침착을 남기고 있다).

[처방전]
오젝스 세립(일반명 토수플록사신토실산염수화물), 비오페르민 배합산(락토민), 뮤코다인(L-카르보시스테인), 싱귤레어(몬테루카스트나트륨), 후스코데, 카로날(아세트아미노펜), 호쿠날린(툴로부테롤)

[검사]
발진 출현 부위에 대한 내복약 스크래치 패취 테스트는 음성. 하지만 뮤코다인정 250mg을 복용시키자 그 날은 약진은 나타나지 않고, 1일 2회로 2일간 복용하자 색소침착부에 홍반과 소파(搔破)에 의한 팽진(膨疹)이 보였다. 그리고 그 이외의 복용약도 상용량~그 절반량을 복용하고 다음 날 판정하였으나 모두 음성이었다.

(일소피하회지(日小皮下會誌) 2014;33:141-4.를 바탕으로 필자 작성)

표 4 ● 카르보시스테인에 의한 소아 고정약진 보고례

증례		피진	카르보시스테인 내복 일수	카르보시스테인 패취 테스트
연령	성별			
10세	남	단발	3일	음성
11세	여	단발	2일	음성
8세	여	불명	3일	음성
6세	남	다발	2일	음성
8세	여	다발	2일	음성

(일본소아피부과학회잡지 2014;33:141-4.에서 인용)

문헌 검색을 하자 카르보시스테인의 고정약진에 관한 보고는 의외로 많으며, 소아에서도 보고되고 있었습니다. 예를 들면, 야마모토 등은 8세 여아의 증례를 일본소아피부과학회 회지에 보고하고 있습니다[2]. 그 개요를 정리한 것이 **증례 7**입니다.

또한, 이 논문에서 저자는 국내에서는 25사례의 보고가 있고, 그 중 5사례가 15세 이하였다고 보고하고 있습니다(**표 4**)[2]. 모든 증례에서 패취 테스트는 음성이고, 내복 시험에 의해 확정 진단되어 있었습니다. 또한, 복용 후 2~3일 경과한 후 발증하고 있다는 점도 공통되고 있었습니다.

2일 이내 복약한 예에서 고정약진 증상이 나타나고 있는 이유로, 주제(主劑)인 카르보시스테인이 아니라 카르보시스테인의 대사산물이 관여하고 있다고 추측되고 있습니다.

참고로, 뮤코다인의 인터뷰폼에는 "대사 부위 및 대사 경로에 관하여 건강 성인에게 카르보시스테인 1g을 경구 투여하고 2~4시간 뇨에 대해 검토한 결과, 미변화체가 주(主)였고, 다음으로 2,2' 티오다이글라이콜산(TDGA)가 확인되고, 무기황산염은 검출되지 않았다."고 쓰여 있었습니다.

이것에 대하여 Steventon은 시간대에 따라 주대사물이 다르다는 것을 보고하고 있습니다[3]. 주간에 복용한 경우에는 카르보시스테인의 주대사 경로는 산화 카르보시스테인(S-카르복시메틸-L-시스테인-S-옥사이드)입니다(224페이지 **그림 9A**). 그런데 카르보시스테인을 야간에 복용하면 티오다이글라이콜산(2, 2' 티오다이글라이콜산)이 주대

그림 9 ● 카르보시스테인의 대사

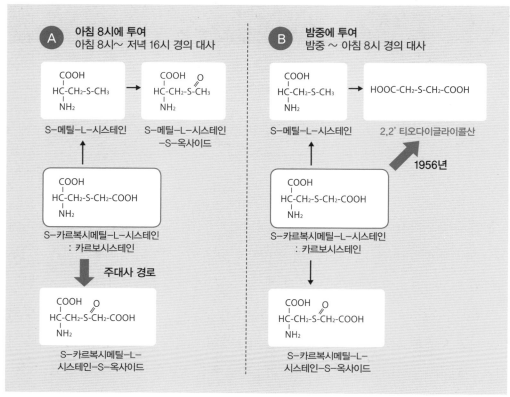

A 아침 8시에 투여
아침 8시~ 저녁 16시 경의 대사

B 밤중에 투여
밤중 ~ 아침 8시 경의 대사

낮과 밤의 대사 경로가 다르다.

(Drug Metabolism and Disposition 1999;27:1092-7.에서 인용, 일부 수정)

사 경로가 됩니다(그림 9B). 이것은 카르보시스테인에서 산화 카르보시스테인으로 되는 대사에 관여하는 유황산화 효소의 활성이 주간에는 높고 야간에는 낮은 것 때문이라고 합니다.

아다치 등이 최초로 보고한 카르보시스테인으로 고정발진을 일으킨 2명도 카르보시스테인으로 패취 테스트를 해도 음성이었는데, 야간의 대사물인 2,2' 티오다이글라이콜산으로 패취 테스트를 하면 양성이었습니다[4]. 이것으로부터도 카르보시스테인의 고정약진은 미변화체가 아니라 야간의 대사체가 관여하고 있을 가능성을 생각할 수 있습니다.

한편, 카르보시스테인에 의한 약진에는 ① 패취 테스트에서 양성례, ② 티오다이글라이콜산 패취 테스트에서 음성례, ③ 아침 내복의 경우에 19시간 후의 유발례 – 등도 보고되고 있는 것 같습니다. 즉, 카르보시스테인 고정약진의 원인에는 카르보시스테인 자체나 티오다이글라이콜산 이외의 대사물 등이 관련된 예도 있는 것 같습니다[5].

　일반적으로는 약진이라고 생각되는 반응이 나타난 경우, 그 약물의 약제 림프구 자극 시험(DLST)이나 패취 테스트에서 원인 약제 확정 진단을 합니다. 하지만, 혹시 카르보시스테인의 대사체가 원인으로 고정약진이 일어나는 것이라면 상기와 같은 시험을 해도 검출할 수 없는 가능성이 있습니다. 카르보시스테인은 사용빈도에 비해서 부작용 보고가 적다고 생각하고 있었는데, 어쩌면 원인 불명 약진에 카르보시스테인이 관여하고 있는 예가 더 있을지 모릅니다. 약국에서도 주의하며 관찰해 가야겠습니다.

● 참고문헌
1) 제49회 일본약제사회 학술대회, P-078, 2016
2) 일본소아피부과학회 잡지 2014;33:141-4.
3) Drug Metabolism and Dispotion 1999;27:1092-7.
4) British Journal of Dermatology 2005;153:226-8.
5) 피부임상 2017;59:21-5.

1장 소아 복약지도의 기초 지식
2장 연령에 맞추는 약 먹이는 방법
3장 제형별 사용법 지도
4장 Q&A로 보는 약제별 복약 지도
5장 약국에서 경험하는 소아의 부작용
6장 의부·소아부의 상담 대응
7장 도움 되는 환자 지도 요령

제 11 화 아스피린 천식은 COX 저해작용이 원인

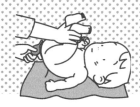

> ❗ **여기가 포인트**
>
> 아스피린 천식은 소아의 경우에도 보고사례가 있다. 록소닌 패취로 천식 발작을 일으킨 보고도 있어 제형을 불문하고 주의한다.

아스피린 천식은 아스피린이나 비스테로이드 항염증약(NASIDs)에 의해 유발되는 부작용입니다. 아스피린에 대한 알레르기 반응이 아니라, 프로스타글란딘(PG) 합성효소인 시클로옥시게나아제(COX) 저해작용, 특히 COX1 저해작용에 의해 발증합니다.

COX 저해작용이 있는 약제의 사용에 의해 COX1/COX2가 저해되면 아라키돈산의 대사가 **그림 10**의 좌측으로 전환하고, 시스테이닐 류코트리엔이라고 총칭되는 LTC4, LTD4, LTE4가 늘어납니다. 이것들은 염증성 메디에이터로 코막힘이나 콧물, 천식 발작 등의 강한 기도 증상을 유발합니다. 동시에 항염증 작용이 있는 PGE2가 감소함으로써 아스피린 천식이 일어나기 쉽게 됩니다. 보통 기관지에서는 염증성 메디에이터와 항염증성 메디에이터가 서로 균형을 이루고 있는데, 아스피린 등의 NSAIDs에 의하여 COX가 억제되면 이 균형이 무너져서 염증성 메디에이터가 우위가 되어 아스피린 천식을 일으키게 되는 것입니다.

1장 소아복약지도의 기초 지식

2장 염증에 맞는 약 먹이는 방법

3장 제형별 사용법 지도

4장 Q&A로 보는 약제별 복약 지도

5장 약국에서 경험하는 소아의 부작용

6장 임부·수유부의 상담 대응

7장 도움 되는 환자 지도 요령

그림 10 ● 아스피린 천식의 발증 기전(필자 작성)

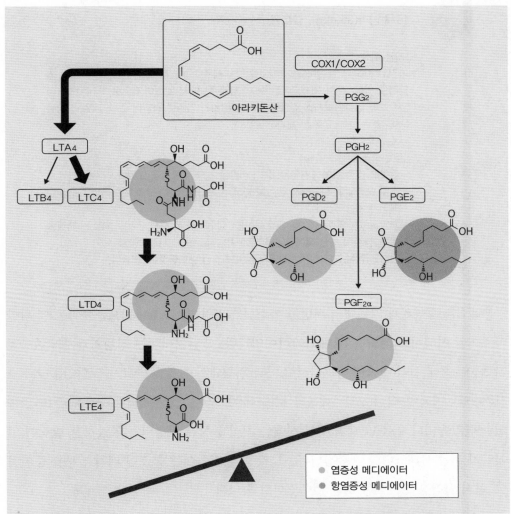

아스피린에 의하여 시클로옥시게나아제(COX)가 저해되면 아라키돈산의 대사가 그림 왼쪽으로 전환된다. 이것에 의하여 염증성 메디에이터인 시스테이닐 류코트리엔(LTC4, LTD4, LTE4)이 증가하고, 이것들이 천식 발작을 유발한다. 더하여 COX 대사가 억제됨으로써 COX 대사체이며 항염증 작용이 있는 PGE2가 감소하는 것도 아스피린 천식을 유발한다.

첩부약에 의한 소아 발증례 보고도

아스피린 천식은 성인 천식 환자의 약 5~10%를 차지하고 있다고 합니다. 15세 미만 소아에게는 애초에 NSAIDs가 사용되지 않기 때문에 소아에서는 드물다고 하지만 전혀 일어나지 않는 것은 아닙니다.

증례 8

16세 남아(35.4kg), 결절종

[기왕력]

기관지 천식, 식품 알레르기(메밀·갑각류[새우·게]) 있음. 또한, 계란 알레르기 기왕력도 있음. 계란 알레르기는 현재 혈액검사에서 스코어 0으로 개선되었으나 5세 때에 아나필락시스 쇼크를 일으켜 10일간 입원한 경험이 있다. 메밀·갑각류(새우·게)는 현재도 완전 제거하고 있다.

[증례의 경과]

- 발목에 결절종(양성 종양)이 생겨 신발을 신으면 통증을 느꼈다.
- 근처 정형외과 의원에서 진찰을 받고 록소닌(일반명 록소프로펜 나트륨 수화물) 패취가 처방되었다.
- 처방의사는 통증이 있을 때에 패취를 1장 붙이도록 지시. 곧바로 록소닌 패취를 첩부. 통증이 조금 잦아들었을 때에 기침이 나오기 시작했다.
- 기침은 점점 강해지며 개선되지 않아 록소닌 패취를 떼어 버렸다.

증례 8은 정형외과 의원에서 처방된 록소닌(일반명 록소프로펜 나트륨 수화물)에 의한 아스피린 천식이 의심되는 16세 남자아이입니다. 이 남자아이는 정형외과에서 진찰받기 2주일 전에 천식 발작이 나타나서 소아과 의원에서 진찰을 받고, 뮤코다인(L-카르보시스테인), 메프친 미니(프로카테롤염산염수화물), 오논(프란루카스트 수화물)을 14일분 처방 받았습니다. 록소닌 패취 첩부 시에는 천식 증상은 진정되어 있었지만, 발작이 일어나기 쉬운 상태였다고 생각됩니다. 그 후, 이 남자아이는 록소닌 패취 첩부를 중지하고, 천식 발작을 일으키는 일은 없어졌다고 합니다.

논문을 검색한 결과 록소닌 패취에 의한 아스피린 천식 발증에 관한 보고는 발견할 수 없었습니다. 하지만 케토프로펜 첩부약(상품명 모라스 외)의 첨부문서에는 '중대한 부작용'으로, 0.1% 미만으로 빈도는 낮지만, '천식 발작 유발(아스피린 천식)'이 보고되어 있고, 아스피린 천식 환자에 대한 사용은 금기로 되어 있습니다[1]. 록소닌 패취로도 발작이 발현할 가능성은 충분히 있다고 생각됩니다.

그런데 첩부약에는 록소닌뿐 아니라 다양한 NSAIDs가 사용되고 있습니다. 또한, 제3류 의약품 첩부약에는 살리실산메틸이 포함되어 있는 경우가 있으므로 OTC약에 관해서도 아스피린 천식 기왕력이 있는 환자에게는 주의가 필요합니다.

또한, 아스피린 천식 발증사례의 10~20%에 향료(민트)나 그것을 포함한 페이스트 치약에 대한 과민증상(주로 기침)이 확인된다는 보고가 있으며, 그 원인으로 향료의 구조식이 살리실산염에 유사하다는 것이 거론되고 있습니다[1].

이 외에 살리실산의 유도체는 방부제(파라벤, 안식향산 나트륨), 보존료·산화방지제(아황산염), 화장품·국소마취제(벤질알코올), 착색료 등에도 포함되어 있는데, 보통의 섭취량으로 천식이 악화되는 것은 드물기 때문에 가이드라인에서는 이러한 것들을 극단적으로 피할 필요는 없다고 되어 있습니다.

단, 파라벤이나 아황산염 첨가물 등을 포함한 의약품의 급속한 투여는 과민반응을 일으키는 경우가 있습니다. 또한, 향신료 중에는 고농도에 천연 살리실산염을 포함한 것이 있기 때문에 그 섭취로 증상이 악화하는 경우가 있습니다. 의약품이나 식품을 사용하거나 먹은 후에 기침이나 천식 증상이 나타나는 일이 있다면 아스피린 천식을 의심하고 조사할 필요가 있습니다.

아스피린 천식에 사용 가능한 약제는?

그렇다면 아스피린 천식 환자가 진통약을 사용하고 싶을 때에는 어느 진통약을 사용하면 좋을까요?

아스피린 천식의 NSAIDs에 의한 유발 역치는 상용량의 1/5~1/10 정도로 매우 감수성이 높으므로 소량의 아스피린이나 NSAIDs라도 주의가 필요합니다. 성인 천식 가이드라인인 일본알레르기학회의 《천식 예방·관리 가이드라인 2015》(쿄와기획)에는 비록 의사의 눈앞에서일지라도 상용량을 투여하여 NSAIDs 과민증이 확인되는 것은 구명(救命) 불능의 발작을 일으킬 가능성이 있어 매우 위험하다고 하고 있습니다. 과민증상은 주사약 〉 좌약 〉 내복약의 순으로 신속하고 위독합니다. 앞서 서술한 대로 첩부약으로도 유발될 가능성이 있으므로 NSAIDs를 포함한 첩부약이나 점안약도 금기라고 생각합니다.

1장 소아 복약지도의 기초 지식
2장 연령에 맞는 약 먹이는 방법
3장 제형별 사용법 지도
4장 Q&A로 보는 약제별 복약 지도
5장 약국에서 경험하는 소아의 부작용
6장 임무·소아약의 상담 대응
7장 도움이 되는 환자 지도 요령

표 5 ● 아스피린 천식에 대해 사용 가능한 약제(성인의 경우)

1. 아스피린 천식에서 대체로 투여 가능

단, 천식 증상이 불안정한 케이스에서 발작이 일어나는 경우가 있다(약간의 COX1 저해작용 있음)
특히 ④~⑥은 안전성이 높다
① PL배합과립*(아세트아미노펜* 등을 함유)
② 아세트아미노펜* 1회 300mg 이하
③ NSAIDs를 포함하지 않고 살리실산을 주성분으로 한 파스(MS 냉파스)
④ 선택성이 높은 COX2 저해약 에토돌락*, 멜록시캄*(고용량에서 COX1 저해작용 있음)
⑤ 선택적 COX2 저해약(세레콕시브*, 단, 중증 불안정 사례에서는 악화된다는 보고가 있음)
⑥ 염기성 소염약(티아라미드 염산염* 등, 단, 중증 불안정 사례에서 악화된다는 보고가 있음)

2. 안전

천식 악화는 확인되지 않음(COX1 저해작용 없음)
① 모르핀, 펜타조신
② 비에스테르형 스테로이드약(내복 스테로이드)
③ 한방약(지룡, 갈근탕 등)
④ 그 외 진경약, 항균약, 국소마취약 등 첨가물이 없는 일반약은 전부 사용 가능

* 첨부문서에는 아스피린 천식에 금기라고 되어 있는 약제. 단, 금기로 된 약제라도 의학적으로 근거가 부족한 경우도 있다(예: 세레콕시브)

(일본알레르기학회 《천식 예방·관리 가이드라인 2015》(쿄와기획)에서 인용, 일부 수정)

또한, 이 가이드라인에서는 아스피린 천식에 대해 사용가능한 약제 일람을 소개하고 있습니다(**표 5**). 이것은 성인의 가이드라인이므로 소아에게는 해당되지 않지만 참고로 보여드립니다. 염산 펜타조신(상품명 소세곤, 펠타존, 펜다딘 외)과 내복 스테로이드약, 갈근탕 등은 안전하게 사용할 수 있다고 되어 있습니다.

아세트아미노펜(카로날 외)은 NSAIDs보다 발작을 유발하기 어렵고 안전하다고 하지만, 미국에서 아스피린 천식 환자에 대하여 1회 1000~1500mg을 투여했을 때에 호흡 기능이 저하된 예가 보고된 것 등으로부터 '1회 투여량을 300mg 이하로 해야 한다.'고 되어 있습니다(모두 성인의 경우).

비교적 선택성이 높다는 에토돌락(오스텔락, 하이펜 외)과 멜록시캄(모빅 외), 염기성 소염약(티아라미드 염산염[솔란탈] 외), 선택적 COX2 저해약도 첨부문서 상에는 금기라고 되어 있지만, 가이드라인 상에는 '아스피린 천식 환자에게 대체로 투여 가능'이라고 되어 있습니다[2]. 아스피린 천식 가능성이 있는 소아에게는 아세트아미노펜이 사용되는 경우가 많은 것 같습니다.

● 참고문헌

1) 일본내과학회 잡지 2013;102:1426-32.
2) 일본알레르기학회 《천식 예방·관리 가이드라인 2015》(쿄와 기획)

제 12 화　항인플루엔자약과 이상행동의 관련성은?

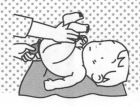

> **❶ 여기가 포인트**
>
> 항인플루엔자약 복약 유무에 관계없이 인플루엔자 이환 시에는 이상 행동이 일정 정도 일어난다. 보호자에게 주의를 환기시켜야 한다.

2007년 2월 인플루엔자에 이환되어 타미플루(일반명 오셀타미비르 인산염)를 복용한 10대 환자가 높은 곳에서 뛰어내려 사망했다는 참혹한 사고가 보고되었습니다. 타미플루의 부작용이 의심되어 의료관계자뿐 아니라 일반시민에게도 놀라움과 공포로 받아들여졌습니다.

그 후에도 타미플루 복용 후에 10대 환자가 2층에서 떨어져 골절 당했다는 사례가 보고된 것으로 인해 2007년 3월에 긴급 안전성 정보가 발표되어 오셀타미비르의 10대 환자에 대한 사용은 원칙적으로 삼가게 되었습니다.

또한, 리렌자(자나미비어 수화물)와 이나비어(라니나미비어옥탄산에스테르수화물)에 관해서도 첨부문서의 '사용상 주의'에 기재되어 있는 소아·미성년자의 이상행동에 관하여 이제까지 종종 주의 환기를 해 왔습니다.

타미플루의 부작용 사례는 매년 보고되고 있습니다. 10대 환아뿐 아니라 유아의 경우에도 자주 보고되고 있습니다. 232페이지 **증례 9**는 저희 약국에서의 경험 사례입니다. 인플루엔자라고 진단 받아 타미플루를 처방 받은 2세 10개월 여아로, 타미플루를 복용한 날 밤부터 흥분하여 소리 지르는 상태가 계속되어 어머니가 저희 약국에 상담을 해 왔습니다.

증례
9

2세 10개월 여아(15.2kg), 인플루엔자

[처방전]　① 타미플루 드라이시럽 3% 1회 1.0g(1일 2.0g)
　　　　　　1일 2회 아침저녁 식후 5일분
　　　　　② 아세트아미노펜 세립 20% 1회 0.8g
　　　　　　38.5℃ 이상 발열 시 5회분

[증례의 경과]
● 근처 의원에서 인플루엔자라고 진단 받고 타미플루(일반명 오셀타미비어 인산염)를 처방 받는다.
● 복용한 밤에 흥분하여 소리 지른다.
● 다음 날 낮에는 특별히 문제없었는데 밤이 되자 또 소리를 질러서 어머니가 걱정되어 3일째 밤에 저희 약국에 전화로 "오늘 밤에는 타미플루를 먹는 편이 좋은가?"라는 상담이 있었다.
● 매일 밤이 되면 증상이 나타나고 있다는 것, 어머니가 꽤 걱정하고 있다는 것, 또한, 타미플루는 3일간 복용하고 있다는 것을 고려하여 "가능하면 먹이는 편이 좋지만, 아무리 해도 걱정이 되어서 오늘 밤 복용하지 않는 경우에는 다음 날 주치 의료기관에서 진찰을 받도록 하라."고 얘기했다.
● 다음 날 여아의 상태를 물은 결과 결국 3일째 밤도 먹였더니 마찬가지로 밤중에 흥분하여 소리를 질렀다는 것. 곧바로 다시 진찰 받도록 조언했다.

이런 경우 타미플루의 부작용을 의심하게 되지만 실제로는 어떨까요?

2007년 후생노동성 요코타 연구반이 2005/2006년 인플루엔자 시즌의 데이터를 분석하여 타미플루 사용에 의한 이상행동 발증 리스크(해저드비)가 1.16으로 약간 리스크가 있지만 유의하지는 않다는 결과가 나왔습니다. 하지만 2006/2007년의 데이터를 해석한 결과 타미플루 미사용자에 비하여 타미플루 사용자의 해저드비(다변량 조정 해석)는 섬망에서 1.51(p=0.0840), 의식장애에서 1.79(p=0.0389)로 유의하게 리스크가 올라간다는 내용이 나와 앞의 보고와 정반대의 결과가 나타났습니다[1].

〈인플루엔자 같은 질환 이환 시 이상행동 정보 수집에 관한 연구〉는 일본의료연구개발기구위탁사업(의료품 등 규제 조화·평가 연구사업)으로 계승되어 현재도 이루어지고 있습니다. 예를 들면, 2013년도 보고에서는 이상행동을 일으킨 환자의 비율은 발증 2일째에 피크가 되고, 그 후 감소하는 것으로 나타나 있습니다. 이 해의 보고에서는 이상행동 발증률은 타미플루 복용군과 비복용군에서 차이가 없었습니다.

이 결과는 2017년 11월에 후생노동성의 제7회 약사·식품위생심의회 의약품 등 안전대책부회 안전대책 조사회에서 공표된 〈인플루엔자 이환에 동반한 이상행동 연구(2016/2017 시즌 보고, 2017년 3월 31일까지의 데이터 정리)〉에서도 재확인 되었습니다[2].

타미플루의 이상행동을 생각할 때 중요한 것은 애초에 인플루엔자에서는 이상행동이 발증한다는 것입니다. 앞서 서술한 〈인플루엔자 같은 질환 이환 시 이상행동 정보 수집에 관한 연구〉에서도 "항인플루엔자 바이러스약 투여 후 이상행동 발현에 관해서는 항인플루엔자 바이러스약 사용 유무나 약의 종류 등 특정한 관계에 한정된 것이 아니라고 생각된다."고 결론내리고 있습니다.

이것은 타미플루가 발매되기 전부터 지적되고 있었습니다. 매스컴에서 센세이셔널하게 보도되고 화제가 되어 '타미플루＝이상행동'이라는 이미지가 만들어졌지만, 오히려 항인플루엔자약 복용 유무에 관계없이 인플루엔자에 걸리면 이상행동에는 주의할 필요가 있다는 것입니다.

후생노동성은 2017년 11월의 통지 〈항인플루엔자 바이러스약 사용상 주의에 관한 주의 환기 철저에 관하여〉(藥生安發1127 제8호)에서 의료관계자에 대하여 구체적인 주의 환기의 예를 보여 주고 있습니다[3].

〈구체적인 주의 환기의 예〉

항인플루엔자 바이러스약의 종류나 복용 유무에 관계없이 인플루엔자라고 진단되어 치료가 시작된 후, 적어도 2일간 보호자는 소아·미성년자가 혼자 있지 않도록 배려할 것을 원칙으로 한다는 취지의 설명을 한다. 설명에서는 다음과 같은 주의 환기 예를 생각할 수 있다.

(1) **고층 주민의 경우에는**
- 현관 및 모든 창의 잠금장치를 확실히 한다(안쪽 잠금, 보조 잠금이 있는 경우에는 그 활용을 포함)
- 베란다에 접해 있지 않은 방에서 요양시킨다
- 창에 격자가 있는 방이 있는 경우에는 그 방에서 요양시킨다

등과 같이 소아·미성년자가 용이하게 주거지 밖으로 뛰어나가지 않도록 하는 보호 대책을 강구할 것을 의료관계자로부터 환자와 보호자에게 설명할 것

(2) **단독주택에 살고 있는 경우에는**
예를 들면, (1)의 내용 외에도 가능한 한 1층에서 요양시킨다

〈이상행동의 예〉
- 갑자기 일어나 방에서 나가려고 한다

1장 소아 복약지도의 기초 지식

2장 연령에 맞는 약 먹이는 방법

3장 제형별 사용법 지도

4장 Q&A로 보는 약제별 복약 지도

5장 약국에서 경험하는 소아의 부작용

6장 임무·소아의 약 상담 대응

7장 도움이 되는 환자 지도 요령

- 흥분 상태가 되어 손을 벌리고 방 안을 뛰어다니고, 의미를 알 수 없는 말을 한다
- 흥분하여 창을 열고 베란다에 나가려고 한다
- 자택에서 나가서 밖을 걷고, 말을 걸어도 반응하지 않는다
- 사람에게 공격당하는 감각을 느껴 밖으로 뛰어나간다
- 이상한 말을 하고 울면서 방 안을 돌아다닌다
- 갑자기 웃음을 터뜨리고 계단을 뛰어올라가려고 한다

(후생노동성 藥生安發 1127 제8호, 2017년 11월 27일)

항인플루엔자약 복약지도 시에는 이러한 구체적인 예를 전달하면서 이상행동에 관하여 충분히 주의하도록 보호자에게 얘기해 주십시오.

● 참고문헌
1) Jpn J Pharmacoepidemiol 2010;15:73-90.
2) 인플루엔자 이환에 동반하는 이상행동 연구(2016/17 시즌 보고)
   2017년도 일본의료연구개발기구 위탁사업(의약품 등 규제조화·평가연구사업) 〈인플루엔자 같은 질환 이환 시 이상행동에 관한 전국적 동향에 관한 연구〉 http://www.mhlw.go.jp/file/05-Shingikai-111212000-Iyakushokuhinkyoku-soumuka/0000184039.pdf
3) 후생노동성 통지(藥生安發 1127 제8호)

세프디니르 세립으로
변이 붉은색으로

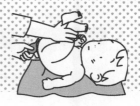

소아 약에는 변이나 뇨의 색을 변화시키는 약이 의외로 많이 있습니다. 변이나 뇨의 변화는 보호자가 알아채기 쉬운 몸 상태의 변화입니다. 약을 복용하고 변이나 뇨의 색이 변하면 보호자는 "약의 부작용이 아닌지?"라고 걱정합니다.

세프디니르(상품명 세프존 외)는 단맛이 강한 항균약으로 소아과나 이비인후과에서 자주 처방됩니다. 선명한 분홍색을 하고 있는데, 복용 후에 변이나 뇨가 붉은 색이 되는 케이스가 보고되고 있습니다. 실제로 이 약을 교부한 환아의 보호자가 변이나 뇨의 색에 놀라서 약국에 전화를 걸어오는 경우가 자주 있습니다. 그런 때에는 "자주 있는 일입니다. 분홍색 항생물질의 색이 변에 붙어서 붉은 색이 된 것뿐이니 걱정할 필요 없습니다. 변이나 뇨의 색은 약을 다 먹으면 원래대로 돌아가니까 상황을 지켜보세요."라고 대답하고 있습니다.

세프디니르와 같이 약 자체의 색이 나타나는 약 외에도 약의 대사물에 의해 색이 나타나는 약, 체내에서 착체(錯體)를 형성하여 뇨나 변의 색을 바꾸는 약 등이 있습니다. 모두 해는 없지만, 보호자가 놀라므로 약국에서 설명이 필요합니다. 236페이지 **표6**에 복용하면 변이나 뇨의 색이 변한다고 이제까지 보고된 약제를 정리했습니다. 단, 뇨나 변의 착색은 반드시 일어나는 것은 아니라는 것에 유의하십시오.

표 6 ● 복용하면 뇨나 변의 색이 변하는 약제(필자 작성)

뇨의 색	약품명(주요 상품명)	첨부문서, 인터뷰폼의 기재
적색	히벤즈산티페피딘 (아스베린정 · 산 · 드라이시럽 · 시럽)	본 약제의 대사물에 의하여 적색을 띤 착색뇨가 보이는 경우가 있다.
자적~적갈색	클로르프로마진 페놀프탈린 염산 (윈터민 세립)	뇨의 색조 변화(자적~적갈색)를 일으키는 경우가 있다.
황색~황적색	살라조설파피리딘정 · 장용정(사라조피린정)	본 약제의 성분에 의해 피부, 손톱 및 뇨 · 땀 등의 액체가 황색~황적색으로 착색되는 경우가 있다. 또한, 소프트 콘택트렌즈가 착색되는 경우가 있다.
적색	브롬화 티메피디움 수화물(세스덴 캡슐 · 세립)	본 약제의 대사물에 의하여 적색을 띤 착색뇨가 나타나는 경우가 있으므로 우로빌리노겐 등의 뇨검사에는 주의할 것.
적색	세프디니르(세프존 세립 소아용 · 캡슐)	뇨가 적색조를 나타내는 경우가 있다.
황색	플래빈 아데닌 다이뉴클레오타이드 나트륨 (플라비탄 시럽 · 정)	뇨를 황변시켜 임상 검사치에 영향을 주는 경우가 있다.
황갈~다갈색, 녹, 청	미노싸이클린 염산염 (미노마이신정 · 과립 · 캡슐)	본 약제의 투여에 의하여 뇨가 황갈~다갈색, 녹, 청으로 변색되었다는 보고가 있다.

변의 색	약품명(주요 상품명)	첨부문서, 인터뷰폼의 기재
흑색	용성피로인산제2철 (인크레민 시럽 5%)	본 약제의 투여에 의하여 일과성으로 변이 흑색을 나타내는 경우가 있다. 또한, 일과성으로 치아 또는 혀가 착색(흑색 등)되는 경우가 있다.
적	세프지니르 (세프존 세립 소아용 · 캡슐)	분유, 경장 영양제 등 철 첨가 제품과의 병용에 의하여 변이 적색조를 나타내는 경우가 있다.
백색의 찌꺼기	발프로산나트륨 (데파켄R정, 세레니카R정)	본 약제의 백색 찌꺼기가 대변으로 배설된다. 이것은 유효성분이 방출된 후의 껍데기 같은 것(물에 녹지 않는 기질 및 서방성 피막)이다. 또한, 백색 찌꺼기가 대변과 함께 배설되어 정제 모양이 유지되고 있다고 해도 복약한 후 10시간 이상 지났다면 약효성분 흡수에 커다란 문제는 없다고 생각된다(데파켄R정).

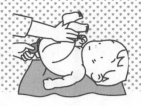

제 14 화 바나나와 철제 시럽으로 입안이 새카맣게

　부작용이라고 말해도 좋은지 고민되지만 약제 중에는 복용 후 구강 내의 색을 바꾸는 것도 있습니다.

　예를 들면, 철결핍성 빈혈에서 자주 처방되는 철제입니다. 철결핍성 빈혈은 이유기와 사춘기(여아)에 일어나기 쉬운 질환입니다. 일반적으로 빈혈의 증상에는 안면 창백, 이(易)피로감, 두근거림, 두통, 식욕 부진 등이 있는데, 유유아의 경우에는 빈혈의 진행이 느리고 증상도 경미합니다. 운동량이 적고 스스로 호소하는 경우도 없으므로 많은 경우는 간과되어 발열 등으로 인해 혈액 검사를 했을 때에 빈혈이 발견되는 경우가 있습니다.

　철결핍성 빈혈에 대해서 유유아의 경우에는 시럽이어서 먹기 쉽다는 이유로 인크레민 시럽 5%(일반명 용성피로인산제2철)가 처방됩니다. 인크레민의 맛을 본 분은 알 거라고 생각하는데, 철 냄새를 꽤 많이 없애서 먹기 쉽게 되어 있습니다.

　그럼 저희 약국에서 경험한 증례를 소개하겠습니다. G군(1세 3개월)은 발열이 계속되어 의사가 혹시 몰라서 혈액 검사를 한 결과 백혈구와 CRP가 정상치였으므로 "단순한 감기일 겁니다."라고 진단했습니다. 하지만 혈액검사 때에 동시에 측정한 헤모글로빈(Hb)치가 낮아서 "철결핍성 빈혈이다."라는 말을 들었다고 합니다. 이윽고 열이 내리고 며칠 지나서 인크레민이 처방되었습니다.

빈혈이라고 진단 받은 것 때문에 어머니가 걱정하고 있었으므로 "유유아의 빈혈은 드물지 않습니다. 이번 검사에게 발견되어 다행이네요."라고 얘기해 주었습니다. 또한, 인크레민에는 소화기 증상 부작용이 있다는 것과 변이 검게 되지만 걱정할 필요는 없다는 것도 설명하였습니다. 어머니는 "몇 개월이나 먹어야 되는 거네요…"라고 말하면서도 납득하고 돌아갔습니다.

그런데 2주일 후 약국에 왔을 때에 어머니로부터 "바나나를 먹은 후에 시럽을 먹었더니 입안이 새카맣게 되었는데 괜찮은가요?"라는 질문을 받았습니다. 그런 이야기는 들은 적이 없었기 때문에 즉시 조사해 보았습니다.

바나나에는 탄닌이 다량으로 포함되어 있습니다. 특히 껍질 부분에 많고 껍질을 벗겨 두면 서서히 검게 되는 것은 탄닌 등의 폴리페놀이 산화해서 고분자 폴리페놀 색소로 변화하기 때문입니다. 또한, 파란 바나나는 떫은 감이나 로우커스트 콩과 함께 3대 떫은 과실의 하나로 주성분은 탄닌이라고 합니다.

탄닌은 폴리페놀의 일종으로 차나 감 등에 다량으로 포함되어 떫은맛의 원인이 되며, 철이온과 결합하여 착체를 만들고 흑색을 보입니다.

이번에 바나나를 먹고 인크레민 시럽을 먹었더니 입안이 검게 된 원인은 바나나의 탄닌과 인크레민 시럽의 철이 반응하여 중합체를 만들었기 때문이라고 생각됩니다. 하지만 식품 중의 탄닌 함유량을 조사한 문헌은 적으며, 유일하게 폴리페놀로 비교한 논문에서는 와인>녹차>바나나>의 순이었습니다.

그래서 실제로 바나나를 사 와서 바나나에 인크레민을 뿌리고 실험해 보았습니다. 뿌린 직후에는 변화가 없었는데 10분 정도 지나서 서서히 검은 점들이 출현하였습니다 (**그림 11**). 아마 이러한 변화가 입안에서 일어났다고 추측됩니다.

그런데 "철제와 차를 함께 먹어도 괜찮다"는 것은 여러분도 알고 계실 겁니다. 하지만 옛날에는 "안 돼!"라는 말을 들었습니다. 실제 Disler PB 등의 보고에서는 염화 제이철을 물로 먹으면 흡수율은 21.7%였지만, 차로 먹으면 6.2%로 저하되었습니다. 황산 제이철을 아스코르브산과 병용한 경우 물에서는 흡수율 30.9%인 데 비해 차로 먹

1장 소아 복약지도의 기초 지식
2장 연령에 맞는 약 먹이는 방법
3장 제형별 사용법 지도
4장 Q&A로 보는 약제별 복약 지도
5장 약국에서 경험하는 소아의 부작용
6장 임신·수유부의 상담 대응
7장 도움 되는 환자 지도 요령

그림 11 ● 인크레민 시럽에 바나나를 담그면 생기는 변화(필자 작성)

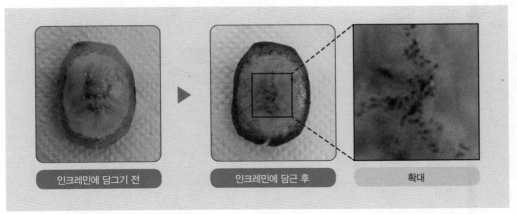

| 인크레민에 담그기 전 | 인크레민에 담근 후 | 확대 |

인크레민 시럽에 바나나를 담그고 20분 정도 두면 바나나의 단면에 작고 검은 입자가 보인다. 이것이 탄닌과 철의 착체.

으면 11.2%로 저하되는 것도 나타나 철 흡수 억제가 보이고 있습니다[1].

하지만 지금부터 약 30년 전 쿠마모토에서 개최된 일본임상혈액학회에서 하라다 케이치 선생님이 발표한 "녹차 음용은 서방성 철제의 효과에 영향을 주지 않는다"는 연구에서부터 크게 바뀌었습니다[2]. 그 때까지는 "철제 복용 30분 전부터 1시간 후의 녹차 음용은 삼간다"는 것은 의학·약학 교과서뿐 아니라 가정의학서에도 쓰여 있었습니다. 이것은 당시에 충격적으로 받아들여져서 다양한 미디어에서 다루어졌다고 합니다.

그 때의 논문 데이터를 그래프로 다시 그려 보았습니다. 시립 카와사키병원 혈액외과에서 진찰 받은 철결핍성 빈혈 환자로 Hb치가 7.0~8.0g/dl로 미치료인 분을 골랐습니다. 페로 그라두메트정 105mg(황산철) 1일 1정을 물 또는 녹차로 먹게 하고 3개월 후까지 관찰하였습니다. 그 결과, 양군 모두 비슷한 경과를 거치고 양군 간에 유의한 차이는 확인되지 않았습니다(240페이지 **그림 12**).

현재는 철결핍성 빈혈에서는 철흡수율은 항진하고 있으며, 철제에 포함되는 철의 양은 50~200mg으로 대량으로 비록 억제가 있어도 1일당 조혈에 이용되는 철의 양 0.4~0.9mg/kg을 대폭 밑도는 경우는 없으므로 헤모글로빈치의 회복에는 영향이 없다고 간주되고 있습니다. 철제 복용 시에 특별히 차를 금지할 필요는 없다는 견해가 정착하고 있습니다[3].

그림 12 ● 녹차로 철제를 복용한 경우의 헤모글로빈치 변화

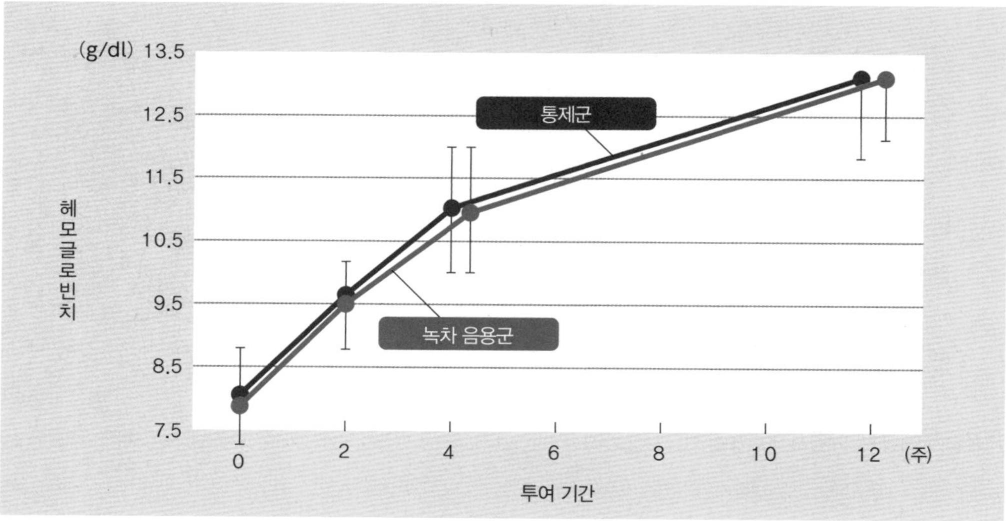

녹차와 함께 철제를 복용해도 물로 복용한 경우와 비교하여 유의한 차이는 없었다(값은 평균값±표준편차)

(일본약제사회잡지 1986;38:1145-8.에서 인용. 일부 수정)

　그럼 마지막으로 앞서 기술한 인크레민의 보존 시에 주의하지 않으면 안 되는 점으로 차광 보존과 실온 보존이 있습니다. 인크레민은 햇빛이 닿으면 검게 됩니다. 첨부 문서에 '차광 보존'이라고 되어 있는 것은 이 때문입니다. 실제, 자동차 안에 두고 있으면 인크레민이 검게 되었다는 것을 들은 적이 있습니다. 원래 인크레민은 3가의 철인데, 햇빛에 닿으면 2가의 철이온이 되는 것이 원인의 하나가 아닐까 라고 합니다. 2가의 철이온 쪽이 흡수는 좋으므로 먹어도 괜찮지 않을까 생각했지만, 제약회사에 문의한 결과 "이론적으로는 그렇지만, 안전성 등은 보증할 수 없으므로 삼가세요."라는 말을 들었습니다.

　또한, 상온 보존이라고 되어 있는 이유는 0℃를 밑도는 경우 인크레민 시럽의 단맛 성분인 D솔비톨 결정이 석출하는 경우가 있기 때문입니다. 그리고 결정이 석출한 경우 미지근한 물에 병째 담가서 상온으로 돌아오게 하면 용해합니다(실온에서는 재용해하기 위해서는 며칠간이 필요한 것 같습니다).

● 참고문헌
1) Gut,1975;11:193-200.
2) 일본약제사회 잡지 1986;38:1145-8.
3) 일본철바이오사이언스학회 치료 지침 작성 위원회 〈정제의 적정 사용에 따른 빈혈 치료 지침〉(2009)

6장

임부·수유부의 상담 대응

소아의 처방전을 많이 접수하는 약국에서는
임부·수유부의 약 상담을 자주 받는다.
임부·수유부의 복약에 의한 영향에 관하여 이해하고,
약학적인 지식과 정보원을 활용하여 임부 · 수유부의 상담에 응하자.

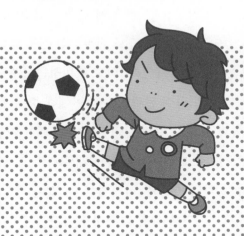

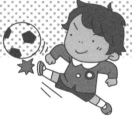

임부 편 — 최기형성이나 태아 독성이 있는 약제를 파악한다

> **❗ 여기가 포인트**
>
> 많은 약물은 태반을 통과하기 때문에 임신 중 복약에는 주의가 필요. 한편으로 만성질환인 임부의 경우에는 복약이 필요한 케이스도 있다. 환자에게는 기본 위험(baseline risk)에 입각한 설명을 한다.

"임신인 줄 모르고 약을 먹었습니다. 아기에게 영향은 있나요?", "모유를 먹이고 있는데, 이 약은 먹어도 되나요?" —

어머니들이 자주 묻는 것이 임신·수유와 약에 관한 상담입니다. 아이의 복약지도를 하고 있을 때에 질문을 받는 경우가 많으므로 갑작스런 질문에 저도 모르게 깜짝 놀라 버립니다. 좀 더 공부해 두면 좋았을 걸… 이라고 후회하는 경우가 많은 분야입니다.

임부·수유부에 대한 복약지도의 대전제로 우선 이해해 두어야 할 것이 임신 중 복약에 의한 태아에 대한 영향과 수유 중 복약에 의한 유아에 대한 영향은 전혀 다르게 생각해야 한다는 것입니다. 임신기에 태아는 태반을 매개로 하여 모체로부터 비교적 직접적으로 약제에 노출됩니다. 복약의 가부는 '최기형성'과 '태아 독성' 유무로 판단합니다.

이에 비하여 수유기의 어머니가 사용한 약제에 유아가 노출되기까지는 어머니의 순환혈액, 유선의 상피세포, 유아의 소화관 등 많은 장기를 통과하는 과정이 있고, 이행하는 약제의 양은 서서히 감소하기 때문에 수유기의 모유를 매개로 한 유아의 노출량은 임신기에 비교하여 훨씬 적어집니다. 수유기는 '모유로의 이행성'에 의해 복약의 가부를 판단합니다. 어머니로부터 상담이 들어올 때에는 양자를 확실히 구분하여 대응할 필요가 있습니다.

많은 약물은 태반을 통과한다

어머니가 복용한 약은 태아에게 어떻게 운반될까요? 태아는 제대(탯줄)와 태반을 통하여 모체로부터 산소와 영양을 받고 있습니다(**그림 1**). 임부가 복용한 약은 태반을 통하여 태아에게 이행합니다. 거의 모든 약제는 농도 기울기에 따라 단순 환산되어 태반을 통과합니다. 태반을 통과하기 쉬운 약제의 성질은 ① 분자량이 적다(1000달톤 이상은 통과하기 어렵다), ② 지용성이 높고 단백결합률이 낮다, ③ 이온화하기 어려운 비피리형이다 등입니다. 단, 이것에는 예외도 있습니다. 예를 들면, 발프로산나트륨(상품명 데파켄, 세레니카R 외)은 거의가 이온화되어 있는데, 운반체의 관여에 의해 태반 이행성이 높다는 것이 보고되어 있습니다[1].

어느 경우든 약제의 태반 이행성에 의해 정도의 차이는 있지만 모체의 혈액에 포함되는 내인성 물질과 약물 등의 외인성 물질의 많은 양은 모체로부터 태아로 이행합니

그림 1 ● **태반의 구조(필자 작성)**

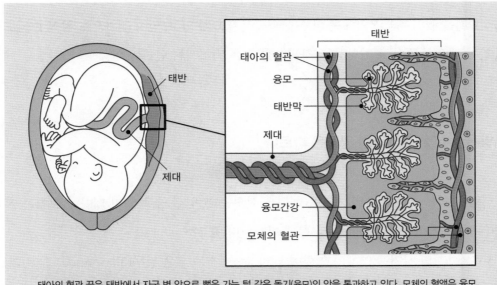

태아의 혈관 끝은 태반에서 자궁 벽 안으로 뻗은 가는 털 같은 돌기(융모)의 안을 통과하고 있다. 모체의 혈액은 융모 주위(융모간강)를 통하여 흐른다. 융모간강에 있는 모체의 혈액과 융모 내를 흐르는 태아의 혈액은 아주 얇은 막(태반막)에 의해 가로막혀 있다. 임산부가 복용한 약은 이 막을 통하여 융모 내의 혈관으로 이행하고, 탯줄(제대)을 통하여 태아에게 도달한다. 약제의 태반 이행성에 의해 정도의 차이는 있지만, 대부분의 모체의 혈액에 포함되는 내인성 물질과 약 등의 외인성 물질은 모체로부터 태아로 이행한다.

1장 소아 복약지도의 기초 지식
2장 연령에 맞는 약 먹이는 방법
3장 제형별 사용법 지도
4장 Q&A로 보는 약제별 복약 지도
5장 약국에서 경험하는 소아의 부작용
6장 임부 · 수유부의 상담 대응
7장 도움이 되는 환자 지도 요령

표 1 ● 임신주수에 따른 약의 영향

임신월수 (임신주수)	임신 1개월* (0~1주)	임신 1개월 (2~3주)	임신 2개월 (4~7주)
태아에 대한 약물의 영향	약제의 영향이 남지 않는 시기		절대과민기: 최기형성이 문제가 되는 가장 중요한 시기
	임신은 성립하지 않으므로 영향은 없다	전부 혹은 전무(all or none)의 법칙에 의해 거의 영향은 없다	
태아의 변화	수정		태아(胎芽)기
	● 수정 성립 ● 착상 ● 중추신경과 심장 형성 시작		● 눈과 귀, 상지 · 하지 등의 형성 시작 ● 초음파에서 태낭을 확인할 수 있다 ● 심박을 확인할 수 있다 ● 치아 · 구개 형성 시작 ● 외음부 형성 개시
모체의 변화	● 최종 생리 시작일	● 배란일 ● 임신 성립	● 원래라면 생리할 무렵. 임신검사약에서 양성이 나온다

* 단, 이 시기에 에트레네이트(상품명 티가손)나 리바비린(레베톨 외) 등 체내에 장시간 축적되는 약제를 복용한 경우에는 약제의 영향이 장시간 계속
되기 때문에 반드시 영향이 없다고는 할 수 없다.

다. 그 때문에 임부의 복약에는 아주 신중해질 필요가 있고, 만성 질환으로 임신 중에도
복약이 필요한 경우를 제외하고, 불필요한 약은 먹어서는 안 됩니다.

임신주수에 따라 약의 영향은 다르다

사람은 약 10개월의 임신기간을 거쳐 출산하는데, 임신 중 복약이 태아에 미치는 영
향은 임신 시기(임신주수)에 따라 크게 다릅니다(**표 1**)[2].

3주째까지의 시기는 약제의 영향이 남지 않는 '전부 혹은 전무(all or none)'의 시기.
이 시기는 약을 먹고 영향이 있다면 유산하고, 유산하지 않으면 영향은 남지 않는다고
생각할 수 있습니다.

태아가 약의 영향을 가장 크게 받는 것은 임신 2개월경(절대과민기). 이 시기는 중추

1장 소아 복약지도의 기초 지식
2장 연령에 맞는 약 먹이는 방법
3장 제형별 사용법 지도
4장 Q&A로 보는 약제별 복약 지도
5장 약국에서 경험하는 소아의 부작용
6장 임부·수유부의 상담 대응
7장 도움이 되는 환자 지도 요령

임신 3개월 (8~11주)	임신 4개월 (12~15주)	임신 5~10개월 (16~40주)	
최기형성이 문제가 되는 시기		태아 독성이 문제가 되는 시기	
상대 과민기: 성(性) 분화나 구개에 대한 영향이 있다		잠재 과민기: 태아의 장기 장애, 양수량의 감소, 진통의 억제 혹은 촉진, 신생아에 대한 약제의 잔류에 영향이 있다	
태아(胎兒)기			
● 사람 모양을 하기 시작한다	● 기관 형성이 거의 종료한다	● 성장한다	● 출산 예정일
● 입덧이 강한 시기		● 비교적 안정되어 있다	

(닛케이 드럭 인포메이션 2017;232:PE1-12.을 바탕으로 작성)

신경계와 심장, 사지(손발), 눈과 귀 등 주요 기관이 형성되기 때문에 약제의 영향에 의한 형태 이상, '최기형성'이 문제가 됩니다.

임신 4개월 후반까지 태아의 기관은 거의 완성되어 있습니다. 이 시기 이후에는 태아의 발육을 저해하고, 기능적인 이상을 발생시키고, 자궁 내의 환경을 악화시키는 등의 '태아 독성'을 가진 약제는 문제가 됩니다.

월경이 늦어짐을 알게 되거나 구역질 혹은 식욕 부진 등의 입덧 증상이 강하게 나타나거나 하는 것은 임신 3개월경이므로 절대과민기에 임신인 줄 모르고 약을 먹어버린 환자가 적지 않습니다. 임신을 알게 된 무렵에는 약제의 영향이 가장 나타나기 쉬운 시기에 들어가 있는 경우가 많은 것입니다. 임신을 희망하고 있는 분이나 임신할 가능성이 있는 분의 복약에는 항상 주의할 필요가 있습니다.

기본 위험(baseline risk)을 염두에 두고 설명을

임신에는 비교적 높은 비율로 유산과 선천 이상이 발생합니다. 이 중 약물이 관련되어 있는 것은 아주 소수입니다. 임신 중 약의 영향을 생각할 때에 대전제로서 반드시 염두에 두어야 하는 것이 '기본 위험(baseline risk)'이라는 사고방식입니다.

일반적으로 약제나 화학물질에 대한 노출, 감염증 등의 외적 요인에 관계없이 임신의 약 15%는 자연유산이 된다고 되어 있습니다. 그 비율은 어머니가 35세를 지날 무렵부터 증가하여 40세 이상에서는 40% 이상으로 올라갑니다. 또한, 출생 시의 선천 이상 발생률은 2~3%라고 합니다. 원인으로 가장 많은 것은 염색체나 유전자의 이상(내적 요인)입니다[3].

한편, 모체의 질환이나 감염증, 유해물질에 대한 노출 등의 환경 요인(외적 인자)에 의한 선천 이상은 5~10%로 이 중 약제와의 관련이 의심되는 것은 겨우 1% 정도라고 되어 있습니다.

이와 같이 임신에는 원래 약에 관계없이 일정수의 유산이나 선천 이상이 발생하는 리스크가 있어 이것을 '기본 위험'이라고 부릅니다. 환자에게 임신 중 약의 영향에 관해 얘기를 할 때에는 반드시 이 기본 위험에 입각한 표현으로 정보를 전달할 필요가 있습니다[4].

예를 들면, 임신인 줄 모르고 약을 먹었다고 환자가 상담을 해 와서 약의 영향을 묻는다면 임부가 복용한 약에 태아 리스크가 없었다고 해도 "괜찮다."고 안이하게 대답하는 것은 피해야 합니다. 태아에게 영향을 미칠 가능성이 있는 약제가 아니라면 모든 임부에게 공통되는 기본 위험을 우선 전달한 후에 "원래 리스크는 제로라고는 할 수 없지만, 약을 복용하고 있지 않은 일반 임부와 비교하여 약을 복용한 임부의 자녀의 선천 이상은 증가하지 않는다고 생각됩니다."라는 설명을 해야 한다고 합니다[4].

최기형성·태아 독성이 있는 약제를 알아두자

임신 중에 복약한 여성으로부터 무언가 이상이 있는 아이가 태어나도 그것이 약의 영향에 의한 것인지를 확인하는 것은 어렵다고 합니다. 단, 소수이기는 하지만 관련이 밝혀진 약제도 있습니다. 일본산과부인과학회·일본산부인과의회의《산부인과 진료 가이드라인 산과편 2017》에는 그 중에서도 사람에게 최기형성과 태아 독성이 밝혀진 약제와 최기형성·태아 독성이 의심되는 약제, 주의가 필요한 약제가 소개되어 있습니다 (**표 2**, 248페이지 **표 3**, **표 4**).

표 2 ● 사람에게 최기형성·태아 독성을 보인다는 확실한 증거가 보고되어 있는 대표적 의약품

〈본 표의 주의점〉
1) 이 의약품들 각각의 최기형성·태아 독성의 발생 빈도가 반드시 높지는 않다
2) 이 의약품들과 같은 약효를 가진, 본 표에 게재되어 있지 않은 의약품을 대체약으로 권장하고 있는 것은 아니다
3) 이 의약품들을 임신 초기에 임신인 줄 모르고 복용·투여한 경우(우발적 사용), 임상적으로 유의한 태아에 대한 영향이 반드시 있는 것은 아니다
4) 항악성종양약으로서만 이용하는 의약품은 본 표의 대상에서 제외하였다

임신 초기

일반명 또는 의약품군명(대표적 상품명)	보고된 최기형성·태아 독성
에트레네이트(티가손)	최기형성: 레티노이드 태아증(피하지방에 축적되며 계속 치료할 경우 혈중에 잔존)
카르바마제핀(테그레톨 외)	최기형성
탈리도마이드(탈레드)	최기형성: 탈리도마이드 태아(胎芽)병(상하지 형성 부전, 내장 기형 외)
시클로포스파미드(엔독산)	최기형성
다나졸(본졸)	최기형성: 여아 외성기의 남성화
티아마졸(메카졸)	최기형성: MMI기형 증후군
트리메타디온(미노알레)	최기형성: 태아 트리메타디온 증후군
발프로산나트륨(데파켄, 세레니카R 외)	최기형성: 이분 척추, 태아 발프론산 증후군
비타민A(대량)(초콜라A 외)	최기형성
페니토인(알레비아틴, 히단톨 외)	최기형성: 태아 히단토인 증후군
페노바르비탈(페노발 외)	최기형성: 구순·구개열 외
미코페놀산 모페틸(셀셉트 외)	최기형성: 외이·안면 기형, 구순·구개열 원위사지·심장·식도·신장의 기형성, 유산
미소프로스톨(싸이토텍)	뫼비우스 증후군, 사지 절단, 자궁 수축, 유산
메토트렉세이트(류마트렉스 외)	최기형성: 메토트렉세이트 태아(胎芽)병
와파린 칼륨(쿠마린계 항응고약)(와파린 외)	최기형성: 와파린 태아(胎芽)병, 점상연골이영양증, 중추신경계 이상

1장 소아 복약지도의 기초 지식

2장 약물에 맞는 약 복용하는 방법

3장 제형별 사용법 지도

4장 Q&A로 보는 약제별 복약 지도

5장 약국에서 경험하는 소아의 부작용

6장 임부·수유부의 상담 대응

7장 주의 되는 환자 지도 요령

표 2(계속) ● 사람에게 최기형성 · 태아 독성을 보인다는 확실한 증거가 보고되어 있는 대표적 의약품

임신 중 · 후기

일반명 또는 의약품군명(대표적 상품명)	보고된 최기형성 · 태아 독성
아미노글리코시드계 항결핵약(카나마이신주, 스트렙토마이신주))	태아 독성: 비가역적 제VIII 뇌신경 장애, 선천성 청력 장애
안지오텐신 변환효소 저해약(ACE저해약)(캅토프릴, 레니베이스 외)	태아 독성: 태아 신장 장애, 무뇨 · 양수 과소, 폐 저형성, 포터 증후군
안지오텐신II 수용체 길항약(ARB)(뉴로탄, 발사르탄 외)	
테트라사이클린계 항균약(아크로마이신, 레더마이신 외)	태아 독성: 치아의 착색, 에나멜질 형성 부전
미소프로스톨(싸이토텍)	자궁 수축, 유조산

(일본산과부인과학회 · 일본산부인과의회 《산부인과 진료 가이드라인 산과편 2017》에서 인용, 일부 수정)

임신 후기

일반명 또는 의약품군명(대표적 상품명)	보고된 최기형성 · 태아 독성
비스테로이드 항염증약(NSAIDs): 인도메타신, 디클로페낙 나트륨 외(인다신, 볼타렌 외)	태아 독성: 동맥관 수축, 태아순환 유잔(遺殘), 양수 과소, 신생아 괴사성 장염

(일본산과부인과학회 · 일본산부인과의회 《산부인과 진료 가이드라인 산과편 2017》에서 인용, 일부 수정)

표 3 ● 증거는 없지만 사람에게서 최기형성 · 태아 독성이 강하게 의심되는 의약품

일반명 또는 의약품군명	대표적 상품명	최기형성을 강하게 의심하는 이유
알리스키렌 퓨마르산	라실레즈	ACE저해약, ARB와 마찬가지로 레닌 안지오텐신계를 저해하는 강압약
리바비린	코페가스, 레베톨	생식 시험에서 강한 최기형성과 태자(胎仔) 독성
레날리도마이드 수화물	레블리미드	탈리도마이드의 유도체, 생식 시험에서 최기형성

(일본산과부인과학회 · 일본산부인과의회 《산부인과 진료 가이드라인 산과편 2017》에서 인용, 일부 수정)

표 4 ● 첨부문서 상 소위 유익성 투여* 의약품 중, 임신 중 투여 시 태아 · 신생아에 대하여 특히 주의가 필요한 의약품

의약품	주의가 필요한 점
티아마졸(항갑상선약)	최기형성
파록세틴염산염 수화물 (선택적 세로토닌 재흡수 저해약: SSRI)	최기형성 의심됨
첨부문서 상 소위 유익성 투여* 항간질약	최기형성, 신생아 약물 이탈 증후군
첨부문서 상 소위 유익성 투여* 정신신경용약	신생아 약물 이탈 증후군
테오필린	신생아 약물 이탈 증후군
첨부문서 상 소위 유익성 투여* 비스테로이드 항염증약	임신 후기의 태아 독성(동맥관 조기 폐쇄)
첨부문서 상 소위 유익성 투여* 항악성종양약	최기형성을 비롯한 정보가 적다
아테놀올(항압약 · 항부정맥약)	태아 발육 부전, 신생아 β차단 증상 · 징후
디소피라미드(항부정맥약)	임신 후기의 자궁 수축 (옥시토신 같은) 작용
포비돈–아이오딘, 아이오딘화 칼륨	신생아 갑상선 기능 저하증 · 갑상선종
이오파미돌	신생아 갑상선 기능 저하증 · 갑상선종의 가능성
아미오다론염산염(항부정맥약)	태아 갑상선 기능 저하 · 갑상선종

* 첨부문서 '사용상의 주의'의 '임부, 산부, 수유부 등에의 투여' 항목에 "투여하지 않는 것을 원칙으로 하나, 어쩔 수 없이 투여하는 경우에는 치료상 유익성이 위험성을 상회한다고 판단되는 경우에만 투여한다", "사용하지 않는 것이 바람직하다" 등 소위 금기에 상당하는 기재 이외의 기재가 있는 것.

예를 들면, 항간질약인 카르바마제핀(테그레톨 외)이나 발프로산나트륨(데파켄, 세레니카R 외), 페니토인(알레비아틴, 히단톨 외), 페노바르비탈(페노발 외)은 사람에게서 최기형성 · 태아 독성을 보인다는 것이 밝혀져 있습니다. 이러한 약제들이 임부나 임신할 가능성이 있는 연령의 여성에게 처음 처방된 경우에는 처방 문의를 할 필요가 있습니다. 또한, 이전부터 복용하고 있는 경우에도 임신 가능성이 있다면 의사와 환자가 서로 납득한 후에 약이 처방되었는지를 확인할 필요가 있습니다.

1장 소아·특이치료의 기초 지식

2장 연령에 맞는 약 먹이는 방법

3장 제형별 사용법 지도

4장 Q&A로 보는 약제별 복약 지도

5장 약국에서 경험하는 소아의 부작용

6장 임부·수유부의 상담 대응

7장 도움 되는 환자 지도 요령

약국에서는 임신 후기의 NSAIDs에 주의

약국에서 자주 문제가 되는 것이 비스테로이드 항염증약(NSAIDs)입니다. NSAIDs에는 프로스타글란딘 합성효소 저해 작용이 있으므로 임신 중, 특히 임신 후기에 복용하면 태아 동맥관을 수축시켜 동맥관 조기 폐쇄 등을 일으키는 등의 가능성이 있기 때문에 금기로 되어 있습니다. 이러한 태아 독성은 임신 초기보다도 후기부터 분만에 가까울수록 영향이 나타나기 쉽다고 합니다. 내복약은 물론, 외용약에서도 마찬가지 작용을 보일 가능성이 있기 때문에 처방 감사 시에는 주의가 필요합니다.

NSAIDs에 의한 태아 동맥관 수축 작용은 소아 해열진통약에 이용되는 아세트아미노펜(카로날 외)이나 이부프로펜(부루펜 외)에도 있습니다[6].

아세트아미노펜은 태아 동맥관 수축 증례가 보고되어 2012년에 첨부문서가 개정되었습니다. 하지만《산부인과 진료 가이드라인 산과편 2017》은 "근년, 임신 후기 사용에 의한 태아 동맥관 조기 수축에 대한 주의 환기가 있었는데, 증거는 아직 매우 약하여 현시점에서는 아세트아미노펜의 동맥관 수축 효과는 부정적이라고 생각하는 전문가가 많다. 이 때문에 임신 중의 해열진통약으로는 아세트아미노펜이 권장된다."고 하고 있습니다[5]. 단, 이 가이드라인은 "임신 중 아세트아미노펜의 장시간 사용은 태아의 신경운동 발달 장애와의 관련이 지적되는 경우도 있어 경솔히 투여하는 것을 피하도록 해야 한다."고 하면서 임신 중에는 장시간 사용을 피하도록 주의를 촉구하고 있습니다.

오히려, 주의해야 할 것은 임부에 대한 이부프로펜 처방입니다. 이부프로펜에 의한 동맥관 수축도는 '고도'라고 되어 있습니다. 이 약은 시판약에도 포함되어 있으므로 판매 시에는 주의가 필요합니다.

임부에 대한 투약에서 반드시 '금기=리스크 증가'가 아닌 경우도 있다

한편, 첨부문서 상에 임부에 대한 투여가 금기로 되어 있는 약은 많이 있지만, 이러한 약에서 모두 태아에 영향을 미치는 리스크가 확인된 것은 아닙니다.

일반적으로 임상시험 피험자에는 임부나 수유부는 포함되지 않기 때문에 의약품 승인 심사 단계에서는 임부나 수유부에 관한 충분한 증거가 없습니다. 그 때문에 첨부문서에는 증거 수준이 낮은 동물 실험 결과 등에 기반하여 '최대한의 배려'로 "임부 또는 임신 가능성이 있는 부인에 대한 투여는 금기" 또는 "치료상 유익성이 위험성을 상회한다고 판단되는 경우에만 투여할 것", "수유부에 투여하는 경우에는 수유를 중지시킬 것" 같은 주의사항이 쓰여 있는 경우가 많은 것입니다.

예를 들면, 고혈압 치료에 이용되는 Ca 길항약은 대부분 "임부 또는 임신 가능성이 있는 부인에게는 금기"로 되어 있습니다. 니페디핀(아달라트L 외)도 동물실험에서 최기형성 및 태아 독성이 보고되었기 때문에 오랫동안 "임부 또는 임신 가능성이 있는 부인에게는 투여하지 말 것"이라고 되어 있었습니다. 하지만 이 약은 일본산부인과학회의 요망도 있어 2011년부터 임신 20주 이후에는 '유익성 투여'로 되었습니다.

일본고혈압학회의 《고혈압 치료 가이드라인 2014》(라이스사이언스사)에서는 임신 시 강압약 선택에 관하여 20주가 지난 임부의 경우에는 메틸도파(알도메트 외), 하이드랄라진염산염(아프로졸린 외), 라베탈롤염산염(트란데이트 외), 니페디핀의 4제가 제1선택약으로 되어 있습니다[7]. 하지만 암로디핀 베실산염(암로딘 외)을 비롯한 그 외의 Ca 길항약은 아직도 "임신 및 임신 가능성이 있는 부인에게는 금기"로 되어 있습니다. 고혈압 가이드라인에서도 "증거가 충분하지 않으므로 환자 동의를 얻은 후에 의사의 판단과 책임 하에 투여"라고 되어 있습니다.

1장 소아 투약지도의 기초 지식
2장 요령에 맞는 약 먹이는 방법
3장 제형별 사용법 지도
4장 Q&A로 보는 약제별 복약 지도
5장 약국에서 경험하는 소아의 부작용
6장 임부·수유부의 상담 대응
7장 문제 되는 환자 지도 요령

만성 질환에는 복약 순응도를 높이는 복약지도를

임신 중에 쓸데없는 약의 복용은 피해야 하지만 어머니의 질환을 컨트롤하기 위하여 첨부문서에 금기로 되어 있는 약이나 태아에 대한 최기형성 · 태아 독성이 있는 약제가 환자의 동의를 얻어 전문의에 의해 사용되는 경우가 있습니다(표5).

표 5 ● 첨부문서상 소위 금기 의약품 중 특정 상황 하에서는 임신 중이라고 해도 사전 동의를 얻은 후에 투여되는 대표적 의약품

의약품	투여하는 상황
아자티오프린, 사이클로스포린, 타크로리무스 수화물 (면역 억제약)	장기 이식 후 다른 의약품으로는 치료 효과가 충분하지 않은 자기면역 질환 및 그 유연(類緣) 질환
와파린 칼륨 (쿠마린계 항응고약)	인공판막 치환술 후 헤파린으로는 항응고 효과가 조절 곤란한 증례
콜히친	가족성 지중해열 다른 의약품으로는 치료 효과가 충분하지 않은 베체트병
이트라코나졸(항진균약)	심재성 진균증, 전신성 진균증
첨부문서상 소위 금기인 항악성종양약	악성종양

(일본산과부인과학회 · 일본산부인과의회 《산부인과 진료 가이드라인 산과편 2017》에서 인용, 일부 수정)

예를 들면, 간질이나 자기 면역 질환, 우울증, 기관지 천식 등 만성 질환 환자의 경우에는 임신 중에 발작을 일으키거나 증상이 악화되면 모체뿐 아니라 태아에게도 위험이 미치기 때문에 임신 중에도 약을 복용하는 것이 중요합니다.

그 경우에는, 약국에서는 거꾸로 복약 순응도를 유지하기 위한 복약지도를 할 필요가 있습니다. 임부가 "약은 아이에게 좋지 않다."고 생각하여 자기 판단으로 약 복용을 중지하는 것은 모체뿐 아니라 뱃속의 아기에게도 영향을 미칠 가능성이 있기 때문입니다.

단, 현재 상황에서는 임부에게 '금기'나 '유익성 투여' 약이 처방되어 있는 경우, 의사가 모르고 처방한 것인지, 아니면 환자의 리스크와 이익을 고려한 후에 처방한 것인지를 처방전으로 구분하는 것은 곤란합니다. 약사는 처방 문의를 하여 의사의 처방 의도

를 확인할 필요가 있습니다. 임신 시 약 복용은 주치의, 산부인과의 그리고 약제사가 연계하여 대응할 필요가 있습니다[2].

임부에 대한 투약과 태아에 대한 영향에 관한 지식은 서서히 축적되고 있고, 그것에 동반하여 처방 동향도 변화하고 있습니다. 하지만 그것은 첨부문서 상에 반영되지 않기 때문에 현장에 혼란을 초래하고 있습니다. 이러한 상황을 개선하기 위하여 첨부문서의 임부 관련 항목 개정을 검토하는 작업이 진행되고 있습니다.

나아가, 첨부문서의 임부·수유부에 관한 항목 기재 요령을 개선하는 노력도 추진되고 있습니다.

전문의약품 첨부문서 기재 요령이 약 20년 만인 2019년 4월 1일부터 순차적으로 새롭게 변경됩니다. 임부나 수유부에 관한 정보에 관해서도 약제의 태반 통과성이나 최기형성뿐 아니라, 태아 노출량과 임신 중 노출기간, 임상 사용 경험, 대체약의 유무 등을 고려하여 기재하는 것과, 유즙 이행성뿐 아니라 약물 동태나 약리작용으로부터 추찰(推察)되는 포유 중 아이에 대한 영향, 임상 사용 경험 등을 고려하여 기재하는 것으로 변경하도록 지시되었습니다. 이러한 노력들로부터 앞으로 더욱 현장의 니즈에 맞는 정보가 첨부문서에 기재될 것을 기대하고 있습니다.

임신인지 모르고 복약한 경우의 대응

임신 중 복약에 관하여 약국에서는 만성 질환에 관하여 상담을 받는 경우가 별로 없습니다. 오히려 "임신인 줄 모르고 약을 먹어버렸다!", "임신 중에 감기에 걸려서 약을 처방 받았는데, 먹어도 될까요?"라는 질문을 자주 받습니다.

임신은 가장 영향을 받기 쉬운 2~4개월이라는 시기를 지난 무렵에 알게 되는 경우가 적지 않습니다. 첨부문서 상 기재에서 금기라고 해석될 수 있는 의약품을 사용하는 중에 임신이 판명된 경우에 임부가 매우 고민하여 인공중절을 생각하게 될 가능성은 제로가 아닙니다. 일본산과부인과학회·일본산부인과의회의《산부인과 진료 가이드라인

산과편 2017》에서는 이러한 상황을 막기 위하여 '첨부문서 상 소위 금기 의약품 중 임신 초기에 복용·투여된 경우, 임상적으로 유의한 태아에 대한 영향은 없다고 판단해도 좋은 의약품' 일람을 소개하고 있습니다(표 6).

표 6 ● 첨부문서상 소위 금기 의약품 중 임신 초기에 임신인 줄 모르고 복용·투여된 경우에 임상적으로 유의한 태아에 대한 영향은 없다고 판단해도 좋은 의약품

분류	의약품(일반명)
면역 억제약	아자티오프린, 사이클로스포린, 타크로리무스 수화물
항진균약	이트라코나졸, 미코나졸
뉴퀴놀론계 항균약	오플로삭신, 시프로플록사신, 토수플록사신 토실산염 수화물, 노르플록사신, 레보플록사신 수화물, 로메플록사신 염산염
칼슘차단제	니페디핀(임신 20주 미만), 니카르디핀 염산염(경구약), 암로디핀 베실산염
항히스타민약	하이드록시진 염산염
항알레르기약	옥사토마이드, 트라닐라스트, 페미로라스트칼륨
생백신	풍진 백신, 수두 백신, 유행성 이하선염 백신, 홍역 백신
완하약	센나, 센노사이드
부티로페논계 항정신병약	할로페리돌, 브롬페리돌
경구 혈당 강하약	메트포르민 염산염, 글리벤클라마이드
제토약	돔페리돈
여성호르몬약	난포 호르몬, 황체 호르몬, 저용량 필

(일본산과부인과학회·일본산부인과의회 《산부인과 진료 가이드라인 산과편 2017》에서 인용, 일부 수정)

임신 중 복약이 태아에 미치는 영향은 복약한 시기에 따라 다르기 때문에 우선 약을 복용했을 때의 임신주수를 환자로부터 청취할 필요가 있습니다. 임신 2~4개월이라는 가장 영향을 받기 쉬운 시기에 약을 복용한 경우나 최기형성 보고가 있는 약제를 복용한 경우, 환자가 불안을 느끼고 있는 경우에는 환자의 산과(産科) 주치의에게 정보를 제공함과 함께 국립성육(成育)의료연구센터나 이 센터와 연계한 지역의 거점 병원, 토라

노몬 병원(도쿄 미나토 구) 등의 전문 상담 외래를 소개하면 좋다고 생각합니다. 그 때에는, 필요하다면 약국에서 환자의 상황을 기술한 소개장을 써서 외래에서 진찰 받을 때에 가지고 갈 수 있으면 좋을 것입니다.

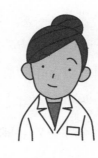

● 참고문헌

1) Int. J Pharm 2000;195:115-24.

2) 닛케이 드럭 인포메이션 2017;232:PE1-12.

3) 『임신 · 수유와 약 Q&A 제2판』(지호우, 2013)

4) 조제와 정보 2014;20 (임시 증간호): 1358-66.

5) 일본산과부인과학회 · 일본산부인과의회 《산부인과 진료 가이드라인 산과편 2017》

6) 일본소아순환기학회잡지 2003;19-46-8.

7) 일본고혈압학회 《고혈압 치료 가이드라인 2014 (JSH2014)》(라이프사이언스출판)

1장 소아 복약지도의 기초 지식

2장 연령에 맞는 약 약이는 방법

3장 제형별 사용법 지도

4장 Q&A로 보는 약제별 복약 지도

5장 약국에서 경험하는 소아의 부작용

6장 임부 · 수유부의 상담 대응

7장 도움 되는 환자 지도 요령

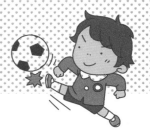

수유부 편 약제의 모유 이행성을 알아보자

> **❗ 여기가 포인트**
>
> 수유기에는 모유의 이행성으로 복약의 가부를 판단한다. 모유를 매개한 유아의 노출량은 매우 적은 경우가 많다. 참고할 수 있는 서적이나 자료를 곁에 두고 약국에서도 적극적으로 상담에 대응을 하자.

약국에서는 수유 중 복약에 관한 질문도 많이 받습니다. 예를 들면, 필자는 대상포진이라고 진단 받아 발라시클로버 염산염(상품명 발트렉스 외)을 처방받은 여성으로부터 투약 시에 "현재 수유 중인데요, 약을 먹으면서 수유해도 아기에게 영향은 없나요?"라는 질문을 받은 적이 있습니다. 생후 2개월인 아기는 모유만으로 영양을 섭취하고 있다고 하며, 어머니는 복약이 아기에게 미칠 영향을 걱정하고 있었습니다.

발라시클로버의 첨부문서 〈사용 상 주의(임부, 산부, 수유부 등에 대한 투여)〉 난에는 "수유부에 대한 투여는 신중히 할 것. '본 약제 투여 후에 활성대사물인 아시클로버가 사람의 유즙으로 이행한다는 것이 보고되어 있다'"고 쓰여 있습니다.

나아가, 인터뷰폼에서 복약 시의 유즙 이행을 확인하니 "발라시클로버 염산염 500mg 경구 투여 후 아시클로버의 유즙 중 Cmax는 모체 혈청 중 Cmax의 0.5~2.3배를 나타내고, 아시클로버의 유즙 중 AUC는 모체 혈청 중 AUC의 1.4~2.6배를 보였다."고 쓰여 있어 사람의 경우 유즙 이행이 확인되고 있습니다.

그런데 이 어머니의 질문에 약사는 어떻게 대답해야 할까요? 의사의 지시가 첨부문서대로가 아닌 경우, "의사 선생님이 좋다고 하시면…"이라고 말끝을 흐릴지, 아니면 첨부문서 기재에 따라 "약을 먹은 후에는 될 수 있는 한 수유를 피해 주십시오."라고 얘

1장 소아 복약지도의 기초 지식

2장 연령에 맞는 약 먹이는 방법

3장 제형별 사용법 지도

4장 Q&A로 보는 약제별 복약 지도

5장 약국에서 경험하는 소아의 부작용

6장 임부·수유부의 상담 대응

7장 도움이 되는 환자 지도 요령

기해 줄지 고민하는 약사는 적지 않다고 생각합니다.

모유의 이점과 약제의 영향을 고려하여 결정

첨부문서에 '투여 중 수유 중지' 혹은 '유익성 투여'라는 주의가 쓰여 있는 약제는 많아서 대부분 약제의 첨부문서에 이러한 표현이 있다고 해도 과언이 아닙니다. 이것은 모유 중에 분비되는 약의 양이 아주 미량이라도 검출되면 첨부문서에 이러한 기재가 되는 것이 많기 때문으로, 유아에 대한 흡수성이나 독성 등 실제 영향까지는 감안되지 않는 것이 많은 실정입니다. 하지만 실제로는 모유로 이행하는 약제는 어머니에 대한 투여량에 비해서 아주 적은 양으로, 많은 약은 복용하면서 수유를 계속해도 문제없다는 것이 밝혀져 있습니다.

한편, 모유 육아의 다양한 이점이 밝혀져 있어 현재 산과(産科) 의료 현장에서는 모유 육아가 적극적으로 추진되고 있습니다(표7)[1]. 모유는 출산 후에 유선상피세포에서 합성되어 유두로 분비됩니다. 영향 균형이 좋고, 소화흡수율이 높은데다가 면역글로불린 등 감염증을 막는 인자를 포함하여 유아의 감염증과 알레르기 질환을 예방하는 효과 외에도 유아의 인지능력을 향상시킬 가능성도 지적되고 있습니다. 나아가, 모체도 수

표7 ● 모유 육아의 이점

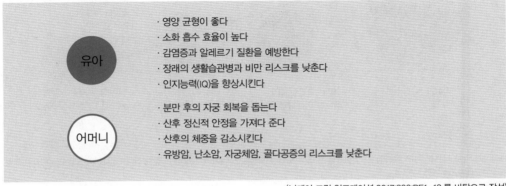

유아
- 영양 균형이 좋다
- 소화 흡수 효율이 높다
- 감염증과 알레르기 질환을 예방한다
- 장래의 생활습관병과 비만 리스크를 낮춘다
- 인지능력(IQ)을 향상시킨다

어머니
- 분만 후의 자궁 회복을 돕는다
- 산후 정신적 안정을 가져다 준다
- 산후의 체중을 감소시킨다
- 유방암, 난소암, 자궁체암, 골다공증의 리스크를 낮춘다

(닛케이 드럭 인포메이션 2017;232:PE1-12.를 바탕으로 작성)

유에 의해 옥시토신 분비가 촉진되어 분만 후의 자궁 회복을 돕고, 유즙 분비를 촉진하고, 유방암, 난소암, 자궁체암의 리스트를 낮추는 등의 이점이 있습니다.

수유 중인 여성에게 약이 처방되는 경우에는 비록 첨부문서에 '투여 중 수유 중지'나 '유익성 투여'라는 주의가 쓰여 있어도 안이하게 수유를 금지하지 말고 모유 육아의 장점과 유아의 약제 노출에 따른 위험성을 충분히 고려한 후에 투여의 가부를 판단해야 합니다. 약사는 수유의 가부를 판단하여 환자가 안심하고 약 복용을 계속할 수 있도록 적극적인 지원을 할 필요가 있습니다.

모유를 매개로 한 노출량은 매우 적다

어머니가 사용한 약제에 유아가 노출되기까지에는 ① 어머니가 복용한 약제가 어머니의 순환혈액 속으로 이행, ② 어머니의 순환혈액 속 약제가 유선 선방의 상피세포를

그림 2 ● 어머니가 복용한 약이 유아에게 이행하는 이미지

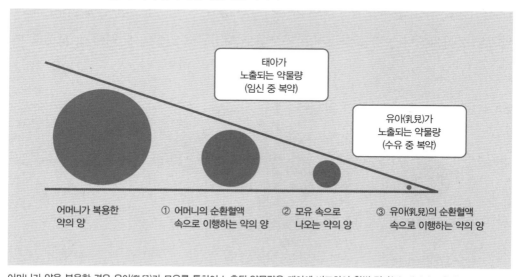

어머니가 약을 복용한 경우 유아(乳兒)가 모유를 통하여 노출된 약물량은 태아에 비교하여 훨씬 적다(단, 태아가 노출되는 약물량은 약제의 태반통과성에 따라 다르다).

(닛케이 드럭 인포메이션 2017;232:PE1-12.를 바탕으로 작성)

통과하여 모유로 이행, ③ 모유 속 약제가 유아의 소화관에서 흡수되어 유아의 순환혈액 속으로 이행 - 이라는 크게 3개 과정을 거칩니다(**그림 2**)[1].

임신기에 태아는 태반을 통하여 약제에 노출되는 것에 비하여 수유 중 어머니가 약을 먹은 후에 유아의 혈액 중에 약이 이행하기까지는 이러한 많은 과정이 있어 어머니의 소화관이나 순환기, 유선, 유아의 소화관 등의 각 장기를 통과할 때마다 이행하는 약제의 양은 감소되어 갑니다(**그림 3**). 그 때문에 수유기의 어머니를 매개로 한 유아의 노출량은 임신기에 비하여 훨씬 적습니다. 산과부인과학회의 가이드라인에는 "수유기의 모유를 매개로 한 유아의 약제 노출량은 자궁 내에서의 노출 수준에 비교하면 월등하게 적다."고 기재되어 있습니다.

모유로 이행하기 쉬운 약제의 특징으로 ① 지용성이 높다, ② 분자량이 적다(200 이

1장 소아 복약지도의 기초 지식

2장 연령에 맞는 약 먹이는 방법

3장 제형별 사용법 지도

4장 Q&A로 보는 약제별 복약 지도

5장 약국에서 경험하는 소아의 부작용

6장 임부·수유부의 상담 대응

7장 도움 되는 환자 지도 요령

그림 3 ● 약제의 모유 이행성(필자 작성)

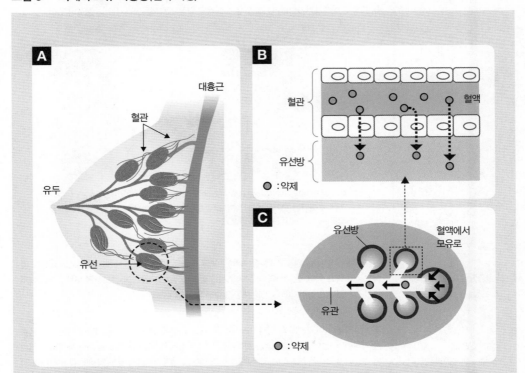

어머니가 약을 먹으면 약은 소화관에서 흡수되어 혈액 중으로 들어갑니다. 약은 혈액을 매개로 유선 주위의 혈관에 도달합니다(A). 유선 주위의 혈관에 도착한 약제는 혈관벽을 통과하여 유선방에 스며듭니다(B). 유선방에서 모유와 함께 유관을 통과하여 유두로 분비됩니다(C).

표 8 ● 모유 이행성이 높은 약제의 특징

(1) 지용성이 높다	세포막은 지질로 되어 있으므로 지용성이 높은 약제는 세포막을 통과하는 속도가 빨라 모유로의 이행성이 높아진다. 바르비투르산, 살리실산 등은 지용성 때문에 모유 속으로 빠르게 이행한다.
(2) 분자량이 적다	약의 분자량은 일반적으로 200~500인 경우가 많지만 200 이하의 약제 예를 들면 알코올, 바르비투르산류는 세포막의 세공을 통과하여 모유 속으로 들어간다. 한편 고분자, 특히 항체제제 등은 모유 속으로는 거의 이행하지 않는다.
(3) 단백결합률이 낮다	약은 혈액 속에 들어가면 글로불린이나 알부민 등의 혈장 단백과 결합한다. 혈장 단백과의 결합성을 나타내는 지표가 단백결합률, 혈장단백에 결합하고 있지 않은 유리형 약제는 세포막을 통과하지만, 결합한 약제는 세포막을 통과하지 않는다. 단백결합률이 낮은 약제는 유리형이 많아 모유로의 이행성이 높아진다.
(4) 염기성 약제이다	염기성 약제는 모유 이행성이 높다[2]. 세포막은 이온형 약제는 통과시키지 않고, 비이온형(분자형)만 통과시키는 성질이 있다. 염기성 약제는 산성 하에서는 이온형이, 염기성 하에서는 분자형이 된다. 혈장 속 pH는 7.4로, 모유 속 pH는 6.8이기 때문에 염기성 약제는 혈장 속에서는 분자형을 취하고, 모유 속에서는 이온형을 취하는 비율이 많아진다. 이 때문에 혈장 속에서는 분자형을 취해서 모유 속으로 이동하기 쉽고, 일단 모유에 흡수되면 이온형이 되어 혈장 속으로 되돌아가기 어려워 축적되기 쉬워진다. 거꾸로 산성 약제는 혈장 속에서 이온형, 모유 속에서 분자형이 되어 모유로 이행하기 어려운 반면, 모유 속에서도 혈장으로 되돌아가기 쉬운 성질이 있다. 염기성 약제는 약염기성에서는 분자형이 많아 모유 속으로 이행하기 쉽다. 모유 속에 들어가면 모유는 약산성이므로 염기성 약제는 이온형이 되어 혈액 속으로 되돌아가기 어려워져 축적된다.
(5) 혈중반감기(t1/2)가 길다	반감기가 긴 약제는 어머니의 혈장 속 약제 농도가 높은 시간이 길기 때문에 모유로의 이행도 많다고 간주되고 있다. 반감기의 약 5배의 시간(혈장 중 농도는 1/32)이 경과하면 모체로부터 약제는 소실되었다고 간주되어 유아에 대한 영향은 없어진다.
(6) 생체이용률 　(bioavailability)이 높다	투여한 약물이 어느 정도의 양과 어느 정도의 속도로 생체 내에 흡수되는가라는 약물의 이용률을 가리킨다. 생체 내에 흡수되는 화학물질은 각 장소에서 약물대사효소에 의해 배제되어 섭취한 전량이 약으로서 작용하는 것은 아니다. 그 때문에 생체이용률이 낮은 약제는 유아에 대한 영향이 적다고 간주되고 있다.

(소아간호 2016;39:286-92.에서 인용, 일부 수정)

표 9 ● 약제의 모유 이행성을 결정하는 유아 쪽의 인자

(1) 유아의 ADME	유아는 흡수·분포·대사·배설 기능이 발달 도중에 있기 때문에 대사나 배설에 시간이 걸려 유아의 혈중 농도가 높아질 가능성이 있다. 일반적으로 연령이 낮을수록 모유의 영향을 강하게 받는다.
(2) 유아의 포유량	모유 속 약물농도가 높아도 포유량이 적으면 유아에 대한 안전성은 높아진다. 모유에서 이유식으로 이행하는 아이의 경우에는 모유 의존도가 줄어 포유량도 적어지므로 모유로 인한 약 노출량도 낮아진다. 한편, 월령이 낮은 아이의 경우에는 포유량이 적어 노출되는 양도 적지만 대사·배설 기능이 미발달하여 양은 적어도 안심이라고는 할 수 없다.

(소아간호 2016;39:286-92.에서 인용, 일부 수정)

하이다), ③ 단백결합률이 낮다, ④ 염기성 약제이다, ⑤ 혈중 반감기가 길다, ⑥ 생체 내 이용률이 높다 – 등의 특징을 들 수 있습니다(**표8**)[2, 3, 4]. 또한, 모유 중에 있는 약제의 유아 이행성을 결정하는 유아측 인자로는 ① 유아의 흡수·분포·대사·배설 기능과 ② 유아의 포유량이 있습니다.

그렇다면 발라시클로버의 경우를 생각해 봅시다. 발라시클로버는 프로드럭이므로 흡수되어 아시클로버(조비락스 외)로 변화합니다. 그 때문에 조비락스의 인터뷰폼을 참고로 합니다. 조비락스는 ① 수용성(지용성은 낮다), ② 분자량은 225.20으로 아슬아슬하지만 200 이상, ③ 혈장단백결합률은 9~33%, ④ 염기성, ⑤ 혈중반감기($t1/2$)는 약 1.5시간으로 그다지 길지 않다, ⑥ 생체이용률은 10~20% 등의 특징이 있습니다. 혈중으로부터 모유로 이행하기 쉬운 인자와 이행하기 어려운 인자 양쪽 모두를 가지고 있으나, 모유 이행성이 극단적으로 높아지는 경우는 없다고 추측할 수 있습니다.

이 증례의 아이는 아직 생후 2개월이므로 간 기능은 미성숙합니다. 또한, 이유식은 먹지 않고 식사는 모유가 중심입니다. 유아의 월령이 적을수록 모유로 인한 약의 영향에 주의할 필요가 있습니다.

1장 소아 복약지도의 기초 지식

2장 약물에 있는 약 먹이는 방법

3장 제형별 사용법 지도

4장 Q&A로 보는 약제별 복약 지도

5장 약국에서 경험하는 소아의 부작용

6장 임무·소아부의 상담 대응

7장 도움 되는 환자 지도 요령

'M/P비 1 이상'은 이행성이 높다

그러면, 약국에서 약제별로 모유로 이행하기 쉬운 정도를 계산하기 위해서는 어떻게 하면 좋을까요?

모유를 매개로 한 유아의 노출량 정도를 나타내는 지표로서 약국에서 사용하기 쉬운 것이 '상대적 유아 약물 섭취량'(Relative Infant Dose: RID)입니다. RID는 어머니의 약물 투여량에 대한 유아의 섭취량의 비율을 나타내며, 일반적으로 RID가 10% 이하라면 수유해도 문제 없다고 되어 있습니다.

RID를 산출하기 위해서 필요한 것이 약제의 모유 이행성 파라미터인 M/P비(Milk/Plasma ration: 약제의 모유 농도/혈장 중 농도의 비)입니다. M/P비는 혈장 속으로부터 모유 속으로의 이행성을 나타냅니다. M/P비가 1 이하인 약제는 "약제 농도가 혈장 속보다 유즙 속 쪽이 묽다", 즉 모유 속으로의 이행이 높지 않다는 것을 나타내고 있습니다.

한편, M/P비가 1을 넘으면 '어머니의 혈액 속에 비해 유즙 속에 농축되어 있다'는 것이 됩니다. 염기성 약제와 산성 약제의 M/P비를 비교하면 염기성 약제 쪽이 산성 약제보다 M/P비가 높아져 있습니다[2, 4].

M/P비가 "1을 넘는다"고 들으면 "유아가 어머니의 혈중 농도보다 높은 약제에 노출되어 버린다"고 잘못 판단해 버릴 수 있지만, M/P비는 어디까지나 모유 속 약제 농도 지표입니다. 문제가 되는 것은 유아가 모유로부터 섭취하여 유아의 혈중으로 이행하는 약제의 양입니다. 유아의 혈중으로 이행하는 약제의 양을 알기 위해서는 추가적으로 RID를 볼 필요가 있습니다.

RID 10% 이하가 판단 기준

그러면, RID는 어떻게 계산할까요? 유아가 노출되는 약제량은 포유량과 포유횟수에 의존합니다. 모유 속 약제 농도가 낮아도 포유량과 포유횟수가 많아지면 모유를 매개

1장 소아 투약지도의 기초 지식

2장 요령에 맞는 약 먹이는 방법

3장 제형별 사용법 지도

4장 Q&A로 보는 약제별 복약 지도

5장 약국에서 경험하는 소아의 부작용

6장 임부·수유부의 상담 대응

7장 도움 되는 환자 지도 요령

로 노출하는 약제량은 증가합니다. 유아가 성장함에 따라 포유량도, 포유횟수도 증가하기 때문에 노출되는 약제량은 증가합니다. 동시에, 성장에 따라 간 기능과 신장 기능도 높아지기 때문에 약의 영향은 그 균형으로 결정됩니다.

유아가 모유로부터 섭취하는 약제량은 '각 약제의 수유 시의 평균 혈중 농도', 'M/P비', '포유량'을 곱함으로써 추측할 수 있습니다[5].

> 유아가 모유로부터 섭취하는 약제량 =
>
> 수유 시의 평균 혈장 중 약제 농도×M/P비×포유량

이것을 체중 당으로 환산하여 소아의 치료용량과의 괴리도를 봄으로써 리스크를 평가할 수 있습니다. 이것이 RID입니다. RID는 모유를 매개로 유아의 체중 당 약제 노출량과 유아의 체중 당 치료량의 비율로, 아래의 식으로 산출할 수 있습니다.

$$RID = \frac{유아가\ 모유를\ 매개로\ 섭취한\ 약제량(mg/kg/일)}{유아의\ 실제\ 치료량(mg/kg/일)}$$

단, 대부분의 약제에 소아용량이 설정되어 있지 않으므로, 소아량이 없는 약제는 어머니의 체중 당 약제량으로 대용합니다.

$$RID = \frac{유아가\ 모유를\ 매개로\ 섭취한\ 약제량(mg/kg/일)}{어머니의\ 체중당\ 투여량(mg/kg/일)}$$

※ 어머니에 대한 투여량이 통상적인 양이라는 것을 조건으로 합니다

RID는 10% 이하라면 모유 육아는 안전하다고 간주되고 있습니다[5]. RID가 10%라는 것은 모유로 이행하는 약제량은 유아 치료용량의 10분의 1이라는 것으로, 임상적으로 효과가 있는 양의 10분의 1 양이라면 약리학적 효과는 무시할 수 있으며, 과량 투

여에 동반하는 독성에 관해서도 문제없으리라고 생각합니다. 많은 약제는 RID가 10%미만으로, 과도하게 걱정할 필요는 없다고 여겨지고 있습니다.

발라시클로버의 RID는 4.7%

그런데 서두에 소개한 증례를 보인 분이 복용하고 있던 발라시클로버를 조사해 봅시다. 발라시클로버의 M/P비는 보고에 따라 편차가 있지만 0.6~4.1라는 모유 이행성이 있습니다. 하지만 RID는 4.7%로, RID가 10%를 넘지 않으므로 약국에서는 "복용하면서 수유시켜도 문제없다."고 조언할 수 있습니다.

록소프로펜은 수유 중에 복용 가능

수유 중인 여성에게도 건초염이나 요통, 두통 등으로 진통제가 처방되는 경우가 있습니다. 수유 중 약 상담에서 많은 것이 진통제, 비스테로이드 항염증약(NSAIDs)입니다.

NSAIDs는 임신 후기에 복용하면 태아 동맥관을 수축시킬 가능성이 있기 때문에 금기로 되어 있습니다. 또한, 첨부문서를 보아도 대부분의 NSAIDs는 투여 회피 또는 수유 중지로 기재되어 있습니다(**표 10**). 그것을 알고 있기 때문인지, 모유 육아하고 있는 어머니는 생리통이나 두통이 심해도 진통약을 사용하고 싶어 하지 않습니다. 하지만 실은 NSAIDs는 모유로의 이행이 적어 복용하면서 수유가 가능합니다.

예를 들면, 인도메타신에는 ① 혈장단백결합률은 90% 이상, ② 약산성, ③ 모유 속과 혈장 속의 약물농도비(M/P비)는 0.37 – 등의 특징이 있습니다[6]. 단백 결합을 하고 있으면 약제는 세포막을 통과할 수 없기 때문에 모유 속 이행이 적어집니다. 또한, 혈장의 pH는 약 7.4, 모유의 pH는 6.6~7.0이므로 산성 약제는 혈장 속에서 이온화되기 쉬워 모유 속으로 이행하기 어려운 특징을 가지고 있습니다. M/P비도 1을 크게 밑돌고

표 10 ● 수유 중 각종 진통약 복용의 가부(필자 작성)

분류		일반명	대표적 상품명	수유 가부	
				첨부문서	모유와 약 핸드북*
비피린계 해열진통약		아세트아미노펜	카로날, 피레티놀 외	–	◎
염기성 NSAIDs		티아라미드 염산염	솔란탈	투여 회피 · 수유 중지	◎
산성 NSAIDs	카복실산계	아스피린	버퍼린 외	수유 금지	△
		메페남산	폰탈	수유 금지	○
	초산계	인도메타신	인테반, 이도메신 외	수유 금지	○
		디클로페낙 나트륨	볼타렌 외	수유 금지	◎
	프로피온산계	록소프로펜 나트륨 수화물	록소닌 외	투여 회피 · 수유 중지	◎
		이부프로펜	부루펜 외	투여 회피 · 수유 중지	◎
		나프록센	나익산	수유 금지	○
	옥시캄계	피록시캄	펠덴, 파키소 외	수유 금지	○
		멜록시캄	모빅 외	투여 회피 · 수유 중지	○
COX2 저해약	콕시브계	세레콕시브	세레콕스	수유 금지	◎

* 『모유와 약 핸드북 개정3판』(오이타 현 모유와 약제 연구회, 2017) 참조
 수유 금지: 투여 중에는 수유를 중지시킨다. 투여 중에는 수유를 피하도록 한다
 투여 회피 · 수유 중지: 투여하는 것을 피하고, 어쩔 수 없이 투여하는 경우에는 수유를 중지시킨다

있기 때문에 이 약은 모유 속으로 이행하기 어렵다는 것을 알 수 있습니다. 실제로 유아의 체중과 포유량을 가미해서 계산한 RID는 1.2%입니다[6]. 즉, 어머니가 약을 복용하면서 수유해도 아이는 그 100분의 1 정도의 양밖에 노출되지 않는 것이 됩니다. 『약물 치료 컨설팅 임부와 수유 개정2판』(남산당, 2014)에서도 대부분의 항염증약이 수유해도 안전하다고 되어 있습니다.

또한, 일본에서 자주 사용되는 OTC약 록소프로펜나트륨수화물(록소닌 외)은 첨부문서에는 수유 중지라고 되어 있지만, 사람의 경우에는 유즙 속으로 이행하지 않는다는 것이 보고되어 있습니다[4].

1장 소아 복약지도의 기초 지식
2장 연령에 맞는 약 먹이는 방법
3장 제형별 사용법 지도
4장 Q&A로 보는 약제별 복약 지도
5장 약국에서 경험하는 소아의 부작용
6장 임부 · 수유부의 복약 대응
7장 도움 되는 환자 지도 요령

일반적으로 지용성이 높은 약제는 모유로 이행하기 쉽다고 간주됩니다. 한편, 록소프로펜의 활성대사물은 혈중에서는 수용성이기 때문에 혈중 활성대사물은 모유로 이행하기 어렵고, 유아의 소화관에서도 흡수되기 어렵다고 생각됩니다. 또한, 반감기도 1.3시간 정도로 짧기 때문에 모유로 이행하는 약제의 절대량은 적다고 생각할 수 있습니다. RID도 어머니에 대한 투여량을 1일 최대 180mg으로 계산해도 10% 이하라고 추측되기 때문에 록소프로펜의 모유 이행성은 낮다고 판단하여 "수유 중에 복용해도 걱정 없다."고 환자에게 얘기할 수 있습니다.

항암제, 방사성 요오드는 복약 금지

이와 같이 많은 약제에 관해서는 수유부가 복용할 수 있다고 생각되지만 예외로, 수유부에게 투여해서는 안 되는, 혹은 신중하게 투여해야 하는 약제가 있습니다.

일본산과부인과학회·일본산부인과의회의《산부인과 의료 가이드라인 산과편 2017》에서는 ① 항악성종양약, ② 방사성 요오드 등 치료 목적의 방사성 물질, ③ 아미오다론 염산염(항부정맥약)에 관해서는 수유부에 대한 투여는 금지해야 한다고 되어 있습니다(표 11)[7].

또한, 항간질약과 항우울약, 탄산리튬제제, 항불안약, 오피오이드, 무기요오드 등을 '신중한 투여가 필요한 약'이라고 규정하고, 대체약으로의 변경이나 수유 금지를 권장하는 외에도 수유 중 아이 관찰 등을 요구하는 주의 환기를 하고 있습니다. 구체적으로는 아이의 포유상태를 관찰하고 경면 경향이나 포유량의 저하, 기분이 안 좋음, 체중 증가 불량 등의 증상을 확인한 경우에는 의사에게 상담하도록 권하고 있습니다.

또한, 국립성육의료연구센터의 웹사이트[10]에는 '안전하게 사용할 수 있다고 생각되는 약'이 99성분, '수유 중 치료에 접합하지 않다고 판단되는 약'이 4성분(방사성요오드 2종, 코카인 염산염, 항부정맥약인 아미오다론 염산염[안카론 외]) 게재되어 있습니다[8].

표 11 ● **수유부에게 투여해서는 안 되는, 혹은 신중하게 투여해야 하는 약제**

수유부에게 투여 금지	
항악성종양약	소량이라도 cytotoxic(세포 독성)으로 항암제 복용 중의 수유는 원칙적으로 금지해야 한다. 단, 항암제를 복용하면서 수유를 한 경우에 실제로 아이에게 어떤 사상(事象)이 관찰되었는지에 관한 데이터는 매우 적다.
방사성요오드 등 치료 목적의 방사성 물질	방사성 표지화합물의 반감기로부터 예상되는 배경 레벨까지의 감퇴에 걸리는 기간까지는 수유를 중지한다.
아미오다론 염산염 (항부정맥약)	모유 속으로 분비되어 아이의 갑상선 기능을 억제하는 작용이 있다.

신중 투여	
항간질약	페노바르비탈(페노발 외), 에토숙시미드(에필레오 페티말, 자론틴), 프리미돈, 라모트리진(라믹탈)에서는 상대적 유아 투여량(RID*)이 10% 혹은 그 이상에 달한다. 다른 약제로 변경을 고려한다.
항우울약	삼환계 항우울약과 SSRI의 RID가 일반적으로 10% 이하로, 아이에 대한 커다란 악영향은 예상되지 않는다. 단, fluoxetine과 doxepin(양자 공히 일본에서 시판되지 않고 인터넷으로 구입 가능)에서 아이에 대한 유해사상(복통 발작과 경면 경향) 발생 증례 보고가 있다.
탄산리튬	아이의 혈중 농도가 높아지기 쉽지만 유즙 농도와 아이의 혈중 농도를 조사해서 판단한다.
항불안약	디아제팜(세르신) 장기 투여에서 아이의 경면 경향과 체중 증가 불량이 보고되어 있다. 알프라졸람(콘스탄, 솔라낙스)의 돌연 중지로 아이의 약물 이탈 증후군이 보고되고 있다.
오피오이드	특정 유전자형을 가진 어머니의 수유에 의하여 아이에게 모르핀 중독이 일어나는 경우가 있다. 인산코데인(중추성 마약성 진해약)을 포함하여 모든 오피오이드의 3일 이상 수유 중 사용을 피한다.
무기 요오드	유즙 속에 농축되어 유아의 갑상선 기능 저하증의 원인이 될 수 있다.

유즙 분비를 저하시키는 약제
카버고린(카바사르), 에르고타민(클리아민), 브로모크립틴 메실레이트(팔로델 외), 경구피임약 등.

* RID=(모유를 경유해서 섭취되는 총약물량[mg/kg/일]/당해 약물의 아이에 대한 투여 상용량[mg/kg/일])×100

(일본산과부인과학회, 일본산부인과의회 《산부인과 의료 가이드라인 산과편 2017》에서 인용, 일부 수정)

참고할 수 있는 서적이나 문헌을 곁에 두자

임부나 수유부에 대한 투약에 관하여 첨부문서에는 특히 위험도가 높은 약에 '경고'나 '금기', '중요한 기본적 주의' 난 등에서 주의환기가 이루어지고 있습니다. 나아가,

1장 소아 복약지도의 기초 지식
2장 연령에 맞는 약 먹이는 방법
3장 제형별 사용법 지도
4장 Q&A로 보는 약제별 복약 지도
5장 약국에서 경험하는 소아의 부작용
6장 임부 · 수유부의 상담 대응
7장 도움 되는 환자 지도 요령

'임부, 산부, 수유부 등에 대한 투여' 난에도 정보가 쓰여 있습니다.

임신 중인 여성에 대한 대응은 단계적으로 ① 투여하지 말 것(불가), ② 투여를 피할 것(회피), ③ 치료 상 유익성이 위험성을 상회한다고 판단되는 경우에만 투여할 것(유익성 투여), ④ 감량 또는 휴약(休藥)할 것, ⑤ 대용량 투여를 피할 것, ⑥ 장기 투여를 피할 것 등으로 표현되어 있습니다. 그 중에서도 특히 괴로운 것이 ③의 유익성 투여라고 되어 있는 경우입니다. 이 경우 정당한 필요성이 있다면 투여할 수 있다고 생각되지만, 약국에서는 의사가 어떠한 생각에서 처방했는지를 아는 것은 좀처럼 판단할 수 없는 실정입니다.

표12 ● 임부나 수유부에 대한 투약에 관하여 권장 참고자료

서적

● 『실천 임신과 약 제2판』(하야시 마사히로, 사토 타카미치, 키타가와 히로아키, 지호우, 2010)
● 『약물치료 콘설테이션 임신과 수유 개정2판』(이토 신야, 무라시마 아츠코 편, 남산당, 2014)
● 『향정신약과 임신·수유』(이토 신야, 무라시마 아츠코, 스즈키 토시히토 편, 남산당, 2014)

가이드라인 · 안내서

● 《산부인과 의료 가이드라인 산과편 2017》(일본산과부인과학회·일본산부인과의회 편집·감수, 일본산과부인과학회 발행)
● 『모유와 약 핸드북 개정 제3판 2017』(오이타 현 모유와 약제연구회 편, 오이타 현 지역보건협의회 발행)
● 『임신·수유와 약 대응 기초 안내서 (개정2판)』(아이치 현 약제사회 임부 수유부 의약품 적정 사용 연구반 발행)
  아래 URL에서 다운로드 가능
  http://www.achmc.pref.aichi.jp/sector/hoken/information/pdf/
  drugtaioutebikikaitei%20.pdf

웹사이트

● 국립성육의료연구센터 〈임신과약정보센터〉의 웹사이트
  https://www.ncchd.go.jp/kusuri/index.html
● 북미 최대 최기형성 정보제공 서비스 〈Motherisk〉
  http://motherisk.org/
● 미국국립위생연구소(NIH)의 연관 웹사이트
  〈Drugs and Lactation Database(LactMed)〉
  https://toxnet.nlm.nih.gov/newtoxnet/lactmed.htm

또한, 252페이지의 **표 5**에서 소개한 것처럼 임부나 수유부에게 금기 또는 유익성 투여로 되어 있는 약이 전문의의 판단 하에 환자의 동의를 얻어 임부나 수유부에게 사용되는 경우도 있습니다. 임부에 대한 투여가 금기로 되어 있는 약에 관하여 태아에 대한 영향이 분명하고 정말로 위험한 것과, 실제로는 위험도가 그다지 높지 않다고 생각되는 약을 첨부문서만으로 판단할 수는 없습니다. 그 때문에 의약품 첨부문서 이외에도 268페이지에서 제시하는 것 같은 정보원을 적어도 1종류 이상 곁에 둘 것을 권장합니다(**표 12**).

저희 약국에서는『실천 임신과 약 제2판』(지호우, 2010)과 『약물 치료 콘설테이션 임신과 수유 개정 2판』(남산당, 2014), 오이타 현 산부인과의회, 소아과의회, 약제사회가 공동 작성한『모유와 약 핸드북』을 두고 있습니다(272페이지 별도 게재 기사). 또한, 국립성육의료연구센터 웹사이트에서도 〈수유 중 안전하게 사용할 수 있다고 생각되는 약〉과 〈수유 중 치료에 적합하지 않다고 판단되는 약〉이 리스트 되어 있습니다[8]. 환자로부터 질문을 받으면 이러한 자료를 보여 주면서 설명하는 것도 좋다고 생각합니다.

웹사이트 LactMed도 권장

양서(洋書) 정기 간행물로는《Medications and Mothers' Milk》,《Drugs in Pregnancy and Lactation》이 있습니다. 또한,《Drugs in Pregnancy & Lactation》은 2~3년마다 갱신되어 구입하면 e-book으로도 액세스할 수 있습니다. 스마트폰이나 태블릿형 단말기에서 검색도 가능하므로 필자는 자주 사용하고 있습니다.

약국에서 복약 중 수유 가부에 관하여 조사할 때 권장하는 것이 미국국립위생연구소(NIH: National Institutes of Health)가 운영하는 웹사이트 〈LactMed〉[9]입니다. 이 사이트는 인터넷에 수유와 약에 관한 정보를 무료로 공개하고 있습니다.

업데이트는 정기적으로 이루어지고 있고 앞서 나온 M/P비와 RID도 게재되어 있어 약제의 모유 이행성을 조사하는 데에는 현재 가장 참고가 되는 정보원입니다. 일본에

1장 소아 복약지도의 기초 지식

2장 연령에 맞는 약 먹이는 방법

3장 제형별 사용법 지도

4장 Q&A로 보는 약제별 복약 지도

5장 약국에서 경험하는 소아의 부작용

6장 임부·수유부의 상담 대응

7장 도움 되는 환자 지도 요령

서 개발되어 미국 및 유럽시장에 없는 약제는 포함되어 있지 않다는 것과 기재가 영어로 되어 있다는 것 등 사용하기 어려운 점도 있지만 영어 공부를 겸해서 활용하기 바랍니다.

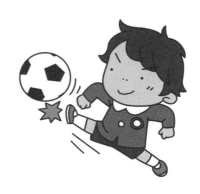

● 참고문헌

1) 닛케이 드럭 인포메이션 2017;232:PE1-12.

2) 키무라 토시미 『쉽게 이해되는 TDM 제3판』(지호우, 2014)

3) 하야시 마사히로, 이시카와 요이치 『임신·수유와 약 Q&A (제2판)』(지호우, 2013)

4) 소아간호 2016;39:286-92.

5) 약국 2011;62:2792-5.

6) T.W.Hale & H.E.Rowe 『Medications & Mothers; Milk, 17th ed』
   (SPRINGER PUBLISHING COMPANY, 2017)

7) 일본산과부인과학회·일본산부인과의회 《산부인과 진료 가이드라인 산과편 2017》

8) 국립성육의료연구센터 〈임신과 약 정보 센터〉의 웹사이트
   (https://www.ncchd.go.jp/kusuri/lactation/druglist.html)

9) LactMed. (http://toxnet.nlm.nih.gov/newtoxnet/lactmed.htm)

어머니의 CYP2D6 유전자 변이로 유아(乳兒)가 모르핀 중독사했다는 보고

유아의 노출 파라미터로 널리 사용되고 있는 RID이지만 실은 만능 지표가 아니며 대사능에 개인차가 있는 경우에는 유아에 대한 영향은 예측이 불가능합니다.

2006년에 출산·산욕기의 동통에 대하여 상용량의 코데인을 내복하고 있던 어머니의 유아(생후 13일)가 모르핀 과량 섭취로 사망했다는 보고가 Lancet에 게재되었습니다[1]. 코데인은 약물대사효소 시토크롬 P450(CYP)2D6으로 대사되어 모르핀이 되는데 이 사례에서는 어머니가 CYP2D6의 대사활성이 높은 유전자형이었기 때문에 코데인으로부터 모르핀으로의 변환이 급속히 일어나 통상량의 코데인 투여였음에도 불구하고 모유 속으로 고농도의 모르핀이 이행. 신생아의 경우에는 모르핀의 포합대사효소인 글루쿠론산 전이효소(UGT)가 적기 때문에 모르핀 중독을 일으켜 사망하였습니다.

코데인인산염(일반명 코데인인산염 수화물), 디히드로코데인인산염은 진해약으로 사용되어 종합감모약에도 포함되어 있습니다. 일본인의 CYP2D6의 유전자 변이는 1%에 미치지 않는다고 얘기되는 것 같은데[2] 이 보고를 계기로 인산 코데인, 인산 디히드로코데인의 첨부문서는 개정되어 현재는 "투여 중에는 수유를 피하게 한다"고 되어 있습니다.

● 참고문헌

1) Lancet.2006;368(9536):704.PMID:16920476.
2) 2017년도 제3회 약사·식품위생심의회(의약품 등 안전 대책부회 안전대책 조사회) 코데인인산염 등의 안전 대책에 관하여
(http://www.mhlw.go.jp/file/05-Shingikai-11121000-iyakushokuhinkyoku-soumuka/0000168848.pdf)

1장 소아 특약지도의 기초 지식
2장 요령에 맞추는 약 먹이는 방법
3장 제형별 사용법 지도
4장 Q&A로 보는 약제별 복약 지도
5장 약국에서 경험하는 소아의 부작용
6장 임부·수유부의 상담 대응
7장 도움 되는 환자 지도 요령

오이타 현 지역 보건협의회의
『모유와 약 핸드북』

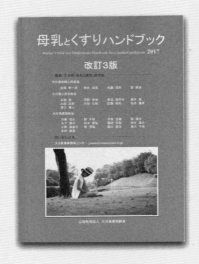

 필자가 살고 있는 오이타 현에서는 오이타 현 산부인과의회, 오이타 현 소아과의회 및 오이타 현 약제사회가 공동으로 『모유와 약 핸드북 개정 3판』(오이타 현 지역보건협의회, 오이타 현 모유와 약제연구회 편)을 작성하였습니다. 표는 『모유와 약 핸드북』에서 발췌한 것입니다. 복약 중 수유 가부에 관하여 ① 첨부문서의 기재, ② 오이타 현 모유와 약제 연구회의 견해, ③ 서적 『약물 치료 컨설테이션 임신과 수유 개정 2판』(남산당, 2014)의 평가를 비교해 볼 수 있습니다.

 오이타 현 모유와 약제 연구회의 견해는 미국국립위행연구소(NIH)의 관련 웹사이트(LactMed)와 참고문헌을 정보원으로 하고 있으며, 각 약제의 수유 중 복약의 영향을 ◎○ 등 5단계로 평가하고 있습니다. 핸드북은 3년마다 개정하여 2017년에 제3판이 출판되었습니다. 오이타 현 외부의 의료인도 오이타 현 약제사회의 웹사이트에서 1권 1500엔(세금·송료 포함)으로 구입 가능합니다(http://www.oitakenayku.or.jp/2017/05/01/3534/).

표 ● 오이타 현 모유와 약제연구회 『모유와 약 핸드북 개정 3판』의 기재 예

	일반명 (괄호 안은 대표적 상품명)	RID	첨부문서	오이타 현 모유와 약제연구회[※1]	〈임신과 수유 개정 2판〉[※2]
해열진통약	아세트아미토펜 (카로날)	8.8~24.2%	기재 없음	◎ 유아에게 두드러기가 난 증례가 있으나 극히 드문 케이스로 취급해야 하며, 수유기에 주의해야 할 것은 없다	안전
	록소프로펜 나트륨 수화물(록소닌)	–	투여 회피 수유 중지	◎ 유즙 속으로의 이행은 적다는 것이 나타났으며 수유기에 안전하게 사용할 수 있다.	안전
항알레르기약	펙소페나딘 염산염 (알레그라)	0.5~0.7%	수유 금지	◎ 유즙 속으로의 이행은 적어 모유 육아와의 양립은 문제없다	안전
	로라타딘 (클래리틴)	0.77~1.19%	투여 회피 수유 중지	◎ 유즙 속으로의 이행은 적다는 것이 확인되어 있으며, 중추로의 이행은 적어 통상의 치료량이라면 문제없다	안전
진해약	덱스트로메토르판 취화수소산염 (메디콘)	–	기재 없음	◎ 역학 정보는 없으나 유아에 인가되어 있어 유즙 속으로 이행한다고 해도 문제가 되지 않는다	안전
거담약	카르보시스테인 (뮤코다인)	–	기재 없음	◎ 소아에 인가되어 있어 유즙 속으로 이행한다고 해도 문제가 되지 않는다	–
항균약	세프카펜피복실염산 염수화물(후로목스)	–	기재 없음	◎ 유즙 속으로의 이행이 확인되지 않았고, 모유 육아와의 양립은 문제없다	안전
	클라리스로마이신 (클래리시드, 클래리스)	2.1%	수유 금지	◎ 유아에게 설사나 피부 홍반, 아구창 등의 가능성은 있으나 모유 속으로의 이행은 소량이며, 안전성은 높다	안전
	아지스로마이신 수화물 (지스로맥)	5.9%	투여 회피 수유 주의	◎ 유즙 속에 포함되는 대식세포 속에 장시간에 걸쳐 존재하지만 모유를 매개로 한 섭취량은 유아에게 문제는 없다	안전
기관지 확장약	프로카테롤염산염수화물(메프친)	–	수유 금지	○ 역학 정보는 없으나 소아에게 인가되어 있어 통상량이라면 투여 경로에 관계없이 모유 육아와의 양립은 문제없다고 생각된다	안전[※3]
	몬테루카스트나트륨 (키프레스, 싱귤레어)	0.68%	신중·주의	◎ 모유를 매개로 한 유아의 약제 노출은 낮고, 모유 육아와의 양립은 문제없다	안전

※1 ◎ (안전): 수유부를 대상으로 연구한 결과 안전성이 표시되어 있다. 역학 정보는 없으나, 유아에게 유해작용을 미치지 않는다고 간주되는 약제
　　○ (위험성은 적다): 수유부를 대상으로 한 연구는 한정되어 있지만 유아에 대한 리스크는 최소한이다. 역학 정보는 없으나, 리스크를 증명할 근거가 없는 약제
※2 안전: 역학적인 증거가 비교적 풍부하여 거의 안전하게 사용할 수 있다고 생각되는 약. 단, 역학적인 증거가 없어도 약리학적으로도, 또한, 임상적인 경험으로부터도 거의 안전하게 사용할 수 있다고 생각되는 것은 '안전'이라고 하였다
　　공란: 역학 정보가 없거나 극히 적고, 안전성·위험성을 이론적으로 추정할 수밖에 없는 약
※3 특히 흡입 약제의 경우에는 임상적으로 문제없다고 생각된다

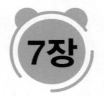

7장

도움 되는
환자 지도 용지

약국에서 정성껏 설명해도 내용을 잊어버리는 보호자는 적지 않다.
보호자가 귀가 후에 복약지도 내용을 확인할 수 있도록
다양한 주제의 환자 지도 용지를 준비하여 복약지도 보조 도구로 활용한다.
(60% 축소로 복사하면 A6 크기[105×148mm]의 일반적인 약수첩에 그대로 붙일 수 있습니다)

유아(乳兒)의 복약

　0세부터 3세까지의 아이는 약을 먹지 않으면 안 되는 이유를 아직 이해하지 못합니다. 또한, 본능적으로 쓴 것은 먹는 게 아니라 버려야 할 것이라고 알고 있으므로 먹는 것을 싫어합니다. 특히, 자아가 싹트고 싫어하는 것을 거부하는 연령이 되면 약을 먹이는 것이 매우 어려워집니다. 제대로 약을 먹이기 위해서는 다양한 궁리가 필요합니다.

　우선은 유아에게 약을 먹이기 위한 기초지식을 소개합니다. 약에 관련하여 곤란한 것, 모르는 것이 있으면 약사에게 상담하십시오.

기초지식

❶ 약을 식사·분유·모유 전에 먹인다

　약봉지에 '식후'라고 쓰여 있으면 반드시 식후에 먹이지 않으면 안 된다고 생각하기 쉽습니다. 아이가 식후에 문제없이 약을 먹을 수 있을 때에는 식후에 OK이지만 작은 아이의 경우 식후에는 배가 불러서 약을 먹을 수 없을 때가 있습니다. 또한, 유아도 분유·모유 후에 약을 먹이면 트림과 함께 약을 토해내는 경우도 있습니다.

　소아의 약 중 많은 것은 식전에 먹어도 괜찮기 때문에 꼭 약제사에게 상담하십시오.

　(※드물게 식후에 복용해야 하는 약도 있습니다)

❷ 아침 점심 저녁의 간격은 4시간 이상 떨어져 있으면 OK

　유유아(乳幼兒)는 자고 있는 경우도 많아 지시 받은 시간에 약을 먹일 수 없는 경우도 적지 않습니다. 그런 때에는 억지로 깨워서 먹일 필요는 없으며 조금 시간이 어긋나도 괜찮습니다. 예를 들면, 1일 3회(아침, 점심, 저녁) 먹는 약은 지난 번 먹은 후 4시간 이상 떨어져 있으면 문제없습니다. 또한, 1일 2회(아침, 저녁) 먹는 약은 지난 번 먹고 나서 6~8시간 지나고 먹이십시오. 헷갈릴 때에는 약제사에게 상담하십시오.

❸ 완벽하지 않아도 괜찮다!

　약을 먹일 때에 흘리거나 용기에 남아 있거나 합니다. 물론, 전부 깨끗이 먹일 수 있으면 가장 좋지만 현실적으로 어렵습니다. 다소의 오차는 신경 쓰지 말고 "할 수 있는 만큼 먹이자!"라는 생각을 가지면 괜찮습니다.

가루약 먹이는 방법
'유아(乳兒)편'

반죽해서 경단을 만든다

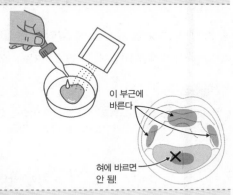

이 부근에 바른다

혀에 바르면 안 됨!

① 작은 접시에 가루약을 담고 한 방울씩 물을 넣어 페이스트 상태(경단 상태)로 반죽합니다.
② 손가락을 깨끗이 씻고 손가락 끝으로 반죽한 약을 떠서 입안(입천장이나 볼 안쪽)에 발라 줍니다.
③ 물을 먹이고 물과 함께 약을 삼키게 하십시오.

소량의 물에 녹인다

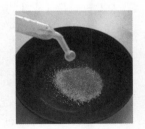

① 작은 용기에 가루약을 넣고 조금씩 물을 첨가하여 시럽 상태(액체)로 녹입니다.
② 녹인 약을 스포이트나 젖병 젖꼭지를 사용하여 먹이십시오. 스포이트는 유아의 입 앞쪽에 넣으면 혀로 밀어내므로 될 수 있으면 입 안쪽에 넣어 주십시오.
③ 입안에 약이 남지 않도록 물을 먹입니다.

※젖병 젖꼭지를 사용하는 경우 구멍이 작으면 약을 먹기 힘든 경우가 있습니다. 구멍이 조금 큰 젖꼭지를 준비하면 좋을 것입니다.

식품에 섞는다

① 가루약에 좋아하는 식품을 소량(1~2순갈 정도) 넣어서 먹입니다.
② 입안에 식품이나 약이 남지 않도록 물을 먹입니다.

주스, 스포츠드링크, 젤리, 요구르트, 잼 등과 섞으면 써지는 약도 있으므로 주의!!
- 양이 많아서 먹기 힘들 때에는 10분 정도 시간 간격을 두고 2회에 나누어 먹입니다.
- 설탕 등을 섞어서 달게 해도 괜찮습니다. 단, 설사 시에는 유제품, 오렌지주스, 설탕 등은 섞지 않도록 하십시오.

약 먹이는 방법
'소아편'

가루약을 먹이는 기본적인 방법

① 소량의 물(또는 끓인 물)로 입안을 적십니다.

② 입에 가루약을 머금게 하고 물(또는 끓인 물)로 흘려보냅니다.

주의할 점

· 약에 따라서는 스포츠드링크, 주스 등으로 먹이면 오히려 쓴맛이 더한 경우가 있습니다.

· 가루약을 목 안쪽에 넣으면 사레드는 경우가 있습니다.

가루약이 먹기 힘들 때

방법1: 오블라토로 싼다

① 오블라토를 4분의 1로 접어 움푹한 부분에 가루약을 넣고 비틀어 약을 감쌉니다.

② 밥그릇 등에 물을 넣고 약을 싼 오블라토를 물에 적시고(숟가락을 써도 됨) 먹이십시오.

  * 물로 적심으로써 오블라토가 입에 들러붙지 않고 먹일 수 있습니다.
  * 물에 적신 후에는 찢어지기 쉽기 때문에 곧바로 먹이십시오.
  * 젖은 손으로 오블라토를 만지면 찢어져 버리므로 마른 손으로 다루십시오.

방법2: 식품에 섞는다

① 가루약에 좋아하는 식품을 소량(1~2숟갈 정도) 넣어 먹입니다.

② 먹은 후 입안에 약이 남지 않도록 물을 먹이십시오.

정제를 못 먹을 때

방법1 반으로 쪼갠다 : 선이 그어져 있는 정제는 선 부분에서 쪼개서 먹여도 괜찮습니다.

방법2 으깬다, 캡슐에서 꺼낸다 : 으깰 때에는 정제를 식품용 랩 필름 등으로 싸고 드라이버 등의 손잡이로 가볍게 두들기십시오. 또한, 캡슐의 내용물을 꺼내서 먹이는 방법도 있습니다.

주의! 약에 따라서는 정제를 으깨거나 캡슐을 벗겨 먹이면 효과가 크게 변하는 경우가 있습니다. 반드시 사전에 약사에게 상담하십시오.

약을 물에 녹여서 먹인다

　약 중에는 물에 잘 녹지 않는 것이 있습니다. 잘 섞어 주십시오. 녹지 않고 컵 바닥에 침전된 약은 물과 함께 빨대로 빨아먹게 하면 좋을 것입니다.

[잘 녹는 정도 구분]
◎ : 잘 녹는다　 ○ : 녹는다　 △ : 별로 잘 안 녹는다　 × : 잘 안 녹는다

약 이름(일반명)	약 종류	잘 녹는 정도
세프스판 세립 50mg(세픽심 수화물)	항균약	◎
바난 드라이시럽 5%(세프포독심프록세틸)	항균약	◎
세프존 세립 소아용 10%(세프디니르)	항균약	◎
클래리시드 드라이시럽 10% 소아용(클라리스로마이신)	항균약	× (덩어리지기 쉽다)
포스미신 드라이시럽 200/400(포스포마이신 칼슘 수화물)	항균약	×
아스트릭 드라이시럽 80%(아시클로버)	항바이러스약	×
타미플루 드라이시럽 3%(오셀타미비어 인산염)	항인플루엔자약	○
카로날 세립 20%/50%(아세트아미노펜)	해열진통약	◎
아타락스-P산 10%(하이드록시진 팜산염)	가려움약 등	◎
뮤코솔 드라이시럽 1.5%(암브록솔 염산염)	가래약	◎
베라틴 드라이시럽 소아용 0.1%(툴로부테롤 염산염)	기침·천식약	◎
뮤코다인 드라이시럽 50%(L-카르보시스테인)	가래·콧물약	×
페리악틴산 1%(사이프로헵타딘 염산염 수화물)	콧물·가려움약	◎
자디텐 드라이시럽 0.1%(케토티펜 푸마르산염)	기침·콧물·가려움약	× (덩어리기기 쉽다)
오논 드라이시럽 10%(프란루카스트 수화물)	기침·콧물·천식약	○
테오도르 시럽 2%/20%(테오필린)	기침·천식약	△
로페민 소아용 세립 0.05%(로페라마이드 염산염)	지사제	○
비야비엠 세립(낙산균)	정장약	×
비오페르민R산(내성 유산균)	정장약	×
레베닌산(내성 유산균)	정장약	×

초등학생의 복약

　초등학생(6~12세) 아이는 성장하면서 면역력이 생겨납니다. 그 때문에 의료기관에서 진찰받는 횟수가 줄어듭니다. 약도 가루약이나 시럽에서 정제나 캡슐제로 조금씩 변해 갑니다. 또한, 약의 양도 늘어서 점점 어른의 양에 가까워집니다. 하지만 모든 약을 어른처럼 먹을 수 있는 것은 아닙니다.

　초등학생 아이를 대상으로 한 복약 기초지식을 정리해 보았습니다.

기초지식

① 반드시 식후에 먹지 않으면 안 되는 약은 적다

　약봉지에 '식후'라고 쓰여 있으면 반드시 식후에 먹지 않으면 안 된다고 생각하기 쉽지만, 소아의 약에서는 식후에 복용하지 않으면 안 되는 약은 극히 드뭅니다(식후에 복용하지 않으면 안 되는 약에 관해서는 약사로부터 지시가 있습니다). 먹을 수 있는 타이밍에 먹이십시오.

② 학교에서 먹을 수 없을 때에는 귀가 후에 먹어도 괜찮다

　1일 3회 아침 점심 저녁에 복용하는 약은 점심 약을 학교에서 먹을 필요가 있습니다. 하지만 친구 앞에서 부끄럽다거나 놀다가 먹는 걸 잊었다는 등 먹지 못하는 아이는 적지 않습니다. 그런 때에는 학교에서 돌아온 후에 먹이십시오. 1일 3회의 약은 각각의 간격이 4시간 이상 떨어져 있으면 괜찮습니다. 점심 약을 저녁에 먹였을 때에는 저녁 약을 자기 전으로 시간을 옮겨 먹이십시오. 1일 2회의 약은 6~8시간 이상 간격이 떨어져 있으면 괜찮습니다. 또한, 초등학생이 되면 스스로 약 관리를 하는 경우도 있습니다. 먹는 걸 잊었을 때 2회치를 한꺼번에 먹거나 하지 않도록 주의하십시오.

③ 몸이 커져도 아이는 아이입니다

　약의 양이 어른과 차이가 없어졌습니다. 그렇다고 해서 어른 약을 먹여서는 안 됩니다. 어른 약 중에는 초등학생 아이는 먹어서는 안 되는 것도 있고 중대한 부작용을 일으킬 가능성도 있습니다. 의료기관에서 처방된 약뿐 아니라 시판약도 마찬가지입니다. 먹이기 전에 약사에게 상담하십시오.

가루약 먹이는 방법①

물에 녹여서 먹인다

작은 그릇

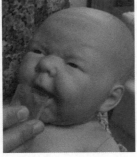

물에 녹인 약을 조금씩 먹일 수 있도록 작은 그릇을 사용합니다.

싫어하며 토해내는 경우가 있습니다. 전부 토해냈을 때에는 새로운 약 포장을 뜯어 먹여도 괜찮습니다.

스포이트

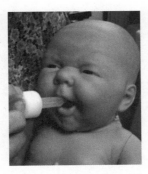

스포이트 끝을 입안(되도록 안쪽)에 넣고 타이밍을 보면서 조금씩 먹입니다.

숟가락

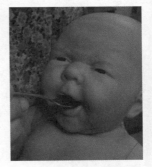

숟가락으로 떠서 입안(되도록 안쪽)에 넣고 조금씩 먹입니다.

빨대

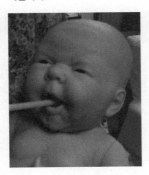

빨대를 빨 수 있으면 그대로, 못 빨면 빨대로 떠서 한 방울씩 먹입니다.

젖병 젖꼭지

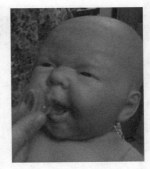

젖병 젖꼭지에 넣고 빨게 해서 먹입니다.

가루약 먹이는 방법 ②

갠 약을 입안에 발라서 먹인다

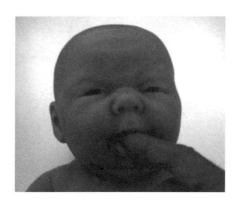

● 개서 입안에 바른다

소량의 물로 가루약을 개어 볼 안쪽이나 입천장에 바르십시오. 혀 위는 맛을 강하게 느끼므로 피하십시오. 입안에 손가락 넣는 것을 주저하지 말고 재빠르게 넣는 것이 요령입니다. 장난감 등으로 아이의 주의를 분산시키면 좋을 것입니다.

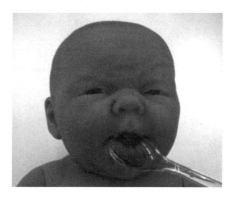

● 숟가락으로 입안에 넣는다

별로 쓰지 않은 약은 숟가락으로 먹여도 괜찮습니다. 약간 걸쭉한 단시럽을 섞어 숟가락으로 떠서 먹여도 OK입니다.

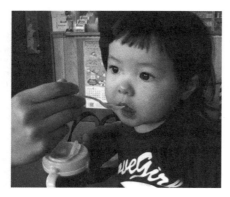

● 마지막에 물 등을 먹여서 입안을 씻어 줍니다

약이 입안에 남지 않도록 물이나 끓인 물, 보리차나 우유 등을 먹이십시오. 단, 과즙을 먹이면 약에 따라서는 쓴맛이 나는 경우가 있으므로 주의하십시오.

가루약 먹이는 방법 ③

약 경단 만드는 법

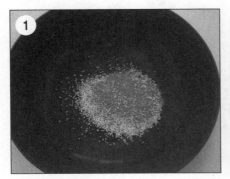

약을 작은 접시에 담는다

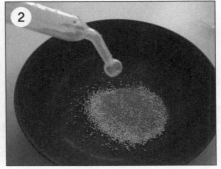

물을 스포이트로 1방울씩 넣는다(숟가락도 됨)

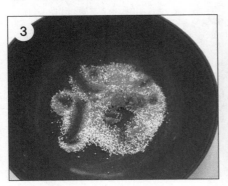

물이 적을 때
▶ 가루가 남습니다

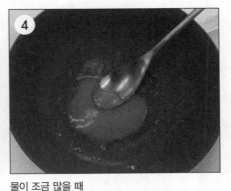

물이 조금 많을 때
▶ 질척질척합니다. 하지만 그것을 좋아하는 아이도
있습니다

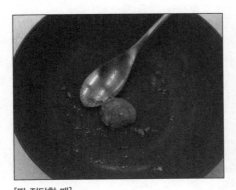

[딱 적당할 때]
▶ 하나로 뭉치면 경단처럼 됩니다

주의점
- 물은 상태를 보면서 조금씩 넣어 주
십시오.
- 접시에 약이 조금 남아도 신경 쓰지 않
아도 됩니다.
- 다 먹으면 물이나 끓인 물, 우유, 모유
를 줘서 약을 뱃속으로 흘려보냅니다.

가루약 먹이는 방법 ④

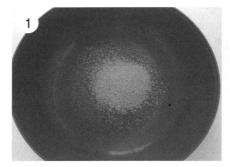

1 약을 작은 접시에 담는다

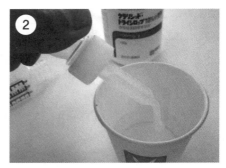

2 스포이트로 물을 빨아들인다(15mL 정도)

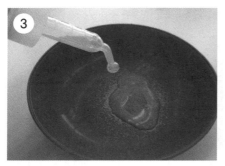

3 스포이트의 물을 작은 접시에 넣는다

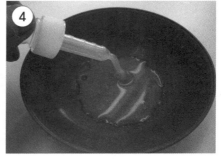

4 스포이트로 섞는다(약을 녹일 필요는 없습니다)

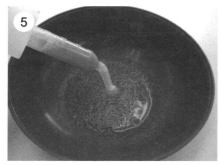

5 전량을 스포이트로 빨아들인다

스포이트로 약 먹이는 법
- 아이를 안으십시오
- 스포이트를 볼 안쪽을 따라 입 안에 넣고 조금씩 먹입니다.
- 다 먹으면 물이나 끓인 물, 우유, 모유를 주어 약을 뱃속으로 흘려보내 주십시오.

스포이트 관리	• 스포이트는 씻어서 말려두면 또 쓸 수 있습니다.
	• 아기용 소독액(밀튼 등)에 담가도 괜찮습니다.

약 Q&A

Q 약을 먹이면 토해 버립니다. 다시 한 번 먹이는 게 좋을까요?

A 먹고 금방 전부 토했을 때에는 다시 한 번 먹이십시오. 단, 토한 직후에는 또 토할지도 모르므로 30분~1시간 정도 지난 후에 시도해 보십시오. 약을 먹고 30분 이상 지난 후에 토했을 때에는 충분히 흡수되어 있으므로 다시 먹일 필요는 없습니다. 판단할 수 없을 때는 약제사에게 상담하십시오.

Q 전에 받은 약이 남아 있습니다. 증상이 같은데, 먹여도 될까요?

A 의사로부터 "이 약은 보존해 두고 같은 증상이 나타날 때 사용해도 된다."라는 말을 들은 약 이외에는 원칙적으로 보호자가 판단하여 가지고 있는 약을 먹여서는 안 됩니다. 비슷한 증상이라도 다른 질병일지 모릅니다. 특히 항균약 등을 안이하게 복용시키면 의사의 진단에 방해되는 경우가 있습니다.

Q 형이 먹던 감기약이 있습니다. 양을 줄여서 동생에게 먹여도 될까요?

A 의사의 허락 없이 본인 이외에게 복용시키면 안 됩니다. 비슷한 증상이라도 다른 질병일지 모르고, 연령과 체중에 따라 복용하는 양이 정해져 있습니다.

Q 약 먹이는 것을 잊었습니다. 어떻게 하면 좋을까요?

A 생각난 시점에서 곧바로 먹이십시오. 다음 복용 타이밍이 가까워져 있을 때는 먹는 걸 잊은 약은 먹이지 말고 다음 약부터 먹이십시오. 예를 들어, 1일 3회 아침 점심 저녁 먹는 약에서 점심치 약을 잊고 15시쯤에 생각났을 때에는 곧바로 점심치 약을 복용시키고, 저녁치를 자기 전쯤으로 시간을 미루어 먹이면 괜찮습니다. 혹시 저녁에 점심치 약 먹이는 것을 잊었다는 것을 알았을 때에는 점심치는 먹이지 말고 저녁치를 먹이십시오.

Q 아무리 해도 항생제를 잘 못 먹습니다. 어떻게 하면 좋을까요?

A 식전에 먹여 보십시오. 또한, 아이스크림 등의 식품이나 음료에 섞어도 먹이기 쉬워집니다. 그래도 잘 못 먹을 때에는 약사에게 상담하십시오(아무리 해도 못 먹을 때에는 의사와 상담합니다).

Q 보육원에 다니고 있습니다. 1일 3회 아침 점심 저녁에 먹이는 약인데 점심치는 어떻게 하면 좋을까요?

A 점심치를 귀가 후 곧바로 먹이고, 저녁치를 자기 전에 먹이십시오. 4시간 이상 간격이 있으면 괜찮습니다. 귀가시간이 꽤 늦은 경우에는 의사에게 상담하십시오.

클래리시드 먹이는 방법

클래리시드(일반명 클라리스로마이신)는 딸기향의 단맛이 나는 약이지만 원래 성분이 쓰기 때문에 입안에 오래 넣어두면 점점 쓴맛을 느낍니다. 재빨리 삼키게 하는 것이 요령입니다. 또한, 신맛이 있는 식품이나 음료와 궁합이 나빠서 섞으면 매우 씁니다. 식품이나 음료에 섞을 때에는 아래를 참고하십시오.

평가	식품명	약사의 코멘트
매우 좋다	초콜릿	입안에 쓴맛이 전혀 남지 않는다
	초코아이스	초코의 쓴맛이 클래리시드의 쓴맛을 지워 준다
	아이스크림	맛이 락토 아이스보다 진하기 때문에 쓴맛이 남지 않는다
	커피우유	보통의 커피우유와 같은 맛
	메이플시럽	시럽의 단맛으로 쓴맛이 사라진다
	약젤리 · 초코맛	쓴맛은 사라지지만 약간 가루가 남는 느낌이 있다 곧바로 물로 흘려 버리면 된다
그저 그렇다	락토 아이스	약간 쓴맛이 먹은 후까지 남는다
	푸딩	먹은 후부터 쓴맛이 나타난다. 빨리 물로 흘려 버리는 게 좋다
	연유	
매우 맛없다	이온음료	섞으면 금방 써지고 입에 넣는 순간 쓴맛이 퍼진다
	주스	
	약젤리 · 딸기맛	
	약젤리 · 복숭아맛	
	약젤리 · 포도맛	
	요구르트	
	야쿠르트	

주: 아이스크림은 유지방 8% 이상, 유지방 3% 이하의 경우에는 락토 아이스입니다.

비법 1 식사나 분유 · 모유 전에 먹이십시오(클래리시드를 먹인 후 조금 지나 밥이나 우유를 먹이십시오).

비법 2 클래리시드를 먹인 후에 초콜릿이나 아이스크림 등을 먹여 보십시오
(입에 남은 클래리시드를 제거해 줍니다).

비법 3 한 번에 전부 먹이지 말고 조금씩 몇 입에 나누어 먹이십시오.

지스로맥 먹이는 방법

지스로맥(아지스로마이신 수화물)은 쓴 약입니다. 제제 개량이 이루어져 먹기 쉬워졌지만 그래도 쓴맛이 있습니다. 단, 지스로맥은 '1일 1회 복용하고, 3일 먹으면 OK!'입니다. 전부 3번만 먹으면 되므로 노력해서 3번 먹이십시오. 식품이나 음료에 섞을 때에는 아래를 참고하십시오.

평가	식품명	약사의 코멘트
좋다	아이스크림: 바닐라맛	가장 권장!
	아이스크림: 초콜릿맛	약간 쓰다는 의견도 있음
	커피우유	
그저 그렇다	요구르트	먹은 후에 조금 쓰다
	약젤리: 초콜릿맛	약간 쓴맛이 있다
	푸딩	먹은 후에 조금 쓰다
	시럽: 초콜릿맛	
	시럽: 메이플	
	연유	
	이온음료	먹은 후에 쓴맛이 난다
	약젤리: 딸기맛	약간 쓴맛이 있다
	야쿠르트	먹은 후에 쓴맛이 난다
맛없다	사과주스	쓰지만 오렌지주스보다는 낫다
	오렌지주스	가장 쓰다!

비법 1 식사나 우유·모유 전에 먹이십시오(지스로맥을 먹인 후 조금 지나 밥이나 우유를 먹이십시오).

비법 2 연유나 시럽(메이플, 초코) 또는 아이스에 섞으면 먹기 쉬워집니다. 유지방 8% 이상의 아이스크림이, 유지방 3% 이하의 락토 아이스보다도 약의 쓴맛이 완화되어 먹이기 쉽습니다.

비법 3 지스로맥은 양도 많으므로 못 먹을 때에는 한 번에 전부 먹이지 말고, 조금씩 몇 입으로 나누어 먹이십시오.

에리스로신W 먹이는 법

에리스로신W(에리스로마이신 에틸호박산에스테르)는 클래리시드만큼 쓰지는 않지만 약의 양이 조금 많으므로 노력해서 먹이십시오.

에리스로신W는 식전에 먹는 편이 효과가 좋기 때문에 반드시 식사나 우유를 먹이기 전에 먹이십시오. 식품이나 음료에 섞을 때는 아래를 참고하십시오.

평가	식품명	약사의 코멘트
매우 좋다	연유	약의 맛이 안 난다
	시럽: 메이플	
	시럽: 초콜릿맛	
	아이스크림: 초콜릿맛	
	푸딩	
	아이스크림: 바닐라맛	
	약젤리: 초콜릿맛	맛있다
	커피우유	
그저 그렇다	요구르트	먹은 후에 조금 쓰다
	야쿠르트	조금 쓴맛이 느껴진다
	약젤리: 딸기맛	쓴맛이 느껴진다
맛없다	사과주스	조금 쓴맛이 강해진다
	오렌지주스	오렌지와 쓴맛이 섞여서 맛없다
	이온음료	곧바로 쓴맛이 느껴진다

비법 1 식사나 우유·모유 전에 먹이십시오(에리스로신W를 먹인 후 조금 지나 밥이나 우유를 먹이십시오).

비법 2 연유나 시럽(메이플, 초코) 또는 아이스에 섞으면 먹기 쉬워집니다. 유지방 8% 이상의 아이스크림이 유지방 3% 이하의 락토 아이스보다도 약의 쓴맛을 완화시켜 먹기 쉽습니다.

비법 3 에리스로신W는 양도 많으므로 못 먹을 때에는 한 번에 전부 먹이지 말고 조금씩 몇 입으로 나누어 먹이십시오.

바난 먹이는 방법

　바난(세프포독심프록세틸)은 쓴 약입니다. 섞으면 쓴맛이 더 강해지는 식품은 없지만 식품에 따라서는 조금 많이 섞는 편이 쓴맛을 느끼기 어려워지는 것도 있습니다. 오렌지맛 약이므로 오렌지주스나 사과주스와 궁합이 좋은 것 같습니다. 식품이나 음료에 섞을 때에는 아래를 참고하십시오.

평가	식품명	약제사의 코멘트
매우 좋다	오렌지주스	쓴맛이 오렌지맛으로 가려진다
	사과주스	궁합은 좋다
	이온음료	꽤 잘 맞는다
	요구르트	신맛이 잘 맞는다
	야쿠르트	
그저 그렇다	아이스크림	나쁘지는 않지만 '매우 좋다'고 할 정도는 아니다
	시럽	
	푸딩	
	약젤리 · 딸기맛	나쁘지는 않지만, 조금 많이 섞는 편이 좋다
	약젤리 · 복숭아맛	
	커피우유	섞어도 좋지만, 주스류가 더 좋다
	끓인 물	보통의 물로도 나쁘지 않다

비법 1　식사나 분유 · 모유 전에 먹이십시오(바난을 먹인 후 조금 지나 밥이나 우유를 먹이십시오).

비법 2　옛날식으로 설탕 등을 섞어 주어도 좋다고 생각합니다(단순하게 설탕을 좋아하는 아이도 있습니다).

비법 3　못 먹을 때에는 한 번에 전부 먹이지 말고, 조금씩 몇 입으로 나누어 먹이십시오.

타미플루 먹이는 방법

타미플루(오셀타미비어 인산염)는 '인플루엔자 바이러스를 죽이는' 것이 아니라 '늘어나는 것을 억제하는' 약입니다. 그 때문에 바이러스가 늘어나기 전에 미리 먹는 편이 잘 듣습니다. 단, 조금 쓰고 약의 양이 많기 때문에 먹이기 힘든 약입니다. 못 먹는 경우에는 식품이나 음료에 섞으면 먹기 쉬워집니다. 식품이나 음료에 섞을 때는 아래를 참고하십시오.

평가	식품명	약사의 코멘트
매우 좋다	연유	매우 맛있다
	이온음료	약을 섞어도 이온음료의 맛이 변하지 않아 맛있게 먹을 수 있다
	아이스크림: 딸기맛	약간의 신맛과 단맛이 잘 어울려 먹기 쉽다
	아이스크림: 초콜릿맛	초콜릿의 단맛으로 쓴맛이 지워지는 듯한 느낌
	사과주스	약간의 신맛이 좋다
	코코아	코코아의 부드러운 단맛이 감싸 주는 느낌
	야쿠르트	약간의 신맛과 잘 어울림
	커피우유	커피우유가 과일우유처럼 된다
	아이스크림: 바닐라맛	나쁘지 않지만, 딸기맛이나 초콜릿맛 정도는 아니다
그저 그렇다	요구르트	단맛 나는 요구르트는 좋지만, 신맛이 있는 요구르트는 평가가 낮다
	핫케이크 시럽	연유처럼 모두가 좋아하는 것은 아니다
	오렌지주스	'맛없다', '맛있다'로 의견이 나뉘었다
매우 맛없다	초코시럽	뭔가가 부족한 느낌
	약젤리: 복숭아	맛없다고 말한 것이 4명 중 3명
	약젤리: 초코	맛없다고 말한 것이 4명 중 3명
	푸딩	전원일치로 맛없다!

조언 ① 식품에 섞어도 좋지만 약을 먹고 나서 달콤한 식품을 먹이는 방법도 권장합니다(섞으면 맛이 약간 변하므로 싫어하는 아이도 있습니다).

조언 ② 타미플루가 이상행동을 일으키지는 않는가라는 보도를 자주 듣습니다. 하지만 현시점에서는 분명한 인과관계는 밝혀지지 않았습니다. 인플루엔자에 걸리면 타미플루 복용에 관계없이 이상한 행동을 일으킨다고 알려져 있습니다. 이 때문에 인플루엔자에 걸리면 발증 후 1~2일간은 아이의 곁에 반드시 어른이 있도록 해 주십시오.

조언 ③ 인플루엔자에 걸렸을 때는 일반약을 먹이기 전에 반드시 약사에게 상담하십시오. 먹어서는 안 되는 성분이 포함되어 있는 경우가 있습니다.

소청룡탕 먹이는 방법

소청룡탕은 한방약으로 독특한 냄새와 맛이 있습니다. 또한, 물에 잘 녹지 않기 때문에 주스 등에 녹여도 알갱이가 남습니다. 그 때문에 걸쭉한 식품에 섞으면 먹기 쉬워집니다. 식품이나 음료에 섞을 때는 아래를 참고하십시오.

평가	식품명	약사의 코멘트
좋다	요구르트	가장 궁합이 좋다
	아이스크림	이 조합도 좋다
	연유	걸쭉해져 있으므로 녹지 않아도 먹을 수 있었다
그저 그렇다	메이플 시럽	걸쭉해져 있으므로 녹지 않아도 먹을 수 있었다
	푸딩	맛없지는 않다
	약젤리: 복숭아맛	초콜릿맛보다 점수가 조금 높다
	약젤리: 초콜릿맛	걸쭉해져 있으므로 녹지 않아도 먹을 수 있었다
맛없다	오렌지주스	녹지 않으므로 매우 먹기 어렵다
	커피우유	
	이온음료	
	끓인 물	

한방약은 대체로 찬물이나 주스 등에는 전혀 녹지 않습니다. 그래서 한방약을 녹여서 먹이는 방법을 정리했습니다. 단, 어느 방법에서도 완전히는 녹지 않습니다. 섞으면서 먹이십시오.

비법 1 뜨거운 물에 녹이고 식힌 후에 좋아하는 음식과 섞는다.

비법 2 숟가락 등을 사용하여 한방약의 알갱이를 잘게 부순 후 녹인다(이것은 꽤 힘들지 모릅니다).

비법 3 작은 접시에 소량의 물과 함께 넣고 전자레인지로 가열한다.

좌약 사용법

좌약을 사용하는 기준은 열이 38.5℃ 이상이 되었을 때입니다. 단, 열이 높아도 기분이 좋고 건강할 때나 자고 있을 때는 사용할 필요는 없습니다. 아이의 증상과 상태를 보고 사용하십시오.

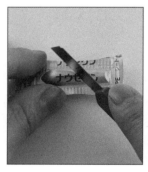 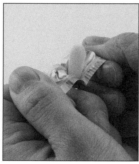

체중에 따라 1개로는 많은 경우에는 예를 들어, 1/2개 등 좌약의 양을 조절하도록 의사의 지시가 있습니다. 그 때에는 가위나 커터로 좌약을 잘라 끝이 뾰족한 쪽을 사용하십시오. 커터를 더운 물로 데워 두면 자르기 쉬워집니다.

① 작은 아이의 경우에는 반듯하게 눕히고 발을 들어 항문에 좌약의 뾰족한 부분을 넣으십시오.
② 넣은 후 좌약이 나오는 경우가 있습니다. 30초~1분 정도 항문을 가볍게 눌러 주십시오. 티슈페이퍼를 사용해서 눌러도 좋습니다.

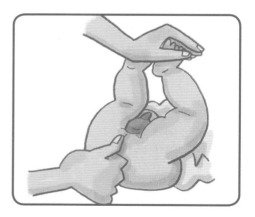

● 차거나 자극이 있을 때
냉장고에서 잠시 꺼내 두어 실온으로 만들거나 손바닥으로 데워 주십시오
● 잘 안 들어갈 때
좌약의 표면에 물 또는 올리브오일, 베이비오일을 바르면 미끄러워 항문에 넣기 쉬워집니다.
● 변과 함께 좌약이 나와 버렸을 때
삽입 후 곧바로 변과 함께 좌약이 나와 버렸을 경우에는 다시 한 번 같은 좌약을 넣어 주십시오. 삽입 후 30분 이상 지났다면 대부분 흡수되어 있으므로 그대로 상태를 지켜보십시오.

연고 바르는 방법

① 우선은 손을 잘 씻어 주십시오.

② 환부를 청결하게 합니다. 연고 튜브에서 짜내 손가락에 얹은 약을 '띄엄띄엄' 작게 몇 군데에 얹어 주십시오.

③ 손가락 지문 부분을 미끄러뜨리듯이 해서 약을 펴서 발라 주십시오. 얇게 펴듯이 바르는 것이 요령입니다.

④ 만져서 끈적하게 남아 있는 느낌이 들면 너무 많이 바른 것입니다. 반짝거리게 보이는 정도가 딱 좋습니다. 바른 부분에 티슈페이퍼를 붙이고 뒤집어도 떨어지지 않는 정도가 딱 적당한 양이라고 합니다.

바르는 양의 기준

5g 연고 튜브 1개의 경우 어른 손바닥 면적의 약 20배를 바를 수 있습니다. 예를 들어, 얼굴 전체에 바를 때에는 손바닥 2개 정도이므로 0.5g이 기준입니다. 약을 어른의 검지 끝에서 첫 번째 관절의 선까지 짜내면 약 0.5g이 됩니다.

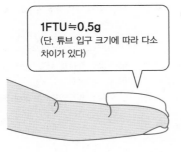

1FTU≒0.5g
(단, 튜브 입구 크기에 따라 다소 차이가 있다)

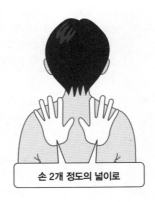

손 2개 정도의 넓이로

주의 연고에는 다양한 종류가 있어 증상과 장소에 따라 구분하여 사용할 필요가 있습니다. 다른 연고를 쓰면 효과를 얻을 수 없고 증상을 악화시키는 경우가 있으므로 자택에 남아 있는 연고를 자기 판단으로 사용하지 말고 의사 또는 약사에게 상담하십시오.

이 연고, 핥아도 괜찮은가? 눈에 들어가도 괜찮은가?

약국에서 판매하고 있는 연고나 크림 중 많은 것은 아이가 오식(誤食)해도 큰 문제는 없습니다. 따라서 연고를 바른 부분을 핥아도 특별히 문제는 없습니다. 단, 눈에 들어가면 자극성이 있는 약제가 몇 개 있으므로 주의가 필요합니다.

약제명(일반명)	약의 효과	오식(誤食)한 경우	눈에 들어간 경우
알메타 연고 (알클로메타손 프로피온산 에스테르)	염증을 억제하는 약	보통 유소아의 오식 정도로는 거의 증상은 나타나지 않는다	자극성 있음(벤질알코올이 들어 있기 때문) 눈에 들어갔다면: 흐르는 물로 씻는다
페나졸 크림 (우페나마트)	염증을 억제하는 약	보통 유소아의 오식 정도로는 거의 증상은 나타나지 않는다	자극성 있음 눈에 들어갔다면: 물로 씻어낸다
우레펄 크림(요소)	보습제	대량으로 섭취하지 않는 한 문제없다	아프다(요소는 눈 점막에 자극성이 있다) 눈에 들어갔다면: 물 또는 미지근한 물로 눈을 씻는다(절대 눈을 비비지 않는다)
카질리 (페놀 아연화 도포제)	방부 · 소독 · 진양 · 피부 보호	바른 곳을 핥은 정도로는 문제없다. 단, 대량으로 오식한 경우에는 아연이나 페놀을 포함하고 있기 때문에 문제 있음 오식했다면: 증상이 없으면 경과 관찰. 증상이 있으면 곧바로 의료기관에서 진찰 받는다	아프다(페놀을 포함하고 있기 때문에 자극성이 있다) 눈에 들어갔다면: 물로 씻는다(눈 주위에 바를 때에는 얇게 바르고 마르는 것을 기다린다. 손으로 만져서 눈에 들어가지 않도록 주의한다)
덱사메타손 크림 (덱사메타손)	염증을 억제하는 약	보통 유소아의 오식 정도로는 증상은 거의 나타나지 않는다	소량이라면 문제없다(자극성도 없다). 대량의 경우 작열감, 동통, 충혈, 결막염을 일으킬 가능성 있음 눈에 들어갔다면: 흐르는 물로 씻는다
겐타신 연고 (젠타마이신 황산염)	항균약	보통 유소아의 오식 정도로는 증상은 거의 나타나지 않는다(대량의 경우에는 베이스 성분인 바셀린 때문에 설사를 일으킬 가능성 있음)	자극성은 거의 없다
조비락스 연고 (아시클로버)	항바이러스약	보통 유소아의 오식 정도로는 증상은 거의 나타나지 않는다	눈에 들어가면 통증 있음(작열감, 동통, 충혈, 결막염) 눈에 들어갔다면: 흐르는 물로 씻는다
니조랄 크림 (케토코나졸)	항진균약	보통 유소아의 오식 정도로는 증상은 거의 나타나지 않는다	눈에 들어가도 자극성은 적다 눈에 들어갔다면: 흐르는 물로 씻는다

안약 넣는 방법

①

손을 흐르는 물에 비누로 잘 씻는다

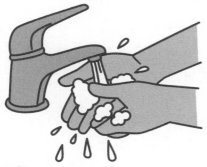

②

방법①: 고개를 젖히게 하고 넣는다

아이의 머리를 보호자의 무릎 위에 얹고 고개를 젖히게 하여 눕히고 아래 눈꺼풀을 가볍게 내리고 (메롱~하듯이) 점안한다.

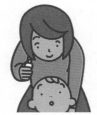

방법 ②: 자고 있을 때 넣는다

싫어할 때에는 아이가 자고 있을 때 몰래 넣는다.

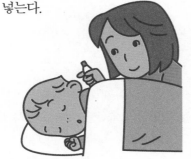

방법 ③: 눈을 감게 하고 넣는다

점안 시에 눈을 감아버리는 아이는 눈 주위를 청결한 가제나 티슈페이퍼로 닦은 후에 눈을 감게 하고 눈머리에 안약을 떨어뜨리고 깜빡거리게 하면 안약이 눈에 들어갑니다.

아이가 울고 있는 동안에는 눈물로 안약이 흘러버리기 때문에 점안을 피하십시오.

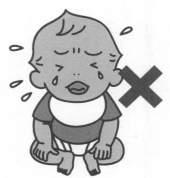

그 외 주의점
· 더러워진 손으로 점안 용기를 다루지 말아 주십시오.
· 용기 끝으로 눈에 상처를 입히지 않도록 하십시오.
· 점안 용기의 뚜껑을 열어둔 채로 방치하지 마십시오.
· 점안 용기의 겉포장을 벗긴 채 가방 등에 넣지 마십시오.
· 안약은 직사광선을 피해 서늘한 곳에 보관하십시오.
· 개봉하고 1개월 이상 경과한 안약은 사용하지 말고 파기하십시오.

(일본안과의회《점안제 적정 사용 핸드북 – Q&A–》에서 인용, 일부 수정)

무화과나무 관장 방법
면봉 관장 방법

　변이 며칠간 나오지 않는 경우 등에 의사로부터 관장을 하도록 지시받는 경우가 있습니다. 관장에는 약국 등에서 구입한 무화과나무 관장을 사용하는 방법과 면봉을 사용한 방법 등이 있습니다. 자세한 사항은 약사에게 상담하십시오.

Ⅰ 무화과나무 관장 방법

● **1세 미만의 경우**
기저귀 갈 때의 자세로 관장합니다

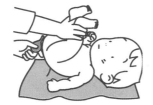

● **1세가 지난 경우**
옆으로 눕히고 관장합니다

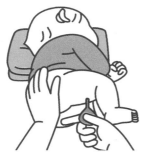

① 엉덩이 밑에 비닐시트나 타월 등을 깔아 둡시다.
② 무화과나무 관장을 따뜻한 물(40℃ 정도)에 넣고 체온에 가까워질 때까지 데웁니다(온도를 너무 올리지 않도록 주의하십시오).
③ 무화과나무 관장의 뚜껑을 벗기고 끝 부분에 올리브오일 등을 바릅니다(베이비오일도 OK).
④ 가늘고 긴 부분이 보이지 않을 때까지 항문에 충분히 꽂아 넣습니다. 1세 미만의 아이는 기저귀 갈 때의 자세에서 삽입합니다. 1세가 지났다면 몸의 좌측을 밑으로 해서 옆으로 눕히고 삽입합니다.
⑤ 약을 서서히 주입합니다. 관장을 뺐으면 기저귀나 티슈페이퍼로 항문을 잠시 누르고 될 수 있는 한 배변을 참게 하십시오.

Ⅱ 면봉 관장 방법

① 면봉 끝에 올리브오일 등을 바릅니다.
② 항문에 얕게(면봉의 하얀 부분이 숨겨지는 정도) 꽂아 넣고 항문 안쪽을 자극하십시오. 점막이 상처 입지 않도록 부드럽게 자극하십시오.

토했을 때

● 토하고 있는 도중에는 먹이지 않는다

탈수를 걱정하여 수분을 섭취하게 하고 싶더라도, 토하고 있을 때에는 아무것도 먹이지 않는 것이 원칙입니다.

● 우선은 수분부터

구역질이 잦아들면 수분을 조금씩 먹이십시오.
아래와 같은 이온음료를 권장합니다.

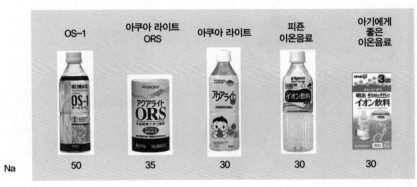

	OS-1	아쿠아 라이트 ORS	아쿠아 라이트	피죤 이온음료	아기에게 좋은 이온음료
Na	50	35	30	30	30

농도(mEq/L)

나트륨(Na)을 많이 포함한 음료 쪽이 수분 흡수율이 높지만 맛이 진해서 아이에게는 먹기 힘들기 때문에 흡수율이 높고 맛이 너무 진하지 않는 아쿠아 라이트 ORS를 권장하고 있습니다.

● 수분을 섭취할 수 있게 되면 약, 그 다음에 식품을

수분을 섭취했으면 약을 먹입니다. 식사는 서두르지 말고 증상이 완화된 후에 소화에 좋은 것을 조금씩 줍니다.

● 탈수 증상에 주의!

· 몇 번이고 계속 토할 때
· 기운이 없고 안색이 나쁠 때
· 입술이 건조하고 소변이 적을 때

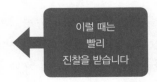

이럴 때는
빨리
진찰을 받습니다

탈수 증상

　어른은 체중의 약 60%가 수분이지만 아기는 약 80%가 수분입니다. 수분이 대량으로 부족하면 탈수 증상을 일으키고 위험합니다. 특히, 구토나 설사가 계속되어 몸에서 대량의 수분이 사라졌을 때에는 탈수 증상에 주의하십시오.

탈수 증상의 사인

소변 횟수가 준다

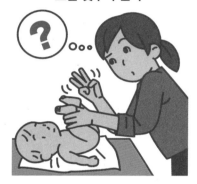

입술이 꺼칠꺼칠해 있다

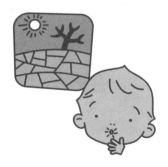

눈이 움푹 들어가 있다

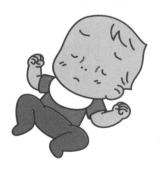

축 늘어져 있다

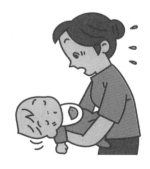

탈수 증상의 사인을 발견하면 긴급하게 진찰을 받으십시오

● 제대로 수분을 섭취해도 탈수 증상이 진행되는 경우가 있습니다. 반나절 정도 소변이 나오지 않는다, 울어도 눈물이 나오지 않는다, 몸이 작아졌다, 기운이 없다 등 평소와 다른 모습을 발견하면 의료기관에 가서 진찰 받으십시오.

설사 시에 처방되는 약

설사는 장내 이물을 내보내려고 하는 반응이므로 무리하게 막지 말고 장 기능을 개선하면서 치료해 가는 것이 기본입니다. 단, 설사가 오래 계속되거나 심한 설사로 탈수가 걱정될 때에는 지사제를 사용합니다.

● 정장제

유산균이나 낙산균 등 장 상태를 조정하는 균이 많이 들어 있습니다. 지사제와 달리 계속 먹어도 변비가 되는 일은 없습니다. 기본적으로 처방된 날짜 분을 복용하십시오.

> **미야비엠**: 낙산균이 주성분으로 약간 단맛이 납니다. 분포지(分包紙) 상태에서도 장시간 보존할 수 있습니다.
>
> **비오페르민**: 유산균의 일종으로, 아주 조금 단맛이 납니다. 미야비엠과 달리, 분포지(分包紙) 상태에서는 1주일 정도밖에 보존할 수 없습니다.
>
> **레베닌**: 유산균의 일종입니다. 위의 2개와 달리, 항생제와 함께 먹어도 괜찮습니다.

●지사제

설사가 오래 계속되거나 증상이 심할 때에는 지사제를 사용합니다. 정장제와 달리 장 기능을 억제하기 때문에 설사가 나은 후에도 계속 복용하면 변비가 되는 경우가 있습니다.

> **로페민(로페라마이드 염산염)**: 장 기능을 억제하여 설사를 개선합니다. 약이 효과가 있어서 배변이 24시간 멈추면 복용을 중지하십시오(또 설사가 시작되었을 때에는 다시 복용하십시오). 이 약은 세균성 설사 시에 복용하면 거꾸로 증상이 악화되는 경우가 있습니다. 의사의 지시 없이 집에 남아 있는 약을 먹이지 않도록 하십시오.

●엉덩이 발진 약

설사 시에는 엉덩이에 발진이 생기기 쉬우므로 잘 씻고 말려 주십시오.
엉덩이 발진 증상에 따라서는 염증을 억제하는 약이나 균을 죽이는 약이 처방되는 경우도 있습니다.

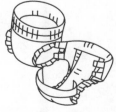

엉덩이 관리

설사를 하면 기저귀 안이 눅눅해질 뿐 아니라 변에 의해 피부가 자극 받아 염증이 생기기 쉽습니다. 장시간 기저귀를 젖은 채로 두지 않도록 주의합니다.

● 엉덩이는 씻어 줍니다

설사로 더러워진 엉덩이를 물티슈로 박박 닦으면 피부를 자극해서 염증이 생기기 쉽습니다. 좌욕이나 샤워로 자주 엉덩이를 씻어 줍니다. 항문 주위나 허벅지 안쪽의 움푹 파인 곳 등은 특히 꼼꼼하게 씻어 주십시오.

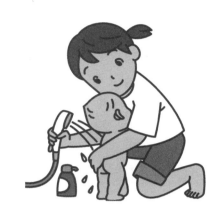

● 기저귀를 자주 갈아 줍니다

기저귀는 자주 확인하고 더러워져 있으면 바로 갈아 주십시오. 엉덩이에 변이 묻어 있는 시간을 짧게 하는 것이 포인트입니다.

● 엉덩이를 잘 말려 줍니다

씻은 후에 습기가 남아 있으면 염증을 일으키기 쉬워집니다. 엉덩이를 씻었으면 부드러운 타월이나 가제로 수분을 닦아내고 드라이어의 약한 온풍으로 확실하게 말립니다.

● 기저귀 염증이 좀처럼 낫지 않을 때는

기저귀 염증이라고 생각하여 제대로 씻어도 좀처럼 낫지 않을 때는 칸디다라는 균에 의한 염증일지 모릅니다. 의사에게 상담하십시오.

구토설사증 예방

구토설사증은 로타바이러스나 노로바이러스에 의한 바이러스성 위장염으로 겨울부터 봄에 유행합니다. 적은 바이러스로도 감염되므로 유치원·보육원에서 발생하면 순식간에 감염이 확산됩니다.

가정에서의 주의점

- 가장 유효한 예방법은 '손 씻기'입니다. 귀가 시와 식사 전에는 흐르는 물과 비누로 확실히 손을 씻어 주십시오. 요리나 상차림 전에도 흐르는 물과 비누로 손을 씻습니다.
- 조개류는 노로바이러스 감염의 원인이 되는 경우가 있으므로 감염되기 쉬운 고령자나 유유아는 피하는 편이 무난합니다. 잘 가열해 주십시오.

소독

- 노로바이러스나 로타바이러스는 염소계 소독제나 열탕(85℃ 이상)에서 사멸하지만 알코올이나 역성 비누에서는 사멸하지 않습니다. 구토물을 씻어낸 장소의 소독에는 차아염소산계 소독제([상품명: 퓨락스, 밀튼 등] 농도 0.02% 이상)나 가정용 표백제([상품명: 하이타, 블리치 등]은 약 200배 정도로 희석하여)를 사용하십시오. 또한, 심하게 더러워진 경우에는 각각 5배의 농도로 소독하십시오.
- 아주 적은 양의 바이러스가 몸 안에 들어오는 것만으로도 쉽게 감염되기 때문에 장갑, 마스크, 가능하면 보호안경을 쓰고 처리하십시오. 구토물이나 변이 묻은 의류 등을 그대로 세탁기에 넣지 않도록 합니다(세탁기가 오염됩니다). 위에 언급한 차아염소산계 소독제나 가정용 표백제에 담근 후에 빠십시오.
- 염소계 소독약은 색이 빠집니다. 의류 등에서 색이 빠지는 걸 원하지 않을 때에는 열탕(85℃ 이상)에 1분 이상 담그십시오. 또한, 카펫 등은 구토물을 제거한 후 스팀 다리미로 직접 다리십시오.
- 조개류의 내장을 남기고 조리했을 때에는 도마나 칼(금속류는 불가)은 곧바로 열탕 또는 염소계 소독약으로 소독합니다.

차아염소산계 소독제로 손가락이나 몸을 소독하지 말아 주십시오

(국립감염증연구소 감염증정보센터의 웹사이트에서 인용, 일부 수정)

인플루엔자

예방대책

　일상생활에서는 몸 상태를 관리하여 저항력을 키우고 가능한 한 바이러스에 접촉하지 않도록 주의하는 것이 중요합니다. 또한, 인플루엔자 바이러스는 습도에 매우 약하므로 가습기 등을 사용하여 적절한 습도를 유지하는 것이 유효합니다.

- **영양과 휴식을 취한다**: 몸 상태를 관리하고 저항력을 키움으로써 감염되지 않도록 합니다.
- **사람 많은 곳을 피한다**: 병원체인 바이러스에 가능한 한 접촉하지 않도록 주의합니다.
- **적절한 온도·습도를 유지한다**: 바이러스는 저온, 저습을 좋아합니다. 건조한 공기 중에서는 바이러스는 장시간 떠돕니다. 가습기 등으로 적절한 습도를 유지합니다.
- **손 씻기와 양치질을 한다**: 손 씻기는 접촉에 의한 감염을, 양치질은 목의 건조를 막습니다.
- **백신 접종을 받는다**: 조기에 백신 접종을 받습니다.

인플루엔자의 증상

　아래의 증상이 있을 때는 인플루엔자가 의심됩니다. 조기에 의료기관에 가서 진료 받습니다.

☐ 급격한 발증		
☐ 38℃ 이상의 발열/오한		
☐ 관절/근육통	☐ 권태감/피로감	☐ 두통

※기침/콧물/재채기, 목 아픔 등의 '감기 증상'도 동시에 혹은 조금 늦게 나타납니다

몸 상태가 나쁠 때의 이유식

1 수분 보급을 충분히

　몸 상태가 나쁠 때에 가장 걱정인 것이 탈수 증상입니다. 열이나 설사, 구토 등이 있으면 아기는 아무것도 먹고 싶어하지 않습니다. 그런 때에 억지로 먹일 필요는 없지만 수분은 충분히 보급합니다. 끓여서 식힌 물, 보리차, 사과 과즙, 야채수프, 아기용 이온음료 등을 숟가락 등으로 조금씩 수차례에 나누어 먹입니다.

2 이유식의 형태는 1단계 낮춘다

　몸 상태가 나쁠 때에는 변비 중이 아니라면 이유식 형태는 1단계 낮추어 부드럽게, 양도 적게 하는 것이 원칙입니다. 증상에 따라서는 의사로부터 이유식 중단을 지시 받는 경우도 있습니다. 나은 다음에 이유식을 재개하는 경우에는 이유식의 형태를 1단계 낮추고 소량에서부터 늘려 갑니다.

3 소화에 좋은 식품을 고른다

　몸 상태가 나쁠 때에는 위장 기능도 저하되므로 소화에 좋은 식품을 줍니다. 섬유와 유분이 적은 식품을 고릅니다. 수분을 많이 포함한 쌀죽, 우동을 흐물흐물하게 끓인 것 등을 주어서 문제가 없다면 순무나 호박 등의 야채를 고운체로 거른 것을 추가합니다.

　증상이 개선되고 식욕이 나타나면 단백질원인 닭가슴살, 두부, 흰살 생선, 계란 등을 확실히 가열하여 조금씩 줍니다. 찌고·조리는 등 기름을 쓰지 말고 조리합니다.

4 비타민, 미네랄원의 보급도

　열과 땀에 의하여 수분뿐 아니라 비타민류나 칼륨, 나트륨 등의 미네랄류도 소실됩니다. 과즙이나 비타민 함유 음료, 야채주스, 된장국 등으로 비타민과 미네랄을 보충합니다.

설사 시의 식사

설사가 계속되면 대량의 수분과 미네랄이 손실됩니다. 설사만 하고 구토는 없는 경우 베이비용 이온음료, 야채수프, 된장국, 묽게 한 과즙 등을 조금씩 횟수를 늘려 먹입니다. 찬 것은 위장을 자극하므로 사람 피부 온도로 합니다.

식품은 위장에 자극이 없고 소화흡수가 좋은 것을 고릅니다. 식물섬유와 기름을 피하고, 죽이나 우동 등 전분질을 중심으로 합니다. 또한, 흰살 생선과 계란 등 양질의 단백질도 약해진 위장을 회복시킵니다. 그리고 야채나 과일은 고운체로 걸러서 식물섬유를 제거하는데, 사과나 당근은 가는 편이 위장 회복을 빠르게 하는 것 같습니다.

식욕이 돌아오면 이유식은 가능한 한 빨리 재개합니다. 불필요한 식사 제한은 위 회복을 늦춘다고 합니다.

설사 시에 먹어도 되는 것·안 되는 것

⭕ 소화에 좋은 것: 미음이나 수프, 죽, 우동, 부드러운 계란찜, 생선 조림(흰살 생선), 고구마, 두부, 사과 간 것, 고운체로 거른 야채

❌ 섬유가 많은 것, 기름진 것: 해조, 버섯, 우엉, 죽순, 연근 등의 야채, 지방이 많은 고기나 생선, 우유, 소시지나 햄, 비엔나 소시지, 튀김, 오트밀, 단단하게 삶은 계란 흰자, 어묵 등

포인트
- 전분질을 중심으로. 식물섬유와 기름진 것은 NG
- 이유식은 조기에 재개한다
- 설사로 상실된 수분·미네랄은 듬뿍 보충

피부 보습은 꼼꼼하게

겨울은 공기가 건조하여 피부가 거칠어지기 쉽습니다. 아이의 피부는 어른보다 얇고 민감합니다. 피부가 건조하면 가려움과 습진의 원인이 됩니다. 올바른 관리는 아토피성 피부염 등 알레르기 질환 예방을 위해서도 매우 중요합니다.

1 　스킨케어의 포인트

① 피부의 더러움을 제거하고 청결하게 유지하는 것이 기본이다. 비누를 사용하여 몸을 씻는 것은 1일 1회로 자제한다(비누를 너무 많이 쓰면 오히려 피부가 거칠어지므로 주의한다)
② 비누를 사용할 때에는 손바닥으로 충분히 거품을 내고 피부 표면을 쓰다듬듯이 씻는다(더러움이 잘 씻기고 피부에 자극이 없다)
③ 목욕 후에는 타월로 가볍게 누르듯이 하여 수분을 닦는다(박박 닦지 않는다)
④ 보습제는 손바닥으로 얇게 펴듯이 바른다

2 　보습제 고르는 법

보습제는 저자극에 첨가물이 적은 아이용, 또는 민감 피부 어른용을 고릅니다('알레르기 테스트 완료'라는 표시도 확인합니다).
보습제에는 아래와 같은 성분이 있습니다.
① 피부 표면에 유막을 만든다(바셀린, 스쿠알렌, 미네랄오일 등)
② 수분과 결합하여 보습한다(아미노산, 히알루론산 등)
③ 보습뿐 아니라 잡균의 침입을 막는 배리어 기능을 높인다(세라미드 등)

- 피부에는 유분과 수분 양쪽을 보충하는 것이 중요하므로 양쪽이 배합된 유액 타입이 좋다고 간주되고 있습니다. 단, 피부에 맞지 않는 경우도 있기 때문에 처음에는 소량을 사용하고 상태를 보십시오.
- 입욕 시, 보습 성분이 포함된 입욕제를 사용하는 방법도 있습니다.

수유 중 먹는 약에 관하여
걱정되는 게 있다면 약사에게 상담을

아이의 성장에는 모유가 좋다고 되어 있습니다. 한편, 모유에는 어머니가 먹은 것이 많이 포함됩니다. 그 때문에 특히 걱정되는 것이 약입니다.

모유는 혈액을 원료로 만들어집니다. 그 성분은 어머니의 몸 상태, 식사 내용 등에 의해 변합니다. 어머니가 복용한 약도 모유에 포함되어 나옵니다.

모유 속의 약 성분은 그것을 먹은 아기의 체내로 들어갑니다. 단, 어머니가 먹은 약이 전부 모유로 나오는 것은 아니고, 일반적으로는 먹은 약의 1% 미만이라고 합니다. 또한, 약에 따라서는 모유로 거의 나오지 않는 것, 또 아기가 먹어도 전혀 걱정 없는 것도 있습니다.

어머니는 '약을 먹기 때문에 모유를 중단하고 분유로 바꿔야지.'라고 생각하기 쉬운데 의외로 괜찮은 경우가 많은 것입니다.

수유 중 약에 관해서 신경 쓰이는 것이 있으면 약사에게 상담하십시오.

모유의 장점

모유를 하는 육아의 장점은 아기와 어머니 양쪽에 있습니다.

● 아기의 장점

1	각 영양소의 질과 균형이 좋다
2	소화 · 흡수가 좋다
3	위장 · 간 · 신장에 대한 부담이 적다
4	감염 방어 물질이 포함되어 있다
5	알레르겐이 없다
6	인지기능을 높인다(모유로 키우면 인지기능이 높아진다는 보고가 있다)
7	생활습관병 예방(장래의 비만, 고지혈증, 당뇨병, 고혈압 리스크를 낮춘다)

● 어머니의 장점

1	유방암, 자궁암, 난소암 발증 리스크가 낮아진다
2	분만 후의 출혈을 줄인다
3	월경 재개를 늦게 하고 빈혈을 개선한다
4	체중을 낮추고 산후 비만을 예방한다
5	폐경 후의 골다공증 리스크가 낮아진다

● 아기와 어머니 양쪽의 장점

1	어머니와 아이의 유대를 강하게 한다
2	수면, 각성, 생활 리듬의 공유로 이어진다

> **주의** 여기에서는 모유의 장점을 정리했습니다. 인공 분유에도 모유에 부족하기 쉬운 비타민D 등의 영양소가 균형 있게 포함되어 있고, 포만감이 좋다는 등 다양한 장점이 있습니다. 또한, 모유가 잘 안 나오는 때와 같은 경우에는 인공 분유로 보충할 필요가 있습니다.

약이 모유 속으로
이행하는 작용 기전

어머니가 약을 먹으면 약은 소화관에서 흡수되어 혈액 속으로 들어갑니다. 약은 혈액을 매개로 유선에 도달하여 모유 속으로 분비됩니다. 모유로 나오기 쉬운 정도는 약에 따라 다릅니다. 또한 어머니, 아기의 상태에 따라서도 다릅니다.

● 약의 인자
모유로 이행하기 쉬운 약제는 아래와 같은 특징이 있습니다.
① 분자량이 작은 약일수록 모유 속으로 이행한다
② 혈액 중에서 알부민 등의 단백질에 약이 부착하면 모유로 이행하기 어려워진다
③ 기름에 녹기 쉬운 약 쪽이 모유로 이행한다
④ 모유는 약산성이므로 약염기성(알칼리성) 약 쪽이 모유로 이행한다
⑤ 지속시간이 긴 약은 모유로 이행하는 양이 증가한다
⑥ 소화관에서의 흡수가 좋은 약은 어머니뿐 아니라 아기의 흡수도 좋으므로 영향이 나타나기 쉽다고 한다
⑦ 종합감기약 등은 복수의 성분이 배합되어 있으며, 그 중에는 아기가 복용할 수 없는 성분이 포함되어 있는 것도 있다

● 어머니 쪽 인자
① 먹는 약보다 흡수약이나 첩부약 등이 영향이 적다
② 장시간에 걸쳐 먹는 약이 단기간의 약보다 영향이 나타나기 쉽다

● 아기 쪽 인자
① 조산아나 신생아의 경우에는 약의 리스크가 높아진다. 월령이 높아져 체중 당 모유 섭취량이 적어지면 리스크는 낮아진다. 아기의 간 기능이나 신장 기능이 성숙해지므로 영향도 감소한다
② 아기 자신이 약을 먹고 있는 경우: 어머니의 약과 아기의 약 사이에서 상호작용이 일어날 가능성이 있다

수유 중인 어머니가
주의해야 할 기호품은?

술, 차, 커피 등의 음료나 담배는 임신 중과 마찬가지로 수유 중에도 주의가 필요합니다.

● 카페인

모유 속으로 카페인이 많이 이행하면 아기가 신경과민이나 불면을 일으킬 가능성이 있습니다. 아기의 간 대사는 미숙하므로 지나치게 섭취하지 않도록 주의하십시오.

카페인 양은 커피 1잔에 30~40mg, 녹차 1잔에 20~40mg, 홍차 1잔에 50~70mg, 콜라 1잔에 35mg입니다. 옥로(玉露) 1잔에는 무려 160mg이나 들어 있습니다. 또한, 드링크제에도 30~60mg 정도 들어 있습니다. 커피뿐 아니라 차, 기타 드링크제 등 카페인이 많은 음료에도 주의하십시오. 그리고 커피 1일 3잔 정도까지라면 카페인은 유아의 소변에서 검출되지 않는다고 합니다.

● 담배

담배에 포함된 니코틴은 어머니의 혈중농도의 1.5~3배의 농도로 모유로 이행한다고 하며 아기의 불면, 설사, 구토, 포유 저하 등을 일으킬 가능성이 있습니다. 또한, 아기가 간접흡연에 노출되어 호흡기 질환을 앓기 쉬워집니다. 어머니의 경우에도 흡연에 의해 모유가 잘 안 나오게 된다고 합니다. 이와 같이 수유 중인 어머니는 금연하는 것이 바람직하지만, 금연할 수 없더라도 모유 육아는 계속하는 편이 좋다고 간주되고 있습니다. 왜냐하면 모유에 포함되어 있는 니코틴 등의 단점보다도 모유의 장점 쪽이 훨씬 크기 때문입니다. 단, 금연을 못 하더라도 아기의 옆에서는 절대로 피우지 않도록 하십시오.

● 알코올

알코올은 섭취 후에 빠르게 모유로 이행합니다. 모유 속 농도는 혈중농도의 90~95%에 달합니다. 또한, 모유 분비를 억제하는 작용도 있습니다. 수유 중에는 술을 먹는 것은 권장할 수 없지만 가끔 즐기는 정도라면 문제없습니다.

> 참고: 미국의학연구소는 알코올 섭취량은 1일당 0.5g/kg(어머니의 체중) 이하로 권고하고 있습니다. 이것은 체중 60kg에서 맥주(350mL) 2캔, 테이블 와인으로 글래스 2잔입니다(미국인의 체중이므로 일본인에 비해서 많게 설정)

알코올 섭취 후 약 2시간은 수유를 피할 것, 그리고 알코올 취기가 사라진 후 수유하면 영향을 경감할 수 있습니다.

호흡기 감염증

인간은 숨을 쉬고 있으므로 항상 감염 위험성에 노출되어 있습니다. 감염되는 장소에 따라, 인두염, 후두염, 기관지염, 세기관지염, 폐렴 등으로 불립니다.

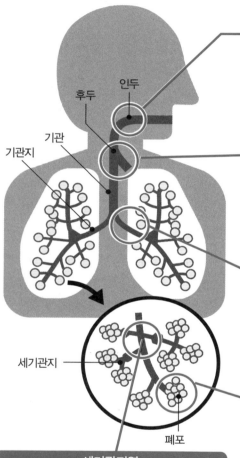

인두염

증상은 목 아픔, 발열, 가벼운 기침 등입니다. 아데노바이러스, 리노바이러스, EB바이러스 등 바이러스에 의한 것이 대부분이지만, 일부는 용련균 등 세균에 의한 것도 있습니다.

후두염

컹컹거리는 기침이 나는 크루프 증후군은 몸의 염증입니다. 원인의 대부분은 바이러스입니다. 숨을 쉴 때 씨근거립니다. 보통, 감기와 비슷한 증상에 이어 일어나며, 증상이 가벼우면 며칠 후 낫습니다.

기관지염

바이러스 감염에 의하여 급성으로 발증하는 경우가 많습니다. 가래가 쌓이므로 그렁그렁 소리가 납니다. 종종 가래와 함께 기침이 납니다. 많은 경우 1~2주일 후 낫습니다.

폐렴

세균, 바이러스, 미코플라스마 등에 의한 폐의 질병입니다. 세균에 의한 폐렴에서는 콧물, 재채기, 기침에서 시작하여 38℃ 이상의 고열이 나고, 호흡 곤란을 일으키는 경우가 있습니다. 바이러스에 의한 경우에는 열은 높지 않고 호흡이 가빠지고 힘들어지는 경우가 있습니다. 미코플라스마는 두통, 나른함, 발열 등 전신 증상에서 시작하여 점차로 기침이 납니다. 야간에 가래를 동반한 기침이 나오는 경우가 있습니다.

세기관지염

주로 RS바이러스 감염에 의해 발생합니다. 2세 정도까지가 걸리기 쉽고, 처음에 재채기, 콧물 등이 나고 그 후 발열로 이어지고 점차로 기침, 그렁그렁 소리가 나는 호흡, 다호흡이 나타납니다. 가벼운 경우에는 며칠 지나면 좋아지지만, 천식과 같은 증상이 보이는 경우도 있습니다. 중증인 경우에는 호흡 곤란이 되기 때문에 입원 치료가 필요할 수도 있습니다.

제네릭 의약품에 관하여

　의약품은 특허로 보호 받으며 특허기간 중에는 개발 메이커가 독점적으로 판매할 수 있습니다. 특허기간이 지나면 다른 의약품 메이커가 제조·판매할 수 있게 되며 이 의약품을 '제네릭 의약품'(후발 의약품)이라고 부릅니다.

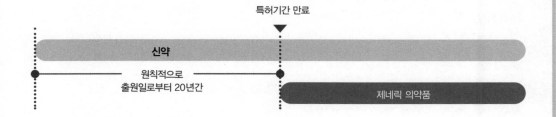

특허기간 만료

신약

원칙적으로
출원일로부터 20년간

제네릭 의약품

장점　가장 큰 장점은 가격이 싸진다는 것입니다. 예를 들어, 오논(프란루카스트 수화물)을 1일 2회, 2주일분을 제네릭 의약품으로 바꾸면 210엔 정도 싸집니다(2017년도 약가 참조).

오논 캡슐 112.5mg (약가 53.7엔)		프란루카스트 캡슐 112.5mg 〈니치이코〉 (약가 28.7엔)	자기부담률*	차액
(53.7×2×14	−	28.7×2×14)	× 3割	= 210엔

＊자기부담률은 지역에 따라 다릅니다.

단점　약 성분은 같지만 약 만드는 방법 등이 신약과 제네릭 의약품 사이에 다른 경우가 있습니다. 많은 경우 약의 효과는 어느 쪽도 같지만 일부 약은 약이 듣는 방식이 약간 다른 경우도 있습니다.

제네릭 의약품에 관하여 신경 쓰이는 것이 있으면 약사에게 상담하십시오.

일반약 사용법

일반약을 사용할 때에는 반드시 겉포장과 라벨 등에서 '용법·용량'을 확인하십시오. 약에 따라 사용할 수 있는 연령과 먹는 양 및 횟수가 다릅니다. 또한, '사용상 주의'에는 '해서는 안 되는 것'(지키지 않으면 현재 증상이 악화되거나 부작용·사고가 일어나기 쉬워집니다), '상담할 것'이 쓰여 있습니다. 일반약에 관하여 모르는 것이 있으면 사용하기 전에 약제사에게 상담하십시오.

● 기본

일반약은 가벼운 감기나 위장이 안 좋은 등의 증상에 대하여 상황을 보는 정도로 사용하십시오. 특히 어린아이의 경우 기운이 없다, 고열이 계속 된다, 기침이 심하다·계속된다, 구토나 설사가 심할 때에는 의료기관에서 진찰을 받으십시오. 또한, 일반약을 복용해도 2~3일에 증상이 개선되지 않을 때는 조속히 의사의 진찰을 받으십시오.

● 처방약과 일반약의 차이

처방약은 의사가 진찰하여 환자의 증상에 맞추어 내주는 약입니다. 한편, 일반약은 여러 사람들이 사용할 수 있도록 여러 성분이 들어 있는 제품이 많고, 안전성을 중시하고 사용할 수 있는 약이 한정되어 있습니다.

● 같이 먹기

처방약뿐 아니라 일반약에도 같이 먹으면 안 좋은 약이 있습니다.

그 때문에 의료기관에서 진찰을 받을 때에는 평소 사용하고 있는 일반약을 먹어도 되는지 의사 또는 약사에게 상담하십시오. 그 때에는 사용하고 있는 일반약을 겉포장째(또는 병째) 가지고 가도록 하십시오. 또한, 일반약을 구입할 때에도 의료기관에서 처방해 준 약과 같이 먹어도 되는지에 관하여 약사에게 상담하십시오.

● 부작용

처방약과 마찬가지로 일반약에서도 부작용이 나타나는 경우가 있습니다. 부작용일지 모른다고 생각되면 일반약 사용을 중지하고 의사 또는 약사에게 상담하십시오. 그 때에는 사용한 일반약을 포장째(또는 병째) 가져가도록 하십시오.

일반약 주의점

일반약을 사용할 때에는 아래와 같은 사항에 주의하십시오. 이 외에도 모르는 것이 있으면 약사에게 상담하십시오.

	주의해야 할 성분
해열진통약	아스피린, 아스피린 알루미늄, 사자피린, 살리실산 나트륨이 포함된 것은 소아에게 사용해서는 안 됩니다. 또한, 살리실아미드, 에텐자마이드는 수두·인플루엔자가 의심되는 환자에게 사용해서는 안 됩니다.
감기약	아스피린, 아스피린 알루미늄, 사자피린, 살리실산 나트륨이 포함된 것은 소아에게 사용해서는 안 됩니다. 안이하게 종합감기약을 사용하지 않도록 합니다(증상에 맞는 성분이 들어 있는 약을 고르는 것이 중요합니다).
기침약	염화리소짐은 계란 흰자 성분으로 만들어지기 때문에 계란 알레르기가 있는 경우에 사용해서는 안 됩니다(감기약에 배합되어 있는 경우도 있으므로 주의하십시오).
정장약, 지사제	탄닌산 알부민은 우유 알레르기가 있는 경우 사용해서는 안 됩니다. 또한, 탄닌산 알부민이나 베르베린은 세균성 설사 시에 사용해서는 안 됩니다.
멀미약	테오필린을 복용 중인 경우에는 같은 성분 또는 유사 성분이 들어 있는 것이 있으므로 주의가 필요합니다. 약사에게 상담하십시오. 아미노 안식향산 에틸은 6세 미만의 유유아는 사용해서는 안 됩니다. 프로메타진은 15세 미만의 소아에게는 사용해서는 안 됩니다.
근육통 외용약	케토프로펜, 피록시캄, 펠비낙이 포함된 제제는 15세 미만의 소아에게는 사용할 수 없습니다. 인도메타신은 액제나 크림제의 경우에는 11세 미만, 첩부제(테이프, 습포제 등)는 15세 미만은 사용할 수 없습니다.
양치약	요오드 과민증에 주의하십시오. 또한, 드물게 갑상선 기능을 억제할 가능성이 있기 때문에 빈번한 사용은 피하십시오.
수면개선약	도리엘, 나이톨, 굿스리 등에 포함되어 있는 염산 디펜히드라민은 15세 미만의 소아에게는 사용할 수 없습니다.

질병 예방

병에 걸리지 않기 위해서는 병원체가 몸에 들어오지 않도록 하는 것이 중요합니다.

1. 우선은 손 씻기

비누로 확실하게 거품을 냅니다. 거품을 냄으로써 손 전체와 손의 주름 등에 비누가 골고루 도달합니다. 올바른 손 씻기는 30초가 걸립니다. 모래시계나 타이머를 두고 30초를 재 봅시다. 또한, 2회 손 씻기를 하면 바이러스 제거 효과가 높다는 데이터도 있습니다. 특히 노로바이러스 유행 시 등의 화장실 이용 후에는 2회 손 씻기를 권장합니다.

2. 마스크 착용

바이러스를 포함한 비말의 비산을 막고 인플루엔자 등의 감염 확대를 막는 유효한 수단입니다. 사람 많은 곳에 외출 할 때나 학교, 또는 의료기관에서의 사용을 권장합니다.

3. '일찍 자기', '일찍 일어나기', '아침밥' ~ 규칙적인 생활을

병에 걸리지 않기 위해서는 '일찍 자기', '일찍 일어나기', '아침밥'이 중요합니다.

수면을 확실히 취함으로써 면역력이 증가합니다. 생활 스타일이 바뀌어서 야간형이 되는 가정이 늘고 있습니다. 아이가 충분한 수면을 취하기 위해서 우선은 아버지, 어머니가 '일찍 자기', '일찍 일어나기'를 실천하십시오.

'아침밥'은 하루의 에너지원입니다. 아침밥을 먹으면 몸 안에서 열이 만들어져 체온도 올라갑니다.

아침밥 5가지 바꾸기

1. 주식을 확실히 먹는다
2. 단백질을 빠뜨리지 않는다
3. 야채와 과일도 추가한다
4. 몸이 따뜻해지는 요리가 하나 있으면 좋다
5. 빨리 만들 수 있는 메뉴로 권장한다(바쁜 아침에는 전자레인지나 프라이팬 하나로 빨리 만들 수 있는 메뉴)

아기의 건강 체크

❶ 식욕: 모유나 분유를 먹지 않는다, 이유식을 입에 대지 않는다

아이는 기온이나 몸 상태의 작은 변화로 식욕 부진이 됩니다. 수분을 섭취하고 있다면 일단은 괜찮습니다.

기분이 좋고 다른 증상이 없으면 상태를 지켜보십시오.

❷ 울음: 평소와 다르게 격하게 울고, 그치지 않는다

안아서 달래거나 집밖에 데리고 나가거나 합니다. 그래도 울음을 그치지 않고 기분이 나쁜 경우에는 질병일 가능성도 있습니다. 축 늘어져 있다, 안색이 나쁘다(얼굴에 핏기가 없다), 수분을 섭취하지 않을 때에는 곧바로 의료기관에 가서 진찰을 받으십시오.

❸ 자장자장: 밤중에 몇 번이나 깬다

밤중이나 새벽에 칭얼거리고 몇 번이나 깰 때에는 질병의 시작일 경우가 있습니다. 다음 날은 주의하십시오.

❹ 기분: 평소와 다르게 누워만 있다

잠에서 깨어 멍하니 있거나 뒹굴뒹굴 누워 있어서 걱정이 되는 경우가 있습니다. 하지만 달래면 웃고, 장난감으로 노는 상태라면 괜찮습니다.

단, 깨워도 눈을 제대로 뜨지 못한다, 불러도 반응이 없다 등과 같은 때에는 곧바로 의료기관에 가서 진찰을 받으십시오.

❺ 변: 변의 색이나 모양이 평소와 다르다, 변비가 계속된다.

아기는 설사나 변비가 되기 쉬운데 다른 증상이 없고, 건강하고 식욕이 있으면 괜찮습니다. 하지만 발열이나 구토를 동반할 때, 검은 변이나 혈변이 나올 때에는 의료기관에 가서 진찰을 받으십시오.

갑작스런 증상 변화로
의료기관에서 진찰 받을 때

① 될 수 있는 한 주치의의 진료시간 내에 진찰을 받으십시오.

② 휴일·야간에 진찰 받을 수 있는 의료기관을 평소에 조사해 두십시오. 긴급성이 있어 구급
　차를 부르고 싶을 때는 119에 전화하십시오.

③ 초등·중학생의 경우에는 아직 자신의 증상을 정확히 얘기하는 것이 어려우므로 보호자
　가 함께 진찰을 받도록 하십시오.

④ 의료기관에 가지고 가면 편리한 것
　● 보험증, 유유아 의료증, 진찰권
　● 먹고 있는 약과 그 이름을 알 수 있는 것(약 수첩이 편리합니다)
　● 열 상황을 적은 체온표와 질병 경과를 적은 메모, 변과 소변 상태가 이상하다고 생각할
　　때에는 기저귀를 비닐봉지에 넣거나 해서 가지고 간다
　● 갈아입을 옷, 타월, 티슈페이퍼

단골의료기관·약국의
전화번호를 적어 두면 편리합니다.

의료기관명	**전화번호**
_____	_____
의료기관명	**전화번호**
_____	_____
약국명	**전화번호**
_____	_____

오음(誤飲)·오식(誤食)했을 때

● 이물(異物)이 입안에 있는 게 보일 때에는 검지손가락을 볼 안쪽을 따라 입안으로 넣어 이물(異物)을 꺼내십시오. 목 안쪽으로 들어가지 않도록 주의합니다.

● 의료기관에서 진찰을 받거나 '중독 110번'에 상담하거나 할 때에는 무엇을 어느 정도 입에 넣었는지에 관한 정보가 중요합니다. 무엇을 마셨는지, 먹었는지를 확인하고 남아 있는 양 등으로 섭취한 양을 추정하십시오. 의료기관에서 진찰을 받을 때에는 성분을 알 수 있는 설명서, 약 상자, 병 등을 지참하십시오. 진찰을 받을 때까지 가정에서 할 응급조치는 아래와 같습니다.

○: 응급처치 ×: 해서는 안 되는 것		물을 먹인다	우유를 먹인다	토하게 한다
담배	잎 · 꽁초	×	×	○
	담배가 담겼던 용액	○	○	○
강산 · 약알칼리: 세정액, 표백제		○	○	×
의약품		○	○	○
석유제품: 등유, 매니큐어, 제광액		×	×	×
방향제, 소취제		○	○	○
방충제(나프탈렌 등)		○	×	○
향수 · 헤어토닉		○	○	○
버튼 건전지		×	×	×

● 응급처치 방법을 모를 때에는 아래로 전화

(재)일본중독정보센터 (중독 110번)
- 쓰쿠바: 029-852-9999(365일 9:00~21:00 대응)
- 오사카: 072-727-2499(365일 24시간 대응)
- 담배 오음(誤飲) 사고 전용 전화: 072-726-9922
  (365일 24시간 대응, 자동음성 응답에 의한 정보 제공: 일반 대상)

한국 소아전문 응급센터
- 서울대학교 어린이병원 : 1588-5700(24시간 대응)
- 서울아산병원 어린이병원 : 1688-7575(24시간 대응)

재해 시에 필요한 지식

- 유유아가 있는 분: 여진에 대비하여 유유아의 머리를 타월 등으로 보호하십시오.
- 벽장이나 로커 등의 전도(轉倒), 텔레비전이나 컴퓨터 등의 낙하에 주의하십시오.
- 불을 끄고, 화재 등의 2차 피해에 주의하십시오.
- X자 균열이 있는 건물은 붕괴할 우려가 있기 때문에 재빨리 밖으로 나가십시오.
- 지진이 일어나면 문이나 창을 열어 피난경로를 확보합니다. 집에 있을 때에는 욕조에 물을 받아 두고, 전기를 사용할 수 있을 때는 밥을 지어 두면 좋을 것입니다.
- 스타킹을 신고 있으면 될 수 있는 한 벗도록 하십시오(불이 붙어 화상 입는 것을 막기 위해서).
- 굽이 높은 신반을 신고 있으면 굽을 부러뜨려 걷기 편하게 하십시오.
- 부상 등으로 출혈했을 때에는 생리대를 지혈대로 사용하십시오.
- 안부 확인(재해용 메시지 다이얼)은 '171'. 안부 확인을 위해서 보통 회선의 전화는 사용하지 않도록 하십시오.
- 휴대전화와 충전기, 라디오, 돈, 펜라이트, 응급세트, 손수건과 티슈페이터는 상비해 두십시오.
- 최저 3일간은 생존할 수 있도록 식료(과자), 페트병 생수를 상비해 두십시오.
- 전기·수도가 안 나오면 화장실은 사용할 수 없습니다. 비닐봉지를 상비해 두십시오.
- 피난한 여성분: 성범죄를 당하지 않기 위하여 혼자서 공중 화장실 등에 가지 않도록 하십시오.

몸 상태가 나쁠 때에는 경구 수분보충액을

재해를 당해 몸 상태가 나쁠 때나 설사를 할 때 필요한 것은 '경구 수분보충액'입니다. 보통 물의 25배, 스포츠드링크의 10배나 몸에 잘 흡수된다고 합니다.

'경구 수분보충염(鹽)' 만드는 법
1리터의 물에 설탕 40그램, 소금 3그램을 섞기만 하면 된다!

재해 시의 분유 대응

분유를 만들 때의 주의

안전한 분유를 아기에게 주는 것이 중요합니다. 아래 사항에 주의하여 분유를 조제하십시오.

① 청결한 물과 세제로 씻은 젖병, 가능하다면 소독한 젖병을 사용합니다. 제대로 씻지 않고 소독액에 담그기만 해서는 오히려 비위생적입니다.

② 인공 젖꼭지는 세정이 어렵기 때문에 충분한 세정을 할 수 있게 될 때까지는 작은 컵을 사용하는 것이 바람직할 것입니다.

③ 가루 분유와 더운 물을 정확한 비율로 조제합니다.

④ 2시간 이내에 먹지 않은 분유는 폐기합니다.

컵으로 수유하는 방법

조제한 분유나 모유는 젖병이 아니더라도 숟가락이나 작은 컵으로 먹일 수 있습니다. 컵을 씻을 수 없을 때에는 1회용 종이컵을 사용합니다. 생후 얼마 되지 않은 아기의 경우에도 안전하게 할 수 있습니다. 아기가 완전히 깨어 있을 때 먹이십시오.

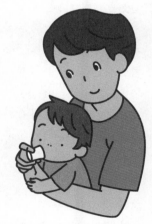

① 아기를 무릎에 앉히고 약간 세워 안는 자세를 취합니다.

② 컵을 아기의 입술에 닿게 합니다. 컵 안의 분유가 아기의 입술에 닿을 정도로 컵을 기울입니다.

③ 컵을 아기의 입술에 댄 상태를 유지하여 아기가 스스로 먹도록 합니다(아기의 입안으로 분유를 따르지 않는다).

④ 아기는 충분히 먹으면 입을 다물고 그 이상 먹으려 하지 않습니다. 충분한 양을 먹고 있는지는 매번 먹은 양이 아니라, 24시간 이상의 시간에 먹은 약으로 판단하십시오.

(모유육아단체연락협의회 《재해 시의 유유아 영양에 관한 지침》에서 인용, 일부 수정)

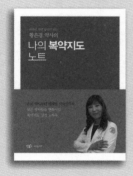

따라만 하면 달인이 되는 황은경 약사의 **나의 복약지도 노트**

황은경 | 259p | 19,000원

이 책은 2010년대 약사사회의 베스트셀러로 기록되고 있다. 개국약사가 약국에서 직접 경험하고 실천한 복약지도와 약국경영 노하우가 한권의 책에 집약됐다. 황은경 약사가 4년 동안 약국경영 전문저널 (주)비즈엠디 한국의약통신 파머시 저널에 연재한 복약지도 노하우를 한권의 책으로 묶은 것이다. 환자 복약상담 및 고객서비스, 약국 관리 및 마케팅 분야에 대한 지식을 함축하고 있어 약국 성장의 기회를 잡을 수 있다.

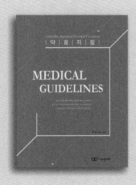

약료지침안

유봉규 | 406p | 27,000원

'약료지침안'은 의사의 '진료지침'과 똑같이 약사가 실천하는 복약지도 및 환자 토털 케어에 가이드라인 역할을 할 수 있는 국내 최초의 지침서이다.

이 책은 갑상선 기능 저하증, 고혈압, 녹내장, 당뇨병 등 약국에서 가장 많이 접하는 질환 18가지를 가나다순으로 정리하였으며, 각 질환에 대해서도 정의, 분류, 약료(약료의 목표, 일반적 접근방법, 비약물요법, 전문의약품, 한방제제, 상황별 약료), 결론 등으로 나눠 모든 부분을 간단명료하게 설명하고 있다.

특히 상황별 약료에서는 그 질환과 병행하여 나타나는 증상들을 빠짐없이 수록하고 있다. 예를 들어 고혈압의 상황별 약료에서는 대사증후군, 당뇨병, 노인, 심장질환, 만성콩팥, 임신 등 관련 질병의 약료를 모두 해설하고 있는 것이다.

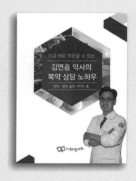

김연흥 약사의 복약 상담 노하우

김연흥 | 304p | 18,000원

이 책은 김연흥 약사가 다년간 약국 임상에서 경험하고 연구했던 양·한방 복약 상담 이론을 총 집대성 한 것으로, 질환 이해를 위한 필수 이론부터 전문적인 복약 상담 노하우까지, 더 나아가 약국 실무에 바로 적용시킬 수 있는 정보들을 다양한 사례 중심으로 함축 설명하고 있다. 세부 항목으로는 제1부 질환별 양약 이야기, 제2부 약제별 생약 이야기로 구성돼 있다.

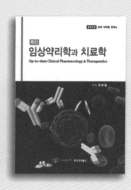

최신 임상약리학과 치료학

최병철 | 본책 328p | 부록 224p | 47,000원

이 책은 2010년 이후 국내 및 해외에서 소개된 신약들을 위주로 약물에 대한 임상약리학과 치료학을 압축 정리하여 소개한 책이다. 책의 전반적인 내용은 크게 질병에 대한 이해, 약물치료 및 치료약제에 대해 설명하고 있다.

31개의 질병을 중심으로 약제 및 병리 기전을 이해하기 쉽도록 해설한 그림과 약제간의 비교 가이드라인을 간단명료하게 표로 정리한 Table 등 150여 개의 그림과 도표로 구성되어 있다. 또 최근 이슈로 떠오르고 있는 '치료용 항체'와 '소분자 표적 치료제'에 대해 각 31개를 특집으로 구성했다. 부록으로 제작된 '포켓 의약품 인덱스'는 현재 국내에 소개되어 있는 전문의약품을 21개 계통별로 분류, 총 1,800여 품목의 핵심 의약품이 수록되어 있다.

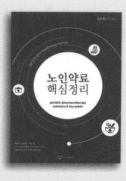

노인약료 핵심정리

엄준철 | 396p | 25,000원

국내에서 최초로 출간된 '노인약료 핵심정리'는 다중질환을 가지고 있는 노인들을 복약 상담함에 앞서 약물의 상호작용과 부작용 그리고 연쇄처방 패턴으로 인해 발생하는 다약제 복용을 바로 잡기 위해 출간 됐다. 한국에서 노인약료는 아직 시작 단계이기 때문에 미국, 캐나다, 호주, 영국 등 이미 노인약료의 기반이 잘 갖추어진 나라의 가이드라인을 참고 분석하였으며, 약사로서의 경험과 수많은 강의 경력을 가진 저자에 의해 우리나라의 실정에 맞게끔 필요한 정보만 간추려 쉽게 구성되었다.

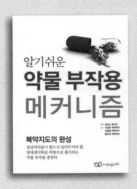

알기 쉬운 약물 부작용 메커니즘

오오츠 후미코 | 304p | 22,000원

"지금 환자들이 호소하는 증상, 혹시 약물에 따른 부작용이 아닐까?"
이 책은 환자가 호소하는 49개 부작용 증상을 10개의 챕터별로 정리하고, 각 장마다 해당 사례와 함께 표적장기에 대한 병태생리를 설명함으로써 부작용의 원인을 찾아가는 방식을 보여주고 있다.
또 각 장마다 부작용으로 해당 증상이 나타날 수 있는 메커니즘을 한 장의 일러스트로 정리함으로써 임상 약사들의 이해를 최대한 돕고 있다.

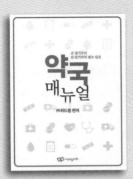

문 열기부터 문닫기까지 필수 실천 약국 매뉴얼

㈜위드팜 편저 | 248p | 23,000원

'약국매뉴얼'은 위드팜이 지난 14년 간 회원약국의 성공적인 운영을 위해 회원약사에게만 배포되어 오던 지침서를 최근 회원약사들과 함께 정리하여 집필한 것으로 개설약사는 물론 근무약사 및 약국 직원들에게도 반드시 필요한 실무지침서이다.
주요 내용은 약국 문 열기부터 문 닫기까지 각 파트의 직원들이 해야 할 업무 중심의 '약국운영매뉴얼', 고객이 약국 문을 들어섰을 때부터 문을 닫고 나갈 때까지 고객응대 과정에 관한 '약국고객만족서비스매뉴얼' 등으로 구성돼 있다.

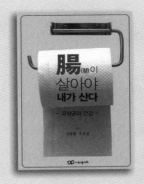

腸(장)이 살아야 내가 산다 -유산균과 건강-

김동현·조호연 | 192p | 15,000원

이 책은 지난 30년간 유산균에 대해 연구하여 국내 최고의 유산균 권위자로 잘 알려진 경희대학교 약학대학 김동현 교수와 유산균 연구개발에 주력해온 CTC바이오 조호연 대표가 유산균의 인체 작용과 효능효과를 제대로 알려 소비자들이 올바로 이용할 수 있도록 하기 위해 집필한 것으로써, 장과 관련된 환자와 자주 접촉하는 의사나 약사 간호사 등 전문인 들이 알아두면 환자 상담에 크게 도움을 줄 수 있는 내용들이 많다.
부록으로 제공된 유산균 복용 다섯 가지 사례에서는 성별, 연령별, 질병별로 예를 들고 있어 우리들이 직접 체험해보지 못한 경험을 대신 체득할 수 있도록 도와주고 있다.

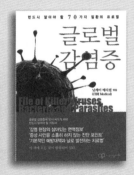

글로벌 감염증
닛케이 메디컬 | 380p | 15,000원

'글로벌 감염증'은 일본경제신문 닛케이 메디컬에서 발간한 책을 도서출판 정다와에서 번역 출간한 것으로서 70가지 감염증에 대한 자료를 함축하고 있다. 이 책은 기존 학술서적으로서만 출판되던 감염증에 대한 정보를 어느 누가 읽어도 쉽게 이해할 수 있도록 다양한 사례 중심으로 서술했으며, 감염증별 병원체, 치사율, 감염력, 감염경로, 잠복기간, 주요 서식지, 증상, 치료법 등을 서두에 요약해 한 눈에 이해할 수 있게 했다.

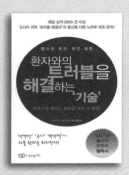

환자와의 트러블을 해결하는 '기술'
오노우치 야스히코 | 231p | 15,000원

이 책은 일본 오사카지역에서 연간 400건 이상 병의원 트러블을 해결해 '트러블 해결사'로 불리는 오사카의사협회 사무국 직원 오노우치 야스코에 의해 서술되었다.

저자는 소위 '몬스터 페이션트'로 불리는 괴물 환자를 퇴치하기 위해서는 '선경성' '용기' '현장력' 등 3대 요소를 갖춰야 한다고 강조한다. 특히 저자가 직접 겪은 32가지 유형을 통해 해결 과정을 생생히 전달하고 있으며, 트러블을 해결하기 위해 지켜야 할 12가지 원칙과 해결의 기술 10가지를 중심으로 보건의료계 종사자들이 언제든지 바로 실무에 활용할 수 기술을 제시하고 있다.

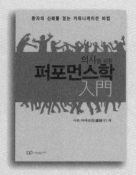

환자의 신뢰를 얻는 의사를 위한 퍼포먼스학 입문
사토 아야코 | 192p | 12,000원

환자의 신뢰를 얻는 퍼포먼스는 의·약사 누구나 갖춰야 할 기본 매너이다. 이 책은 일본대학예술학부교수이자 국제 퍼포먼스연구 대표 사토 아야코씨가 〈닛케이 메디컬〉에 연재하여 호평을 받은 '의사를 위한 퍼포먼스학 입문'을 베이스로 구성된 책으로서, 의사가 진찰실에서 환자를 상담할 때 반드시 필요한 구체적인 테크닉을 다루고 있다. 진찰실에서 전개되는 다양한 케이스를 통해 환자의 신뢰를 얻기 위한 태도, 표정, 말투, 환자의 이야기를 듣는 방법과 맞장구 치는 기술 등 '메디컬 퍼포먼스'의 구체적인 테크닉을 배워볼 수 있다.

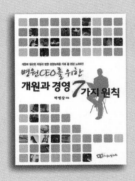

병원 CEO를 위한 개원과 경영 7가지 원칙
박병상 | 363p | 19,000원

'병원 CEO를 위한 개원과 경영 7가지 원칙'은 개원에 필요한 자질과 병원 경영 능력을 키워줄 현장 노하우를 담은 책이다.

이 책은 성공하는 병원 CEO를 위해 개원을 구상할 때부터 염두에 두어야 할 7가지 키워드를 중심으로 기술하였다.

가까운 미래에 병원CEO를 꿈꾸며 개원을 준비하는 의사들과 병원을 전문화하거나 규모 확장 등 병원을 성장시키고자 할 때 길잡이가 될 것이다.

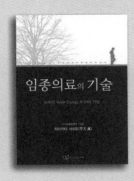

임종의료의 기술
히라카타 마코토 | 212p | 15,000원

임상의사로 20년간 1,500명이 넘는 환자들의 임종을 지켜본 저자 히라가타 마코토(平方 眞)에 의해 저술된 이 책은 크게 세 파트로 나뉘어져 있다. 첫 파트인 '왜 지금, 임종의료 기술이 필요한가'에서는 다사사회(多死社會)의 도래와 임종의료에 관한 의료인의 행동수칙을 소개하였고, 두 번째 파트에서는 이상적인 죽음의 형태인 '노쇠(老衰)'를 다루는 한편 노쇠와 다른 경위로 죽음에 이르는 패턴도 소개하였다. 그리고 세 번째 파트에서는 저자의 경험을 바탕으로 환자와 가족들에게 병세를 이해시키고 설명하는 방법 등을 다루고 있다. 뿐만 아니라 부록을 별첨하여 저자가 실제로 경험한 임상사례를 기재하였다.

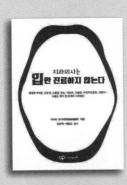

치과의사는 입만 진료하지 않는다
아이다 요시테루 | 176p | 15,000원

이 책의 핵심은 치과와 의과의 연계 치료가 필요하다는 것이다. 비록 일본의 경우지만 우리나라에도 중요한 실마리를 제공해 주는 내용들로 가득하다. 의과와 치과의 연계가 왜 필요한가? 저자는 말한다. 인간의 장기는 하나로 연결되어 있고 그 시작은 입이기 때문에 의사도 입안을 진료할 필요가 있고, 치과의사도 전신의 상태를 알지 못하면 병의 뿌리를 뽑는 것이 불가능 하다고. 저자는 더불어 치과의료를 단순히 충치와 치주병을 치료하는 것으로 받아들이지 않고, 구강 건강을 통한 전신 건강을 생각하는 메디코 덴탈 사이언스(의학적 치학부) 이념을 주장한다.

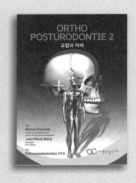

교합과 자세

Michel Clauzade ·Jean-Pierre Marty | 212p | 120,000원

자세와 교합, 자세와 치아 사이의 관계를 의미하는 '자세치의학(Orthopo
sturodontie)' 이라는 개념은 저자 미셸 클로자드와 장피에르 마티가 함께 연
구하여 만든 개념으로써, 자세학에서 치아교합이 핵심적인 역할을 지니고 있
다는 사실을 보여준다.

'교합과 자세'는 우리가 임상에서 자주 접하는 TMD 관련 증상들의 원인에 대
해 생리학적 관점보다 더 관심을 기울여 자세와 치아에 관한 간단한 질문들,
즉 치아 및 하악계가 자세감각의 수용기로 간주될 수 있는 무엇인가? 두 개
하악계 장애가 자세의 장애로 이어질 수 있는 이유는 무엇인가?에 대한 질문
들에 답을 내놓고 있다.

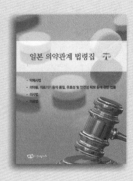

일본 의약관계 법령집

도서출판 정다와 | 368p | 30,000원

'일본 의약관련 법령집'은 국내 의약관련 업무에서 일본의 제도나 법률이 자
주 인용, 참조되고 있음에도 불구하고 마땅한 자료가 없는 가운데 국내 최초
로 출간되었다.

책의 구성은 크게 약제사법(藥劑師法), 의약품·의료기기 등의 품질·유효성 및
안전성 확보 등에 관한 법률(구 藥事法), 의사법(醫師法), 의료법(醫療法) 및
시행령, 시행규칙의 전문과 관련 서류 양식이 수록되어 있다.

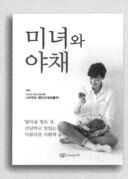

미녀와 야채

나카무라 케이코 | 208p | 13,000원

'미녀와 야채'는 일본 유명 여배우이자 시니어 야채 소믈리에인 나카무라 케
이코(中村慧子)가 연구한 7가지 다이어트 비법이 축약된 건강 다이어트 바이
블이다.

나카무라 케이코는 색깔 야채 속에 숨겨진 영양분을 분석하여 좋은 야채를
선별하는 방법을 제시하였으며, 야채를 먹는 방법에 따라 미와 건강을 동시
에 획득할 수 있는 비법들을 이해하기 쉽게 풀어썼다.

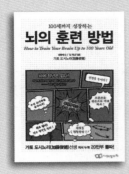

100세까지 성장하는 뇌의 훈련 방법
가토 도시노리 | 241p | 15,000원

1만 명 이상의 뇌 MRI를 진단한 일본 최고 뇌 전문의사 가토 도시노리(加藤俊德)가 집필한 '100세까지 성장하는 뇌 훈련 방법'은 뇌 성장을 위해 혼자서도 실천할 수 있는 25가지 훈련 방법을 그림과 함께 상세히 설명하고 있다.
이 책에서는 "사람의 뇌가 100세까지 성장할 수 있을까?"에 대한 명쾌한 해답을 주기 위하여 중장년 이후에도 일상적인 생활 속에서 뇌를 훈련하여 성장시킬 수 있는 비결을 소개하고 있다. 또 집중이 잘 안 되고, 건망증이 심해지는 등 여러 가지 상황별 고민을 해소하기 위한 뇌 트레이닝 방법도 간단한 그림을 통해 안내하고 있어 누구나 쉽게 실천해 나갈 수 있다.

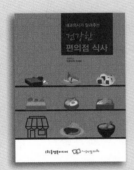

내과의사가 알려주는 건강한 편의점 식사
마츠이케 츠네오 | 152p | 15,000원

편의점 음식에 대한 이미지를 단번에 바꾸어주는 책이다. 이 책은 식품에 대한 정확한 정보를 제공함으로써 좋은 음식을 골라먹을 수 있게 해주고 간단하게 건강식으로 바꾸는 방법을 가르쳐준다.
내과의사이자 장 권위자인 저자 마츠이케 츠네오는 현재 먹고 있는 편의점 음식에 무엇을 추가하면 더 좋아지는지, 혹은 어떤 음식의 일부를 빼면 더 좋은지 알려준다. 장의 부담이나 체중을 신경쓴다면 원컵(One-cup)법으로 에너지양과 식물섬유량을 시각화시킬 수 있는 방법을 이용할 수 있다.

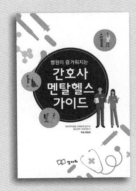

병원이 즐거워지는 간호사 멘탈헬스 가이드
부요 모모코 | 170p | 15,000원

현장의 간호사들의 업무에는 특수성이 있다. 업무 중 긴장을 강요당하는 경우가 많은 것과 감정노동인 것, 그리고 사람의 목숨을 다루는 책임이 무거운 것 등 업무의 질이 스트레스를 동반하기 쉽다는 점이다. 이 책은 이러한 업무를 수행하는 간호사들을 지원할 수 있는 특화된 내용을 담았다. 간호사의 멘탈헬스를 지키기 위해 평소 무엇을 해야 할지, 멘탈헬스가 좋지 않은 사람에게 어떻게 관여하면 좋은지를 소개한다. 저자가 현장에서 직접 경험한 것을 바탕으로 제시한 대응법이라 어떤 것보다 높은 효과를 기대할 수 있을 것이다.

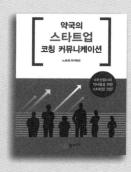

약국의 스타트업 코칭 커뮤니케이션

노로세 타카히코 ┃ 200p ┃ 15,000원

이 책에서 알려주는 '코칭'은 약국이 스타트업 할 수 있도록 보다 미래지향적이며 효율적인 소통법이다. 약국을 찾은 환자를 배려하면서 환자의 의지를 실현시켜주는 것이며, 환자가 인생의 주인공으로서 능력을 발휘하게 서포트해주는 것이다. 따라서 코칭을 지속적으로 하게 되면 환자와 약사 사이에 신뢰감을 형성하면서 진정한 소통으로 인한 파급력을 얻게 된다.

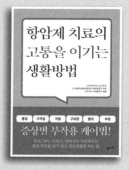

항암제 치료의 고통을 이기는 생활방법

나카가와 야스노리 ┃ 236p ┃ 15,000원

항암제의 발전에 따라 외래에서 암 치료하는 것이 당연한 시대가 되었다. 일을 하면서 치료를 계속하는 사람도 늘고 있다. 그러한 상황에서 약제의 부작용을 어떻게 극복할 것인가는 매우 중요한 문제이다. 이 책은 암 화학요법의 부작용과 셀프케어에 관한 이해를 높이고 암 환자들에게 생활의 질을 유지하면서 치료를 받는 데 도움을 줄 것이다.

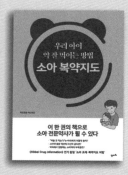

우리 아이 약 잘 먹이는 방법 소아 복약지도

마츠모토 야스히로 ┃ 338p ┃ 25,000원

이 책은 소아 조제의 특징, 가장 까다로운 소아약 용량, 보호자를 힘들게 하는 영유아 약 먹이는 법, 다양한 제형과 약제별 복약지도 포인트를 정리하였다. 또한 보호자가 걱정하는 소아약 부작용, 임신·수유 중 약 상담 대응에 대해서도 알기 쉽게 설명해 준다.

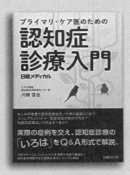

1차 진료 의사를 위한 치매 진료 입문(근간)

야치요 병원 치매 질환 의료센터장 가와바타 노부야

1차 진료 의사들이 치매 진료에 발을 들여놓지 못하는 이유 중 하나가 실제 일상 임상에 입각한 서적이나 강의가 적고, 진단·치료의 기술 향상 기회가 한정되어 있기 때문이다. 이 책은 의사들이 일상 진료에서 느끼고 있는 의문점을 곧바로 찾아볼 수 있도록 QA 방식으로 재구성되어 있다.

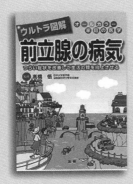

전립선 질병
증상을 개선하여 생활의 질을 향상시키는 법(근간)

니혼 대학 의학부 비뇨기과학계 주임교수 타카하시 사토루

전립선비대증과 전립선암은 중노년 남성을 괴롭히는 성가신 질병이다. 하지만 증상이 있어도 수치심에서, 혹은 나이 탓일 거라는 체념에서 진찰 받는 것을 주저하는 환자가 적지 않다. "환자가 자신의 질병을 바르게 이해하고, 적절한 치료를 받기 위해서 필요한 정보를 알기 쉽게 전달" 해주기 위한 목적으로 만든 책이다.

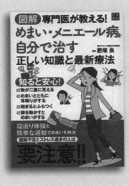

현기증·메니에르병을 스스로 고치는
올바른 지식과 최신요법(근간)

성 마리안나 의과대학 교수 코이즈카 이즈미 감수

현기증을 고치는 요령은 적극적으로 몸을 움직이고 웃는 것이다. 평형감각에 장애가 생기면 걷는 것도, 뛰는 것도 마음대로 되지 않아 이때야 비로소 우리는 평형감각의 '고마움'을 깨닫게 된다. 이 책에서는 평형감각이 장애를 받는 각종 현기증 질환에 관하여 그 치료법과 예방법, 그리고 평소의 주의점에 관하여 설명해 준다.